医学生专业素养综合训练教程

外科学

综合训练教程

主编　左铁锷

WAIKEXUE
ZONGHE
XUNLIAN
JIAOCHENG

郑州大学出版社
郑州

图书在版编目（CIP）数据

外科学综合训练教程/左铁锷主编. —郑州:郑州大学出版社,
2014.8
（医学生专业素养综合训练教程）
ISBN 978-7-5645-1918-6

Ⅰ.①外…　Ⅱ.①左…　Ⅲ.①外科学-医学院校-教材　Ⅳ.①R6

中国版本图书馆 CIP 数据核字（2014）第 131819 号

郑州大学出版社出版发行
郑州市大学路 40 号　　　　　　　邮政编码:450052
出版人:王　锋　　　　　　　　　发行电话:0371-66966070
全国新华书店经销
郑州市金汇彩印有限公司印制
开本:787 mm×1 092 mm　1/16
印张:19
字数:464 千字
版次:2014 年 8 月第 1 版　　　　印次:2014 年 8 月第 1 次印刷

书号:ISBN 978-7-5645-1918-6　　　定价:48.00 元

编审委员会

编者名单

主　编　左铁锷

副主编　薛　冰　吴兰兰　李宏伟

编　委　（以姓氏笔画为序）

王彩红　左铁锷　刘　浩

孙　楠　李宏伟　吴兰兰

张　丹　张家薇　栗忠强

徐　凯　唐晓旭　薛　冰

编写说明

随着我国卫生事业的蓬勃发展,需要一大批不同学历层次的医科毕业生充实到各级医疗卫生单位,以满足人民群众不断提升的对卫生保健的需求。如何使这些毕业生能够尽快适应临床工作,尽可能地做到培养与就业的零距离对接,这就需要学校在转变教学模式的同时,也要在教学内容方面做较大调整。编写一套更科学、更实用、更能帮助学生深刻理解教材内容的实践材料就显得尤为重要。为此,我们成立了医学生专业素养综合训练教程编写委员会,组织一线教学骨干,在充分酝酿、集思广益的基础上编写了这套教材。

医学(含相关医学,下同)从某种意义上讲是一门实践科学。医学人才,特别是医学技术类人才的培养,必须通过实践训练才能实现。故医学生的学习重点是加强学生理论联系实际及动手能力的培养。为此,我们以教育部制定的各学科教学大纲为依据,并参照卫生部新近颁布的《临床执业助理医师考试大纲》和《高等职业学校专业教学标准(医药卫生大类)》的要求,以科学性、新颖性和实用性为出发点,考虑医学生职业教育的特点,突出了其培养实践能力的素质教育内容,并结合各科课程的具体情况进行编写。

本套实践教材各门课程主要由四部分内容组成:①课程标准解读,②重要知识点分析,③习题强化练习及参考答案,④临床实训操作。该套教材是长期从事一线教学教师多年教学实践经验的总结,内容在一定程度上能够满足三年制不同专业的培养目标的要求。因为我们在编写的过程中始终遵循以"三基"和"五性"为原则,在强调培养学生综合学习素养的同时,注重其自身素质与职业道德的培养。以适度、实用为出发点设计相关实训项目。着重论述了各专业医学实训的基本理论和操作步骤,使学生学习到的医学知识更全面,更实用,既拓展了学生的知识面,又增强了其实际应用能力。

为保证质量,编委会曾多次召开主编会议,就本套实践教材的内容、写作风格和格式进行了广泛研讨,并达成共识,从而为它的顺利出版奠定良好基础。需要说明的是,本教材在编写过程中得到了郑州澍青医学高等专科学校和郑州大学出版社的大力支持,对此我们向他们以及所有参加和支持本套教材编写、出版的同志们致以深切的谢意!

本套实践教材虽经出版各环节认真雕琢,但不当之处在所难免,希望在教学过程中,各位老师和同学及时反馈你们的意见和建议,以便修订和再版时更正,使之更为完善。

《医学生专业素养综合训练教程》编审委员会

2013 年 8 月

前　言

　　为了提高高职高专医学生的教学质量,适应医学科学技术迅速发展及教育教学改革的需要,郑州澍青医学高等专科学校领导与郑州大学出版社共同商定编写高等医学专科学校医学生的综合训练教程。依据教材及提高在校医学生的教学质量要求,本综合训练教程定位于为基层培养动手能力强的医疗卫生服务人才,突出实践能力、理论与实践有机结合的特点,坚持有"针对性、实用性"的原则,注重基础理论、基本知识及基本技能的训练,在教材编写的思路、模式、试题、内容上突出重点,达到进一步强化教材重点知识,突出实践性,紧密结合临床,以满足高职高专医学生对学习的要求,从而提高教学质量。

　　该教程根据《外科学》(第6版)教材及临床医学专业人才培养目标编写,内容由外科学课程标准、内容精要、练习题及答案、综合测试题及答案等组成,仅供学生课后复习、自学使用,是学好外科学的重要学习资料。

　　本综合训练教程在编写中得到了学校各级领导的关心和支持,尤其是王左生董事长的支持,特别是全宏勋副校长的亲自指导,在此表示诚挚的谢意。全体编者以高度负责的科学态度完成了编写任务,由于时间仓促、水平有限,本教程难免有不足之处,恳请广大读者批评指正。

编　者

2014 年 3 月

目录

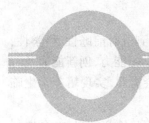

《外科学》课程标准

一、课程概述

(一)课程名称及代码

中文名称:《外科学》。

英文名称:《Surgery》。

(二)学时及适用对象

课程总计 141 学时,分为外科学总论和外科学各论。外科学总论总计 67 学时,其中理论课 46 学时,实训课 21 学时;外科学各论总计 74 学时,其中理论课 62 学时、实训课 12 学时。本标准适用于三年制临床医学专业。

(三)课程的地位及性质

外科学是一门研究创伤、常见外科疾病的发生、发展规律,以及先天畸形、后天畸形伴器官功能障碍的预防、诊断和治疗与手术技术操作的医学主干学科。其任务是运用现代医学科学方法研究外科疾病的病因、发病机制、诊断和治疗。外科学与基础医学、诊断学等课程关系密切,是一门多学科相互交叉渗透的综合性学科,是从医学基础理论到临床实践的桥梁性课程,在医学教育中具有十分重要的地位。

外科学的学科特点是在内科学基本知识的基础上增加了更多的实践性和技术性,与解剖学、生理学、病理学、影像学、手术学等多学科知识密切关联,其知识面广、内容庞杂。

课程目的是让学生牢固和熟练地掌握外科学基础理论、基本知识和基本技能,更好地理解和掌握外科学,顺利地进入临床实践;通过见习、实习,逐步掌握外科的基本操作和技能;培养学生的外科临床思维能力和工作实践能力。通过本课程的学习为临床医学专业的学生打下坚实的理论和技能基础,更好地胜任临床工作岗位。

(四)课程设计

1. 设计思想

外科学课程标准是在充分理解《郑州澍青医学高等专科学校临床医学专业人才培养方案》《郑州澍青医学高等专科学校临床医学专业外科学教学大纲》的前提下,根据编者多年的教学经验、研究总结,在进一步调查、研究及实践的基础上形成的。

课程标准的制定是根据医学教育专科层次职业与初始岗位能力为本位,以就业为导向,以三基为重点,注重学生的发展需求。结合郑州澍青医学高等专科学校学生状况、教学资源等实际,力求达到知识结构的完整性、科学性,又体现"创新思维""以人为本"的现代教育新观念。

在设计过程中,结合我校学生状况、教学资源等实际,力求达到既有前瞻性、科学性,又实事求是,便于操作与管理。强调学习者职业通识能力、自主学习能力、创新能力及综合素质的培养,力求课程设计贴近学生、贴近职业岗位、贴近社会需要,实现培养学生临床思维能力和综合职业能力、奠定终身学习基础的预期目标。

(1)课程目标设计——针对高职高专培养应用型技术人才的总体教学目标,在课程目标设计上突出医疗岗位核心能力的培养。

(2)教学内容设计——以"疾病"为要素构建课程体系,以培养临床工作能力为目标设计教学内容。教学内容的选取以"必需、适用、适度"为原则,突出外科常见病、多发病及创伤的诊断、鉴别诊断和治疗方法。

(3)教学模式设计——以培养学生形成临床思维能力和职业岗位能力为目标,以临床分析能力与实践能力为培养重点。

(4)教学方法设计——以临床病例为依托设计教学活动,利用课堂讲述、仿真医学模型、多媒体(虚拟技术)演示和技术操作训练等多种教学方法。

(5)外科学课程的主要形式——有理论课、实训课、专题讲座、网络课程、自学辅导和学员课外科研等形式。

通过本课程的学习,使学生了解和掌握外科学的基础知识,各外科专科常见病的诊断和治疗原则,为后续的临床见习和实习打下基础。

二、课程目标

通过本课程的学习,使学生掌握外科学的基础理论、基本知识、基本技能,熟练掌握外科学无菌操作、清创、缝合、包扎等基本原则和操作,了解外科常见手术的过程,掌握外科常见病、多发病及创伤的外科处置方式,了解外科学发展现状及趋势。努力培养学生自学能力、应用知识能力和表达能力。

1. 技能目标 具有对外科患者正确实施常用操作技术、常用手术、常用检查的能力;学会观察外科患者的症状、体征,识别病情变化,对危重患者进行急救治疗;对患者进行健康、康复指导。

2. 知识目标 掌握外科的基础理论、基本知识,能正确运用外科学知识,对外科常见病、多发病做出正确诊断及处置。

3. 素质目标 在学习的过程中,培养学生关爱生命的博爱之心、治病救人的责任心、爱岗敬业的事业心、乐观向上的进取心以及自信心、细心与耐心。使学生具有良好的医患沟通能力,对每项技术操作动作应轻、稳、准和连贯,并能通过动作传递感情,以积极善良的心态和高度的责任感去帮助和救治患者。

三、课程主要内容及学时分配

注:本教程所缺章节为自学章节,故未在下表及正文中体现。

（一）教学内容与学时分配

1. 外科学总论学时分配

章节	内容	学时	
		理论	实训
第一章	绪论	1	
第二章	无菌术和手术基本操作	1	15
第四章	外科患者的体液失衡	6	
第五章	输血	1	
第六章	外科休克	4	
第七章	多器官功能障碍综合征	2	
第八章	麻醉	4	
第九章	外科重症监测治疗与复苏	4	
第十章	围术期处理	4	
第十一章	外科患者的营养支持	1	
第十二章	外科感染	8	
第十三章	创伤与战伤	3	6
第十四章	烧伤	4	
第十五章	常见体表肿瘤	3	
合　计		46	21

2. 外科学各论学时分配

章节	内容	学时	
		理论	实训
第十七章	颅内压增高症	2	
第十八章	颅脑损伤	3	
第二十章	颈部疾病	3	

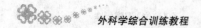

章节	内容	学时	
		理论	实训
第二十一章	乳腺疾病	3	
第二十二章	胸部损伤	2	
第二十四章	肺部疾病的外科治疗	1	
第二十五章	食管疾病	2	
第二十八章	腹外疝	3	
第二十九章	腹部损伤	2	
第三十章	急性腹膜炎	1	
第三十一章	胃、十二指肠外科疾病	2	
第三十二章	肠疾病	3	4
第三十三章	阑尾炎	3	8
第三十四章	结肠、直肠肛管疾病	3	
第三十五章	肝脏疾病	3	
第三十六章	门静脉高压症与上消化道出血	2	
第三十七章	胆管疾病	2	
第三十八章	胰腺疾病	2	
第三十九章	周围血管和淋巴血管疾病	1	
第四十一章	泌尿系统损伤	2	
第四十二章	泌尿系统、男性生殖系统感染与结核	1	
第四十三章	尿石症	2	
第四十四章	尿路梗阻	1	
第四十五章	泌尿系统、男性生殖系统肿瘤	1	
第四十六章	泌尿系统、男性生殖系统其他常见病	1	
第四十九章	骨折	3	
第五十章	关节脱位	2	

章节	内容	学时	
		理论	实训
第五十三章、第五十四章	骨与关节感染,骨与关节结核	2	
第五十七章	运动系统慢性损伤	1	
第五十八章	颈肩痛和腰腿痛	2	
第五十九章	骨肿瘤	2	
合计		62	12

(二)内容要点与基本要求

1.理论课

第一章　绪论

基本要求:①阐述外科学的范畴、外科学与其他学科的关系。②介绍外科学的发展史。③讲解学习外科学的方法,强调外科医师必须掌握扎实的基础理论和基础知识,从外科学的发展提出外科医师的必备条件。

重点:外科学的范畴,学习外科学的方法。

难点:学习外科学的方法。

主要内容	教学要求			教学方法与手段
	掌握	熟悉	了解	
第一节　外科学发展简史				方法:讲授法、信息化教学、启发式教学方法等。
一、外科学的发展历史			√	
二、我国外科的发展			√	手段:电子幻灯、图片、Flash 课件、网络课程教学、视频录像等。
第二节　外科医生的培养	√			

第二章　无菌术和手术基本操作

基本要求:①描述常用的灭菌法和消毒法、手术前洗手、穿手术衣和戴手套、手术区的皮肤消毒和铺巾方法。②叙述灭菌和消毒的基本概念和手术进行中的无菌操作原则。③说出手术室的管理制度。

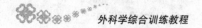

重点:无菌术;手术进行中的无菌操作原则。

难点:无菌术。

主要内容	教学要求			教学方法与手段
	掌握	熟悉	了解	
第一节　无菌术				方法:讲授法、信息化教学、启发式教学方法等。
一、无菌术的方法和应用	√			
二、手术人员和患者手术区域的准备和术中无菌原则	√			
第二节　手术基本操作	√			手段:电子幻灯、图片、Flash 课件、网络课程教学、视频录像等。
第三节　外科手术的特殊设备			√	

第四章　外科患者的体液失衡

基本要求:①描述代谢性酸中毒、代谢性碱中毒的原因、临床表现、诊断和治疗;呼吸性酸中毒、呼吸性碱中毒的原因、临床表现、诊断和治疗。②叙述水钠、钾代谢紊乱的病因、临床表现、诊断和治疗;代谢性酸中毒、代谢性碱中毒的原因、临床表现、诊断和治疗。③说出低血钙和低血镁的原因、临床表现、诊断和治疗;水、电解质和酸碱失衡的综合防治原则;人体正常体液平衡的调节机制。

重点:各类型缺水、低钾血症、代谢性酸中毒的生理、临床表现、诊断和治疗方法;外科患者低钙血症及酸碱失衡的病因、临床表现、诊断和治疗。

难点:各类型缺水、低钾血症的生理、临床表现、诊断和治疗方法;外科患者低钙血症及酸碱失衡的病因、临床表现、诊断和治疗。

主要内容	教学要求			教学方法与手段
	掌握	熟悉	了解	
第一节　水、电解质平衡紊乱				方法:讲授法、信息化教学、启发式教学方法等。
一、水和钠的代谢紊乱	√			
二、体内钾的异常	√			
三、低钙血症和低镁血症			√	手段:电子幻灯、图片、Flash 课件、网络课程教学、视频录像等。
第二节　酸碱失衡				
一、代谢性酸中毒	√			

主要内容	教学要求			教学方法与手段
	掌握	熟悉	了解	
二、代谢性碱中毒	√			
三、呼吸性酸中毒	√			
四、呼吸性碱中毒	√			

第五章　输血

基本要求:①描述输血常见并发症及其防治要点;血液成分制品及其适应证。②叙述输血的适应证。③说出血浆增量剂的种类和应用;自体输血的方法。

重点:输血的适应证;输血常见并发症及其防治要点。

难点:输血常见并发症及其防治要点。

主要内容	教学要求			教学方法与手段
	掌握	熟悉	了解	
第一节　输血的基本要求	√			方法:讲授法、信息化教学、启发式教学方法等。手段:电子幻灯、图片、Flash课件、网络课程教学、视频录像等。
第二节　自体输血		√		
第三节　输血的并发症	√			
第四节　血液成分制品与血液代用品			√	

第六章　外科休克

基本要求:①描述休克的临床表现和诊断要点及休克的治疗原则。②叙述休克的主要监测以及低血容量性休克和感染性休克的临床特点和治疗原则。③说出休克的类型、病理生理特点。

重点:休克的临床表现和诊断要点及休克的治疗原则。

难点:休克的病理生理特点。

主要内容	教学要求			教学方法与手段
	掌握	熟悉	了解	
第一节　概述		√		方法： 讲授法、信息化教学、启发式教学方法等。 手段： 电子幻灯、图片、Flash 课件、网络课程教学、视频录像等。
第二节　低血容量性休克				
一、失血性休克和失液性休克	√			
二、损伤性休克	√			
第三节　感染性休克	√			

第七章　多器官功能障碍综合征

基本要求：①描述多器官功能障碍综合征的基本概念、诊断、防治原则；急性肾功能衰竭的主要病因、发病机制、临床表现、诊断、防治原则。②叙述急性呼吸窘迫综合征的发病基础、病理生理特点、临床表现、诊断、治疗。③说出多器官功能障碍综合征的病因和发病机制。

重点：急性肾功能衰竭的主要病因、发病机制、临床表现、诊断、防治原则。

难点：急性肾功能衰竭的发病机制、临床表现、诊断、防治原则。

主要内容	教学要求			教学方法与手段
	掌握	熟悉	了解	
第一节　概论		√		方法： 讲授法、信息化教学、启发式教学方法等。 手段： 电子幻灯、图片、Flash 课件、网络课程教学、视频录像等。
第二节　急性肾功能衰竭	√			
第三节　急性呼吸窘迫综合征			√	

第八章　麻醉

基本要求：①描述局部麻醉药毒性反应的临床表现、预防和治疗原则,局部麻醉的方

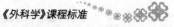

法,局部麻醉药的种类和常用剂量;全身麻醉常用方法,全身麻醉的意外和并发症的防治处理原则。②叙述麻醉前病情估计和准备,各种麻醉方法访视重点;椎管内麻醉阻滞的生理、实施方法、管理方法和并发症的处理原则。③说出麻醉的概念、任务、麻醉方法分类;常用的静脉麻醉药,吸入麻醉药和肌松药的临床药理;麻醉监测和管理原则。

　　重点:局部麻醉药毒性反应的临床表现、预防和治疗原则,局部麻醉的方法,局部麻醉药的种类和常用剂量;全身麻醉常用方法。

　　难点:全身麻醉的意外和并发症的防治处理原则;椎管内麻醉阻滞的生理、实施方法、管理方法和并发症的处理原则。

主要内容	教学要求			教学方法与手段
	掌握	熟悉	了解	
第一节　概述				
一、基本概念	√			
二、麻醉前准备	√			
三、麻醉期间患者的监测与液体管理		√		
第二节　局部麻醉				
一、局部麻醉药的药理		√		
二、局部麻醉方法	√			方法:讲授法、信息化教学、启发式教学方法等。手段:电子幻灯、图片、Flash课件、网络课程教学、视频录像等。
第三节　椎管内麻醉				
一、椎管内麻醉的解剖		√		
二、椎管内麻醉生理		√		
三、椎管内麻醉方法	√			
第四节　全身麻醉				
一、麻醉器械及其应用			√	
二、吸入麻醉		√		
三、静脉麻醉	√			
四、全身麻醉深度的判断		√		
五、全身麻醉的意外及并发症的预防	√			
第五节　疼痛治疗			√	

第九章　外科重症监测治疗与复苏

基本要求:①描述心搏骤停的原因和诊断要点,复苏过程的三个阶段及处理原则。②叙述外科危重症监测的适应证及所进行的监测方法。③说出心肺复苏后的处理原则、脑复苏的意义及处理原则。

重点:心搏骤停的原因和诊断要点,复苏过程的三个阶段及处理原则。

难点:外科危重症监测的适应证及所进行的监测方法。

主要内容	教学要求			教学方法与手段
	掌握	熟悉	了解	
第一节　重症监测治疗				
一、概述			√	方法:讲授法、信息化教学、启发式教学方法等。手段:电子幻灯、图片、Flash 课件、网络课程教学、视频录像等。
二、重症监测技术		√		
三、重症治疗方法		√		
第二节　心肺脑复苏				
一、概述	√			
二、初期复苏	√			
三、后期复苏	√			
四、复苏后治疗		√		

第十章　围术期处理

基本要求:①叙述手术前准备;手术后常见并发症的预防和治疗。②说出手术后观察和处理的要点。

重点:手术前准备;手术后常见并发症的预防和治疗。

难点:手术后常见并发症的预防和治疗。

主要内容	教学要求			教学方法与手段
	掌握	熟悉	了解	
第一节　手术前准备				
一、一般准备	√			
二、特殊准备	√			
第二节　手术后处理				
一、一般处理		√		
二、病情观察		√		方法：
三、常用导管与引流物的管理		√		讲授法、信息化教学、启发式教学方法等。
四、饮食与输液		√		
五、各种不适的处理		√		手段：
六、缝线的拆除	√			电子幻灯、图片、Flash 课件、网络课程教学、视频录像等。
第三节　手术后并发症的防治				
一、手术后出血		√		
二、切口感染		√		
三、切口裂开		√		
四、肺部并发症		√		
五、尿路感染		√		

第十一章　外科患者的营养支持

基本要求：①描述全胃肠外营养及肠内营养的组成、适应证、输入途径及并发症。②叙述补给营养的途径和选择原则。③说出饥饿、手术创伤和感染对机体能量代谢的影响和患者营养状况的判定以及营养支持的基本概念。

重点：全胃肠外营养及肠内营养的组成、适应证、输入途径及并发症。

难点：胃肠外营养液的组成、要求、并发症及实施时的注意事项。

主要内容	教学要求			教学方法与手段
	掌握	熟悉	了解	
第一节　外科患者的营养代谢		√		方法：讲授法、信息化教学、启发式教学方法等。手段：电子幻灯、图片、Flash 课件、网络课程教学、视频录像等。
第二节　肠内营养	√			
第三节　肠外营养	√			

第十二章　外科感染

　　基本要求：①描述外科感染的临床表现、诊断和防治原则；破伤风、甲沟炎、化脓性指头炎的临床表现、诊断、治疗；疖、痈、蜂窝织炎、丹毒的诊断和防治要点。②叙述外科感染的特点、发生和发展规律，外科感染的临床表现、诊断和防治原则；全身性外科感染的基本概念、病理生理、诊断、治疗；外科预防性应用抗生素的原则。③说出化脓性腱鞘炎、手掌深部间隙感染、急性淋巴结炎和淋巴管炎、气性坏疽的诊治要点。

　　重点：外科感染的临床表现、诊断和防治原则；破伤风、甲沟炎、化脓性指头炎的临床表现、诊断、治疗；疖、痈、蜂窝织炎、丹毒的诊断和防治要点。

　　难点：全身性外科感染的病理生理；外科预防性应用抗生素的原则。

主要内容	教学要求			教学方法与手段
	掌握	熟悉	了解	
第一节　概述	√			方法：讲授法、信息化教学、启发式教学方法等。手段：电子幻灯、图片、Flash 课件、网络课程教学、视频录像等。
第二节　皮肤和软组织的急性化脓性感染				
一、疖	√			
二、痈	√			
三、急性蜂窝织炎	√			
四、丹毒		√		
五、浅部急性淋巴管炎与急性淋巴结炎	√			

主要内容	教学要求			教学方法与手段
	掌握	熟悉	了解	
六、浅部脓肿	√			
第三节　手部急性化脓性感染				
一、甲沟炎和脓性指头炎	√			
二、掌侧急性化脓性腱鞘炎、滑囊炎和深部间隙感染	√			
第四节　全身性外科感染				
一、全身炎症反应综合征		√		
二、脓毒症	√			
第五节　厌氧菌感染				
一、无芽孢厌氧菌感染		√		
二、有芽孢厌氧菌感染	√			

第十三章　创伤与战伤

　　基本要求：①描述创伤的概念、常见并发症、诊断、急救措施、处理原则；清创术的目的、适应证、方法、注意事项。②叙述各种软组织创伤的临床特点和处理原则；闭合性创伤和污染伤口的常规处理原则。③说出创伤后人体的病理生理变化，创伤后机体的修复过程及影响因素；战伤急救的步骤，火器伤和冲击伤的特点和处理原则。

　　重点：创伤的概念、常见并发症、诊断、急救措施、处理原则；各种软组织创伤的临床特点和处理原则；清创术的目的、适应证、方法、注意事项。

　　难点：创伤后人体的病理生理变化，创伤后机体的修复过程及影响因素。

主要内容	教学要求			教学方法与手段
	掌握	熟悉	了解	
第一节　创伤概论				
一、创伤分类			√	
二、创伤病理		√		
三、创伤的修复		√		

主要内容	教学要求			教学方法与手段
	掌握	熟悉	了解	
四、创伤的诊断	√			方法：讲授法、信息化教学、启发式教学方法等。手段：电子幻灯、图片、Flash 课件、网络课程教学、视频录像等。
五、创伤的救治	√			
第二节　清创术	√			
第三节　战伤分类和急救			√	
第四节　火器伤和冲击伤			√	

第十四章　烧伤

基本要求：①描述烧伤的定义、烧伤的现场急救转运。②叙述烧伤深度的判别和面积的测算；烧伤病理生理；烧伤休克防治；烧伤创面处理与防治。③说出电烧伤与化学烧伤的特点与急救。

重点：烧伤深度的判别和面积的测算；烧伤的现场急救转运；烧伤休克防治；烧伤创面处理与防治。

难点：烧伤深度的判别和面积的测算；烧伤病理生理。

主要内容	教学要求			教学方法与手段
	掌握	熟悉	了解	
第一节　热力烧伤				方法：讲授法、信息化教学、启发式教学方法等。手段：电子幻灯、图片、Flash 课件、网络课程教学、视频录像等。
一、伤情判断	√			
二、烧伤的病理生理和临床分期	√			
三、烧伤的并发症		√		
四、烧伤的救治	√			
第二节　电烧伤和化学烧伤			√	
第三节　冷伤			√	
第四节　咬蜇伤		√		
第五节　整复外科			√	

第十五章 常见体表肿瘤

基本要求:①描述良性肿瘤与恶性肿瘤的病理和临床特点;恶性肿瘤的临床分期、诊断步骤、治疗原则、预防。②叙述常见体表良性肿瘤的诊断和防治要点。③说出肿瘤的病因,熟悉肿瘤分类。

重点:良性肿瘤与恶性肿瘤的病理和临床特点;恶性肿瘤的临床分期、诊断步骤、治疗原则、预防。常见体表良性肿瘤的诊断和防治要点。

难点:常见体表良性肿瘤的诊断和防治要点。

主要内容	教学要求			教学方法与手段
	掌握	熟悉	了解	
第一节 概述	√			
第二节 常见体表肿瘤				方法:讲授法、信息化教学、启发式教学方法等。手段:电子幻灯、图片、Flash课件、网络课程教学、视频录像等。
一、皮肤乳头状瘤		√		
二、皮肤癌		√		
三、黑痣与黑色素瘤		√		
四、血管瘤		√		
五、脂肪瘤		√		
六、纤维瘤及纤维瘤样的病变		√		
七、神经纤维瘤		√		
八、囊性肿瘤及囊肿		√		

第十七章 颅内压增高症

基本要求:描述颅内压增高及脑疝的临床表现;脑疝形成的机制及处理原则。脑疝形成的机制及处理原则。颅内压增高的后果及颅内压增高的分类。

重点:颅内压增高及脑疝的临床表现。

难点:颅内压增高的后果及颅内压增高的分类。

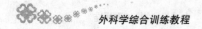

主要内容	教学要求			教学方法与手段
	掌握	熟悉	了解	
第一节　概述				
一、病因			√	
二、病理生理		√		
三、分类		√		
四、临床表现	√			方法：讲授法、信息化教学、启发式教学方法等。手段：电子幻灯、图片、Flash课件、网络课程教学、视频录像等。
五、诊断	√			
六、处理	√			
第二节　脑疝				
一、病因			√	
二、病理		√		
三、临床表现	√			
四、处理	√			

第十八章　颅脑损伤

基本要求:描述颅骨骨折的分类、临床表现及治疗原则。原发性脑损伤的发病机制、临床表现、诊断和治疗。各种颅内血肿的临床表现、鉴别诊断、治疗原则。头皮损伤的诊断及处理方法。颅脑损伤的分级手术指征。

重点:颅骨骨折的分类、临床表现及治疗原则。

难点:颅脑损伤的分级手术指征。

主要内容	教学要求			教学方法与手段
	掌握	熟悉	了解	
第一节　概述		√		
第二节　头皮损伤				
一、头皮血肿	√			

主要内容	教学要求			教学方法与手段
	掌握	熟悉	了解	
二、头皮裂伤	√			
三、头皮撕脱伤	√			
第三节 颅骨骨折				
一、颅顶骨线形骨折		√		
二、颅顶骨凹陷性骨折			√	
三、颅底骨折			√	方法: 讲授法、信息化教学、启发式教学方法等。 手段: 电子幻灯、图片、Flash 课件、网络课程教学、视频录像等。
第四节 脑损伤				
一、脑震荡	√			
二、脑挫裂伤			√	
三、原发性脑干损伤			√	
第五节 外伤性颅内血肿				
一、硬脑膜外血肿		√		
二、硬脑膜下血肿		√		
三、脑内血肿		√		
四、迟发性外伤性颅内血肿				
第六节 开放性颅脑损伤		√		

第二十章 颈部疾病

基本要求:描述甲状腺外科解剖和生理。单纯性甲状腺肿的病因、临床表现、治疗和预防。甲状腺功能亢进的临床表现、特殊检查、术前准备、手术原则和术后并发症的防治。甲状腺癌的病理、诊断。甲状腺结节的诊断和处理原则。

重点:单纯性甲状腺肿的预防;甲状腺功能亢进手术并发症的预防,甲状腺的解剖与生理;甲状腺功能亢进的外科治疗的手术适应证;甲状腺结节的诊治。

难点:单纯性甲状腺肿的预防;甲状腺功能亢进手术并发症的预防。甲状腺的解剖与生理;甲状腺功能亢进的外科治疗的手术适应证;甲状腺结节的诊治。

主要内容	教学要求			教学方法与手段
	掌握	熟悉	了解	
第一节　甲状腺外科解剖和生理	√			
第二节　单纯性甲状腺肿		√		
第三节　甲状腺功能亢进的外科治疗		√		
第四节　甲状腺炎				
一、亚急性甲状腺炎		√		方法：讲授法、信息化教学、启发式教学方法等。
二、慢性淋巴细胞性甲状腺炎			√	
第五节　甲状腺肿瘤				
一、甲状腺腺瘤和囊肿	√			
二、甲状腺癌		√		
第六节　原发性甲状旁腺功能亢进		√		
第七节　颈部肿块				手段：电子幻灯、图片、Flash课件、网络课程教学、视频录像等。
一、颈部肿块的鉴别诊断		√		
二、常见的颈部肿块	√			
三、甲状舌管囊肿		√		

第二十一章　乳腺疾病

　　基本要求:描述急性乳腺炎病因、临床表现、治疗和预防。乳腺囊性增生的诊断要点及处理。乳腺癌的临床表现、转移途径、检查方法、早期诊断要点和外科治疗原则。

　　重点:乳房的正确检查方法和乳房肿块的鉴别诊断。急性乳腺炎的诊断、预防和治疗。

　　难点:急性乳腺炎的诊断、预防和治疗。

主要内容	教学要求			教学方法与手段
	掌握	熟悉	了解	
第一节　概述	√			方法：讲授法、信息化教学、启发式教学方法等。手段：电子幻灯、图片、Flash课件、网络课程教学、视频录像等。
第二节　急性乳腺炎	√			
第三节　乳腺囊性增生病			√	
第四节　乳腺肿瘤				
一、纤维瘤	√			
二、乳管内乳头状瘤			√	
三、乳腺癌			√	

第二十二章　胸部损伤

　　基本要求：描述肋骨骨折的病理生理、临床表现与诊断、治疗。气胸的临床表现与诊断、治疗。血胸的临床表现与诊断、治疗。心脏损伤的临床表现及治疗原则。胸腔闭式引流术适应证、定位、操作方法、术后注意事项。

　　重点：胸部损伤的分类、急救原则；肋骨骨折、气胸、血胸的临床表现、诊断、急救和治疗。胸腔闭式引流术的指征及方法。心脏损伤的临床表现及治疗原则。

　　难点：胸部损伤的病理生理、急救原则；肋骨骨折、气胸、血胸的临床表现、诊断、急救和治疗。

主要内容	教学要求			教学方法与手段
	掌握	熟悉	了解	
第一节　概述			√	方法：讲授法、信息化教学、启发式教学方法等。手段：电子幻灯、图片、Flash课件、网络课程教学、视频录像等。
第二节　肋骨骨折	√			
第三节　气胸				
一、闭合性气胸	√			
二、开放性气胸	√			
三、张力性气胸	√			
第四节　损伤性血胸			√	
第五节　心脏损伤			√	

第二十四章　肺部疾病的外科治疗

基本要求:描述肺癌病因、病理、临床表现、诊断、鉴别诊断、治疗。

重点:肺癌的临床表现、诊断、鉴别诊断和治疗。肺癌的病因、病理。

难点:肺癌的鉴别诊断和治疗。肺癌的病理。

主要内容	教学要求			教学方法与手段
	掌握	熟悉	了解	
第一节　肺癌		√		方法: 讲授法、信息化教学、启发式教学方法等。
第二节　肺结核		√		手段: 电子幻灯、图片、Flash 课件、网络课程教学、视频录像等。
第三节　支气管扩张症			√	

第二十五章　食管疾病

基本要求:描述食管癌的病因、病理、临床表现、诊断与鉴别诊断、治疗。

重点:食管癌的临床表现、诊断、鉴别诊断和治疗原则。食管癌的病因、病理和预防。

难点:食管癌的诊断、鉴别诊断。

主要内容	教学要求			教学方法与手段
	掌握	熟悉	了解	
第一节　食管良性疾病				方法: 讲授法、信息化教学、启发式教学方法等。
一、食管良性肿瘤		√		
二、腐蚀性食管损伤		√		手段: 电子幻灯、图片、Flash 课件、网络课程教学、视频录像等。
三、贲门失弛缓症			√	
第二节　食管癌	√			

第二十八章　腹外疝

　　基本要求：描述腹股沟疝的腹股沟管解剖、病因、临床表现、诊断和分型、鉴别诊断、治疗。股疝和其他腹外疝的病因、病理解剖、临床类型及表现。

　　重点：腹股沟直疝、斜疝和股疝的鉴别要点。腹股沟区的解剖与各类修补术的基本知识。腹外疝的概念、病因病理、临床表现类型与处理原则。

　　难点：腹股沟直疝、斜疝和股疝的鉴别要点。

主要内容	教学要求			教学方法与手段
	掌握	熟悉	了解	
第一节　概述	√			方法：讲授法、信息化教学、启发式教学方法等。手段：电子幻灯、图片、Flash 课件、网络课程教学、视频录像等。
第二节　腹股沟疝	√			
第三节　股疝	√			
第四节　其他腹外疝				
一、切口疝		√		
二、脐疝			√	

第二十九章　腹部损伤

　　基本要求：描述腹部损伤的病因和分类、临床表现、诊断和治疗。腹部内脏损伤的处理原则、脾损伤、肝损伤。

　　重点：腹部闭合性损伤的急救、早期诊断和治疗原则。外伤性肝、脾的鉴别诊断。腹部闭合伤的诊断步骤。

　　难点：腹部闭合性损伤的急救、早期诊断和治疗原则。

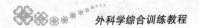

主要内容	教学要求			教学方法与手段
	掌握	熟悉	了解	
第一节　概述			√	**方法:** 讲授法、信息化教学、启发式教学方法等。 **手段:** 电子幻灯、图片、Flash 课件、网络课程教学、视频录像等。
第二节　腹部内脏损伤的处理原则				
一、小肠损伤		√		
二、脾损伤	√	∧		
三、肝损伤	√			
四、结肠损伤			√	
五、十二指肠损伤			√	

第三十章　急性腹膜炎

　　基本要求:描述急性腹膜炎解剖与生理概要、病因与分类、病理生理、临床表现、诊断、治疗原则与方法。

　　重点:急性腹膜炎的临床表现、诊断与治疗原则。

　　难点:急性腹膜炎的诊断。

主要内容	教学要求			教学方法与手段
	掌握	熟悉	了解	
第一节　腹痛的鉴别	√			**方法:** 讲授法、信息化教学、启发式教学方法等 **手段:** 电子幻灯、图片、Flash 课件、网络课程教学、视频录像等。
第二节　急性化脓性腹膜炎	√			
第三节　腹腔脓肿				
一、膈下脓肿			√	
二、盆腔脓肿			√	

第三十一章　胃、十二指肠外科疾病

　　基本要求:描述胃、十二指肠解剖生理概要,胃溃疡、十二指肠溃疡的外科治疗;胃溃疡、十二指肠溃疡的手术适应证(急性穿孔、急性大出血、瘢痕性幽门梗阻、胃溃疡恶变)、手术原则、术后并发症的防治。

重点:溃疡病外科手术适应证与术后并发症;急性穿孔、急性大出血、瘢痕性幽门梗阻的临床表现、诊断与治疗。胃溃疡、十二指肠溃疡的临床表现与胃癌的早期诊断方法与治疗原则。

难点:急性穿孔、急性大出血、瘢痕性幽门梗阻的临床表现、诊断与治疗。

主要内容	教学要求			教学方法与手段
	掌握	熟悉	了解	
第一节　解剖生理概要				方法:讲授法、信息化教学、启发式教学方法等。手段:电子幻灯、图片、Flash 课件、网络课程教学、视频录像等。
一、胃			√	
二、十二指肠			√	
第二节　胃溃疡、十二指肠溃疡的外科治疗				
一、胃溃疡、十二指肠溃疡急性穿孔		√		
二、胃溃疡、十二指肠溃疡大出血	√			
三、瘢痕性幽门梗阻		√		
四、胃溃疡、十二指肠溃疡的手术方式		√		
五、胃溃疡、十二指肠溃疡手术后并发症		√		
第三节　胃癌		√		

第三十二章　肠疾病

基本要求:描述肠疾病的病因和分类、病理生理、临床表现、诊断、治疗。粘连性肠梗阻的病因和病理、诊断、预防、治疗。肠扭转的病因病理、临床表现、治疗。肠套叠的临床表现和诊断、治疗。

重点:肠梗阻的临床表现、诊断和治疗原则。肠梗阻的病因、病理生理改变。

难点:肠梗阻的诊断。肠梗阻的病理生理改变。

主要内容	教学要求			教学方法与手段
	掌握	熟悉	了解	
第一节　肠梗阻				
一、概述			√	

主要内容	教学要求			教学方法与手段
	掌握	熟悉	了解	
二、粘连性肠梗阻		√		
三、肠扭转		√		
四、肠套叠		√		
第二节 肠肿瘤				方法：讲授法、信息化教学、启发式教学方法等。手段：电子幻灯、图片、Flash 课件、网络课程教学、视频录像等。
一、肠息肉病		√		
二、小肠肿瘤		√		
第三节 肠炎性疾病				
一、急性坏死性肠炎		√		
二、克罗恩病		√		
第四节 肠瘘				
一、肠外瘘	√			
二、肠内瘘			√	

第三十三章 阑尾炎

基本要求：描述急性阑尾炎的病因、病理类型、临床表现、诊断、鉴别诊断和治疗。慢性阑尾炎的临床表现和诊断、治疗。

重点：急性阑尾炎的临床表现、诊断、鉴别诊断和治疗。

难点：急性阑尾炎的诊断、鉴别诊断。

主要内容	教学要求			教学方法与手段
	掌握	熟悉	了解	
第一节 急性阑尾炎	√			方法：讲授法、信息化教学、启发式教学方法等。手段：电子幻灯、图片、Flash 课件、网络课程教学、视频录像等。
第二节 慢性阑尾炎	√			

第三十四章　结肠、直肠肛管疾病

基本要求: 描述结肠、直肠肛管的解剖、生理。结肠癌的病因、病理、临床表现、诊断和治疗。直肠息肉的临床表现、诊断和治疗。直肠癌的病因、病理、临床表现、诊断、治疗和手术原则。直肠肛管周围脓肿的病因、临床表现、诊断和治疗方法。肛瘘的分类、临床表现、治疗。

重点: 肛裂、直肠肛管周围脓肿、肛瘘、痔、直肠息肉的诊断和治疗。结肠癌的临床表现、诊断和治疗;直肠癌的临床表现、诊断、治疗和手术原则。

难点: 肛裂、直肠肛管周围脓肿、肛瘘、痔、直肠息肉的诊断和治疗。

主要内容	教学要求			教学方法与手段
	掌握	熟悉	了解	
第一节　解剖生理概要			√	方法:讲授法、信息化教学、启发式教学方法等。手段:电子幻灯、图片、Flash课件、网络课程教学、视频录像等。
第二节　先天性巨结肠症		√		
第三节　结肠癌	√			
第四节　先天性直肠肛管畸形			√	
第五节　直肠息肉		√		
第六节　直肠癌	√			
第七节　肛管直肠周围脓肿		√		
第八节　痔	√			
第九节　肛瘘	√			
第十节　肛裂	√			

第三十五章　肝脏疾病

基本要求: 描述细菌性肝脓肿的病因、临床表现、诊断与鉴别诊断及治疗。原发性肝癌的临床表现、诊断、鉴别诊断和治疗。

重点: 原发性肝癌的早期诊断指标。

难点: 原发性肝癌的早期诊断指标。

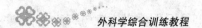

主要内容	教学要求			教学方法与手段
	掌握	熟悉	了解	
第一节 概述			√	方法：讲授法、信息化教学、启发式教学方法等。手段：电子幻灯、图片、Flash 课件、网络课程教学、视频录像等。
第二节 肝脓肿				
一、细菌性肝脓肿		√		
二、阿米巴性肝脓肿		√		
第三节 肝包虫病			√	
第四节 原发性肝癌		√		

第三十六章　门静脉高压症与上消化道出血

基本要求：描述门静脉高压症及上消化道出血的病因、病理和临床表现、诊断和治疗（包括急性食管胃底静脉曲张破裂大出血的治疗、手术适应证及手术方法）。

重点：门静脉高压症的诊断和治疗。

难点：门静脉高压症的病因、病理和临床表现。

主要内容	教学要求			教学方法与手段
	掌握	熟悉	了解	
第一节 门静脉高压症	√			方法：讲授法、信息化教学、启发式教学方法等。手段：电子幻灯、图片、Flash 课件、网络课程教学、视频录像等。
第二节 上消化道大出血的鉴别诊断和治疗原则		√		
第三节 脾切除的适应证		√		

第三十七章　胆管疾病

基本要求：描述胆管解剖生理特点、特殊检查方法。胆囊结石与胆囊炎的急性结石性胆囊炎、慢性胆囊炎、肝外胆管结石与急性胆管炎、急性梗阻性化脓性胆管炎、肝内胆管结石的临床表现诊断、鉴别诊断与治疗。

重点:急性胆囊炎、胆石症、急性梗阻性化脓性胆管炎的临床表现诊断、鉴别诊断与治疗原则。胆石症、胆囊炎、胆管炎的病因、病理。

难点:急性胆囊炎、胆石症、急性梗阻性化脓性胆管炎的临床表现诊断、鉴别诊断与治疗原则。

主要内容	教学要求			教学方法与手段
	掌握	熟悉	了解	
第一节　概述			√	
第二节　胆囊结石与胆囊炎				
一、急性结石性胆囊炎	√			
二、急性非结石性胆囊炎		√		
三、慢性胆囊炎		√		
第三节　肝外胆管结石与急性胆管炎	√			方法: 讲授法、信息化教学、启发式教学方法等。
第四节　急性梗阻性化脓性胆管炎		√		
第五节　肝内胆管结石		√		
第六节　胆管肿瘤				手段: 电子幻灯、图片、Flash 课件、网络课程教学、视频录像等。
一、胆囊良性肿瘤		√		
二、胆囊癌			√	
三、胆管癌		√		
第七节　先天性胆管疾病				
一、先天性胆管闭锁			√	
二、先天性胆管扩张			√	

第三十八章　胰腺疾病

基本要求:描述胰腺解剖与生理概要。急性胰腺炎的病因、病理、临床表现、诊断和治疗。慢性胰腺炎的病因、病理、临床表现、诊断和治疗。胰腺癌、壶腹周围部癌的病理、临床表现、诊断、鉴别诊断和治疗原则。

重点:胰腺癌、壶腹周围部癌的早期特征与诊断。急性胰腺炎的病因、病理临床表现诊断和治疗。

难点:胰腺癌、壶腹周围部癌的早期特征与诊断。

主要内容	教学要求			教学方法与手段
	掌握	熟悉	了解	
第一节　概述		√		
第二节　胰腺炎				方法:讲授法、信息化教学、启发式教学方法等。
一、急性胰腺炎	√			
二、慢性胰腺炎		√		
第三节　假性胰腺囊肿			√	手段:电子幻灯、图片、Flash 课件、网络课程教学、视频录像等。
第四节　胰腺癌和壶腹部癌				
一、胰腺癌		√		
二、壶腹部癌		√		

第三十九章　周围血管和淋巴管疾病

基本要求:描述下肢静脉系统的解剖。下肢浅静脉曲张的病因、临床表现、检查、诊断及手术适应证。血栓闭塞性脉管炎的病因、病理、不同时期的临床表现、中西医结合的治疗原则。

重点:下肢静脉曲张的临床表现和治疗。血栓闭塞性脉管炎的临床表现和治疗。

难点:下肢静脉曲张的诊断和检查方法。

主要内容	教学要求			教学方法与手段
	掌握	熟悉	了解	
第一节　概述			√	
第二节　动脉栓塞				
一、下肢动脉硬化性闭塞症	√			
二、血栓闭塞性脉管炎		√		
三、雷诺综合征		√		

主要内容	教学要求			教学方法与手段
	掌握	熟悉	了解	
第三节　下肢静脉曲张				方法：讲授法、信息化教学、启发式教学方法等。手段：电子幻灯、图片、Flash 课件、网络课程教学、视频录像等。
一、原发性下肢静脉曲张	√			
二、原发性下肢深瓣膜关闭不全		√		
第四节　下肢深静脉血栓形成	√			
第五节　下肢淋巴水肿			√	

第四十一章　泌尿系统损伤

基本要求：描述肾损伤的病因、病理、临床表现、诊断和治疗原则。输尿管损伤的病理、临床表现、诊断和治疗。膀胱损伤的病理、临床表现、诊断和治疗。尿道损伤的病因、病理、临床表现、诊断和治疗原则。

重点：肾损伤、尿道损伤的病因、病理、临床表现、诊断和治疗原则。输尿管损伤和膀胱损伤的病理、临床表现、诊断和治疗。

难点：肾损伤、尿道损伤的病理、诊断和治疗原则。

主要内容	教学要求			教学方法与手段
	掌握	熟悉	了解	
第一节　肾损伤		√		方法：讲授法、信息化教学、启发式教学方法等。手段：电子幻灯、图片、Flash 课件、网络课程教学、视频录像等。
第二节　输尿管损伤		√		
第三节　膀胱损伤	√			
第四节　尿道损伤				
一、前尿道损伤	√			
二、后尿道损伤	√			

第四十二章　泌尿系统、男性生殖系统感染与结核

基本要求：描述急性细菌性膀胱炎的病因、临床表现和诊断、治疗。男性生殖系统感

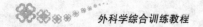

染、发病的概况。

重点：慢性前列腺炎的症状、诊断和治疗。膀胱炎的症状和治疗原则。

难点：慢性前列腺炎的症状、诊断和治疗。

主要内容	教学要求			教学方法与手段
	掌握	熟悉	了解	
第一节　概论			√	
第二节　肾积脓		√		
第三节　肾皮质多发性脓肿		√		
第四节　急性细菌性膀胱炎	√			方法：讲授法、信息化教学、启发式教学方法等。手段：电子幻灯、图片、Flash 课件、网络课程教学、视频录像等。
第五节　男性生殖系统感染				
一、前列腺炎	√			
二、精囊炎		√		
三、附睾炎			√	
四、睾丸炎			√	
第六节　泌尿系统、男性生殖系统结核				
一、泌尿系统结核	√			
二、男性生殖系统结核	√			

第四十三章　尿石症

基本要求：描述尿结石的形成因素、结石成分及其性质、病理生理改变。肾及输尿管结石的临床表现、诊断和鉴别诊断、治疗。膀胱及尿道结石的临床表现、诊断及治疗原则。

重点：肾结石、输尿管结石、膀胱结石、尿道结石的临床表现、诊断及治疗原则。

难点：肾结石、输尿管结石、膀胱结石、尿道结石的临床表现、诊断及治疗原则。

主要内容	教学要求			教学方法与手段
	掌握	熟悉	了解	
第一节　概述		√		方法：讲授法、信息化教学、启发式教学方法等。
第二节　肾及输尿管结石		√		
第三节　膀胱及尿道结石				手段：电子幻灯、图片、Flash课件、网络课程教学、视频录像等。
一、膀胱结石	√			
二、尿道结石	√			

第四十四章　尿路梗阻

基本要求：描述尿路梗阻的病因和分类、病理生理、治疗原则。肾积水的临床表现、诊断和治疗原则。良性前列腺增生的原因、病理、临床表现、诊断、鉴别诊断及治疗。急性尿潴留的原因、临床表现与诊断、治疗。

重点：肾积水的病因、病理、临床表现、诊断和治疗原则。良性前列腺增生的原因、病理、临床表现、诊断、鉴别诊断及治疗。尿路梗阻的常见原因及处理原则。急性尿潴留的常见原因及处理原则。

难点：肾积水的病因、病理、临床表现、诊断和治疗原则。

主要内容	教学要求			教学方法与手段
	掌握	熟悉	了解	
第一节　概述		√		方法：讲授法、信息化教学、启发式教学方法等。
第二节　肾积水		√		
第三节　良性前列腺增生	√			手段：电子幻灯、图片、Flash课件、网络课程教学、视频录像等。
第四节　急性尿潴留	√			

第四十五章　泌尿系统、男性生殖系统肿瘤

基本要求：描述肾癌的病理、临床表现、诊断和治疗。膀胱癌的病理、临床表现、诊断

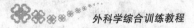

和治疗。阴茎癌的病理、临床表现、诊断和治疗。睾丸肿瘤的临床表现、诊断、治疗原则。前列腺癌的临床表现、诊断、治疗原则。

重点:肾癌、膀胱癌的病理、临床表现、诊断和治疗。阴茎癌、睾丸癌、前列腺肿瘤的临床表现及治疗原则。泌尿系统、男性生殖系统肿瘤诊疗的发展概况。

难点:肾癌、膀胱癌的病理、临床表现、诊断和治疗。

主要内容	教学要求			教学方法与手段
	掌握	熟悉	了解	
第一节　肾肿瘤				方法:讲授法、信息化教学、启发式教学方法等。手段:电子幻灯、图片、Flash 课件、网络课程教学、视频录像等。
一、肾癌		√		
二、肾母细胞瘤		√		
三、肾盂肿瘤		√		
第二节　膀胱肿瘤		√		
第三节　阴茎癌			√	
第四节　睾丸肿瘤			√	
第五节　前列腺癌		√		

第四十六章　泌尿系统、男性生殖系统其他常见病

基本要求:描述包皮过长与包茎的临床表现、治疗。鞘膜积液的临床表现、诊断、鉴别诊断和治疗。精索静脉曲张的临床表现、诊断、鉴别诊断和治疗。

重点:包皮过长、包茎、隐睾的临床表现及治疗原则。精索静脉曲张、鞘膜积液的临床表现、诊断、鉴别诊断和治疗。

难点:包皮过长、包茎、隐睾的临床表现及治疗原则。

主要内容	教学要求			教学方法与手段
	掌握	熟悉	了解	
第一节　尿道下裂		√		
第二节　包皮过长与包茎				
一、包皮过长	√			

主要内容	教学要求			教学方法与手段
	掌握	熟悉	了解	
二、包茎	√			方法： 讲授法、信息化教学、启发式教学方法等。 手段： 电子幻灯、图片、Flash 课件、网络课程教学、视频录像等。
第三节　隐睾	√			
第四节　鞘膜积液		√		
第五节　精索静脉曲张	√			

第四十九章　骨折

基本要求:描述骨折的定义、成因、分类及常见骨折端的移位;骨折的临床表现及常见的并发症;骨折的愈合过程及影响骨折愈合的因素;骨折的急救和治疗原则;开放性骨折的临床表现及处理原则。上肢骨折(锁骨骨折、肱骨干骨折、肱骨髁上骨折、前臂双骨折、桡骨下端骨折)的临床表现、诊断和治疗。下肢骨折及关节损伤(股骨颈骨折、股骨干骨折、胫骨腓骨骨折、膝关节半月板损伤、踝部骨折)的临床表现、诊断和治疗。脊柱骨折的分类、病因、临床表现及治疗原则。骨盆骨折的分类、病因、临床表现及治疗原则。

重点:骨折的定义、成因、分类及常见骨折端的移位。骨折的临床表现及常见的并发症。骨折的急救和治疗原则。锁骨骨折、肱骨髁上骨折、前臂双骨折、桡骨下端骨折、股骨颈骨折、股骨干骨折、胫骨腓骨骨折、膝关节半月板损伤、踝部骨折的临床表现、诊断和治疗。

难点:骨折的愈合过程及影响骨折愈合的因素。开放性骨折的临床表现及处理原则。肱骨干骨折、膝关节韧带损伤的临床表现、诊断和治疗。常用手法复位的基本要求及固定操作方法(小夹板、牵引、石膏),了解骨折延迟愈合、不愈合和畸形愈合的处理原则;骨筋膜室综合征的概念、成因、临床表现及处理原则。脊柱骨折、骨盆骨折的分类、病因、临床表现及治疗原则。

主要内容	教学要求			教学方法与手段
	掌握	熟悉	了解	
第一节　概述				
一、骨折的定义、病因、分类及移位	√			
二、骨折的临床表现及诊断	√			

主要内容	教学要求			教学方法与手段
	掌握	熟悉	了解	
三、骨折的并发症	√			
四、骨折的愈合过程及影响因素		√		
五、骨折的治疗原则	√			
六、骨折急救和开放性骨折处理原则	√			
七、骨折切开复位内固定		√		
八、骨折的功能锻炼	√			
九、骨折愈合标准	√			
第二节　上肢骨折				
一、锁骨骨折	√			方法：讲授法、信息化教学、启发式教学方法等。
二、肱骨干骨折		√		
三、肱骨髁上骨折			√	
四、前臂双骨折	√			手段：电子幻灯、图片、Flash 课件、网络课程教学、视频录像等。
五、桡骨下段骨折	√			
第三节　下肢骨折及关节损伤				
一、股骨颈骨折	√			
二、股骨干骨折		√		
三、膝关节半月板损伤		√		
四、膝关节韧带损伤			√	
五、胫骨腓骨骨折			√	
六、踝部骨折		√		
第四节　脊柱骨折	√			
第五节　骨盆骨折	√			

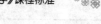

第五十章　关节脱位

基本要求:描述肩关节脱位的临床表现、诊断和治疗。肘关节脱位的临床表现、诊断和治疗。桡骨头半脱位的临床表现、诊断和治疗。髋关节后脱位的临床表现、诊断和治疗。

重点:肩关节脱位、肘关节脱位的临床表现、诊断和治疗。桡骨头半脱位、髋关节后脱位的临床表现、诊断和治疗。关节脱位的分类、病理、临床表现及治疗原则。

难点:肩关节脱位、肘关节脱位的临床表现、诊断和治疗。

主要内容	教学要求			教学方法与手段
	掌握	熟悉	了解	
第一节　概述		√		方法: 讲授法、信息化教学、启发式教学方法等。 手段: 电子幻灯、图片、Flash课件、网络课程教学、视频录像等。
第二节　肩关节脱位	√			
第三节　肘关节脱位	√			
第四节　桡骨头半脱位	√			
第五节　髋关节脱位				
一、髋关节后脱位	√			
二、髋关节前脱位		√		
三、髋关节中心脱位			√	

第五十三章　骨与关节感染

基本要求:描述急性化脓性骨髓炎的发病机制、临床表现、早期诊断、治疗原则。慢性骨髓炎的病理、临床表现及治疗。化脓性关节炎的发病机制、临床表现、早期诊断、治疗原则。

重点:急性化脓性骨髓炎、化脓性关节炎的临床表现、早期诊断、治疗原则。慢性骨髓炎的病理、临床表现及治疗。

难点:急性化脓性骨髓炎、化脓性关节炎的临床表现、早期诊断、治疗原则。

主要内容	教学要求			教学方法与手段
	掌握	熟悉	了解	
第一节 化脓性骨髓炎				方法：
一、急性化脓性骨髓炎	√			讲授法、信息化教
二、慢性化脓性骨髓炎		√		学、启发式教学方
第二节 化脓性关节炎				法等。
一、病因		√		手段：
二、病理			√	电子幻灯、图片、
三、临床表现及诊断	√			Flash 课件、网络课 程教学、视频录 像等。
四、治疗			√	

第五十四章 骨与关节结核

基本要求：描述骨与关节结核的病因、病理及分类临床表现、诊断、鉴别诊断及治疗原则。脊柱结核的病理、临床表现、诊断、治疗原则。髋关节结核的病理、临床表现、诊断、治疗原则。膝关节结核的临床表现、诊断及治疗。

重点：骨与关节结核的病理、临床表现、诊断、鉴别诊断及治疗原则。脊柱结核、髋关节结核、膝关节结核的临床表现、诊断及治疗。

难点：骨与关节结核的病理、临床表现、诊断、鉴别诊断及治疗原则。

主要内容	教学要求			教学方法与手段
	掌握	熟悉	了解	
第一节 概述				
一、病因		√		
二、病理及分类		√		
三、临床表现及诊断	√			
四、鉴别诊断		√		
五、治疗			√	
第二节 脊柱结核				
一、发病		√		
二、病理		√		

主要内容	教学要求			教学方法与手段
	掌握	熟悉	了解	
三、临床表现及诊断	√			方法：讲授法、信息化教学、启发式教学方法等。手段：电子幻灯、图片、Flash 课件、网络课程教学、视频录像等。
四、治疗		√		
第三节　髋关节结核				
一、病理		√		
二、临床表现诊断	√			
三、治疗			√	
第四节　膝关节结核				
一、病理		√		
二、临床表现及诊断	√			
三、治疗		√		

第五十七章　运动系统慢性损伤

基本要求：描述狭窄性腱鞘炎的病因、病理、临床表现、治疗。腱鞘囊肿的临床表现、治疗。肱骨外上髁炎的病因、病理、临床表现、治疗。骨关节周围炎的病因、临床表现、治疗。

重点：腱鞘囊肿、肱骨外上髁炎、骨关节周围炎的诊断要点与治疗。

难点：腱鞘囊肿、肱骨外上髁炎、骨关节周围炎的诊断要点与治疗。

主要内容	教学要求			教学方法与手段
	掌握	熟悉	了解	
第一节　狭窄性腱鞘炎		√		方法：讲授法、信息化教学、启发式教学方法等。手段：电子幻灯、图片、Flash 课件、网络课程教学、视频录像等。
第二节　腱鞘囊肿		√		
第三节　肱骨外上髁炎	√			
第四节　肩关节周围炎	√			
第五节　骨软骨病				
一、股骨头骨软骨病		√		
二、胫骨结节骨软骨炎			√	

第五十八章　颈肩痛和腰腿痛

基本要求：描述颈椎病的病因和病理、临床表现、诊断、治疗。腰椎间盘突出症的病因、分型及病理、临床表现、诊断、鉴别诊断和治疗原则。

重点：腰椎间盘突出症及颈椎病的临床表现、诊断、鉴别诊断和治疗原则。腰椎间盘突出症及颈椎病的病因、分型及病理。

难点：腰椎间盘突出症及颈椎病的鉴别诊断和治疗原则。腰椎间盘突出症及颈椎病的病因、分型及病理。

主要内容	掌握	熟悉	了解	教学方法与手段
第一节　颈肩痛				
一、颈肩部软组织急性损伤		√		
二、颈肩部软组织慢性损伤		√		
三、颈椎病	√			方法：讲授法、信息化教学、启发式教学方法等。
第二节　腰腿痛				
一、概述	√			
二、急性腰扭伤		√		手段：电子幻灯、图片、Flash课件、网络课程教学、视频录像等。
三、腰部软组织慢性损伤		√		
四、腰椎间盘突出症	√			
五、腰椎管狭窄症		√		
六、梨状肌综合征			√	

第五十九章　骨肿瘤

基本要求：描述骨肿瘤的临床表现、诊断、外科分期、治疗。骨巨细胞瘤的临床表现、诊断及治疗。骨肉瘤的临床表现、诊断及治疗。转移性骨肿瘤的临床表现、诊断及治疗。

重点：骨肿瘤的分类、良性及恶性肿瘤的鉴别、临床表现、诊断和治疗原则。骨巨细胞瘤、骨良性肿瘤、软骨肉瘤、转移性骨肿瘤等的临床表现、诊断及治疗。

难点:骨肿瘤的分类,良性、恶性肿瘤的鉴别,临床表现,诊断和治疗原则。

主要内容	教学要求			教学方法与手段
	掌握	熟悉	了解	
第一节　概述		√		
第二节　瘤样病变				
一、骨囊肿		√		
二、骨纤维异样增殖症		√		
第三节　良性骨肿瘤				方法:讲授法、信息化教学、启发式教学方法等。手段:电子幻灯、图片、Flash课件、网络课程教学、视频录像等。
一、骨瘤	√			
二、骨软骨瘤	√			
三、软骨瘤	√			
第四节　骨巨细胞瘤	√			
第五节　恶性骨肿瘤				
一、骨肉瘤	√			
二、软骨肉瘤		√		
三、尤文肉瘤		√		
第六节　滑膜肉瘤			√	
第七节　骨转移瘤			√	

2.实训课

(1)实训目的

根据课程自身特点,进行实践性教学的设计。《外科学》课程针对岗位需求和人才培养目标的要求,设计实训教学内容。突出专业训练的可操作性、真实性、实用性和灵活性,以提高实践动手和综合素质的培养为根本目标。充分利用学校的实训条件,采取仿真模型训练、动物模型等一体化的教学方法,使教学与临床相一致,实现高素质应用型人才的培养目标。

(2)实验内容、要求及其学时

1)外科学总论实训

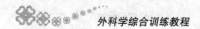

序号	章节	实训内容	实训要求	学时
1	第二章　无菌术和手术基本操作	手术人员的术前准备	1.掌握手术人员在手术进行中的无菌原则，了解手术人员无菌准备的重要性。 2.掌握肥皂水刷手法及其注意事项，熟悉灭菌王刷手法，碘伏刷手法，连台手术洗手法及急诊手术洗手法。 3.掌握穿无菌手术法及戴无菌手套的方法及其注意事项。 4.掌握脱手术衣及脱手套的方法。	3
2	第二章　无菌术和手术基本操作	器械辨认和外科打结	1.掌握手术刀、手术剪、血管钳、持针器、直角钳、肠钳、组织钳、布巾钳、环钳、镊子、拉钩、吸引头、缝针等器械的名称和握持方法。掌握方结、外科结及三重结的打法。 2.了解骨科器械名称、握持方法、临床应用。了解假结、滑结的形成。	3
3	第二章　无菌术和手术基本操作	外科缝合法	1.掌握单纯间断缝合、单纯连续缝合、内翻缝合、外翻缝合等缝合方法，了解"8"字缝合、毯边缝合方法。 2.熟悉外科器械在手术中的应用。	3
4	第二章　无菌术和手术基本操作	清创术与换药术	1.掌握清创术基本操作方法，严格遵守无菌技术。掌握换药的操作步骤和操作要点；拆线的方法。 2.熟悉清创术的原则。换药的目的、基本要求和基本技术。 3.了解清创术的基本概念及其目的。了解伤口的分类及换药时机的选择。	3
5	第十三章　创伤与战伤	绷带包扎法	1.掌握卷轴绷带在人体各部位的包扎操作。 2.熟悉各个部位包扎的名称、包扎方法、注意事项及临床应用。 3.了解绷卷的种类。	3
6	第十三章　创伤与战伤	三角巾包扎、石膏绷带的应用	1.掌握三角巾在身体各部位的包扎操作。 2.掌握石膏绷带的临床应用。 3.熟悉石膏绷带的制作原理。	3

序号	章节	实训内容	实训要求	学时
7		综合训练及外科实训考核	对本学期所学内容进行综合练习,然后根据执业医师实践技能考核形式,抽签进行实训课的考核。	3
		合计		21

2)外科学各论实训

序号	章节	实训内容	实训要求	学时
1	第三十二章肠疾病	离体肠管吻合术	1.认识肠壁的解剖关系。 2.熟悉肠道吻合的基本方法。 3.掌握肠管吻合的操作步骤。	3
2	第三十三章阑尾炎	消毒与铺巾	1.掌握不同手术区的皮肤消毒范围、操作方法及注意事项。 2.熟悉外科基本操作,增强无菌观念。 3.了解铺巾的目的。	2
3	第三十三章阑尾炎	仿阑尾切除术(示教)	1.增强无菌观念,熟悉外科基本操作。 2.掌握手术操作步骤及方法。 3.了解手术人员的分工与配合。 4.了解参观手术人员的注意事项。	2
4	第三十三章阑尾炎	仿阑尾切除术(操作)	1.掌握外科手术的基本操作步骤。 2.熟悉外科各项基本操作在手术中的应用,训练专业技术素质。 3.了解学生在手术中遇到意外情况的处理方法。	3
5		病例分析	掌握外科常见疾病的分析思路,从诊断、鉴别诊断、检查和治疗等方面与执业医师考试接轨。	2
		合计		12

四、课程实施建议

(一)课程教学的实施建议

1.数字化教学资源建设

(1)开发数字化的教学资源。教学过程中结合多媒体课件演示,使学生获得丰富的

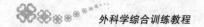

感性知识,以加深对所学知识的理解,从而有利于将理论知识和临床联系起来,提高学生的学习效率。

(2)针对外科专业岗位需求和人才培养目标的要求,设计实践教学内容。突出专业训练的可操作性、真实性、实用性和灵活性,以提高实践动手能力和综合素质的培养为根本目标。充分利用学校的实训条件,采取仿真模型训练、动物模型等一体化的教学方法,使教学与临床相一致,实现高素质应用型人才的培养目标。

2.教学方法

根据岗位工作任务的需求,实施项目导向、任务驱动为主的教学模式,通过实训、临床见习实习、情景教学等学校教育与医院实际一体的教学方法,利用现代化教学手段,完成本课程的教学目标。

"教"以医院外科岗位工作任务为依据,"学"以医院外科岗位工作需求为目的。医教结合、强化技能,仿真实训与临床见习相结合、理论教学与技能实训相结合、校内学习与医院教学相结合的教学模式,增强学生临床工作的适应能力。"做"应坚持规范、强化、全方位,让学生在"做"的过程中实现知识、能力和素质的提升。

(二)课程考核评价建议

根据课堂教学及学生情况,结合外科学课程特点,采取理论、实训以及平时表现考核相结合的考核方式。

理论:根据助理执业医师资格考试的范围,占总成绩的60%。

实训:根据基层岗位所需的技能要求考核,占总成绩的30%。

平时表现:根据日常课堂考勤及作业完成情况,占总成绩的10%。

(三)教材选编建议

1.推荐教材 梁立建.外科学[M].6版.北京:人民卫生出版社,2009.

2.参考书 吴在德,吴肇汉.外科学[M].7版.北京:人民卫生出版社,2008.

3.实验教材 李宏伟.外科学实训指导[M].2版.上海:第二军医大学出版社,2011.

(四)实训条件

外科学实训室按照手术室的结构建设,配有洗手池、手术床、无影灯、呼吸机、麻醉机等,并有常用手术器械、外科打结训练架、绷带、洗手衣、手术衣、手套等可供学生练习。

序号	实验内容	实验器材及材料	实习场地	师资配备	分组要求
1	手术人员的术前准备	洗手衣、手术衣、手套、外科刷手室、更衣室	外科手术室	1名	25~30人
2	器械辨认和外科打结	外科常用手术器械、外科打结训练架、丝线、刀片	外科手术室	1名	25~30人

序号	实验内容	实验器材及材料	实习场地	师资配备	分组要求
3	外科缝合法	猪蹄、外科缝合常用器械、丝线、缝合针	外科手术室	1 名	25～30 人
4	清创术与换药术	猪蹄、外科缝合常用器械、丝线、缝合针、外科换药包	外科手术室	1 名	25～30 人
5	绷带包扎法	绷带	外科手术室	1 名	25～30 人
6	三角巾包扎、石膏绷带的应用	三角巾、实验模型人、医用纱布绷带、石膏绷带、棉花或棉毛巾、石膏固定模型、脸盆及温水	外科手术室	1 名	25～30 人
7	综合训练及外科实训考核	手术衣、手套、外科常用手术器械、外科打结训练架、丝线、刀片、猪蹄、外科换药包、绷带	外科手术室	1 名	25～30 人
8	离体肠管吻合术	猪小肠、组织剪、线剪、持针钳、肠钳、血管钳、无齿镊、手术刀、小圆针、细丝线	外科手术室	1 名	25～30 人
9	消毒与铺巾	消毒模型人、卵圆钳、布巾钳、肾形盘、消毒棉球、无菌巾单	外科手术室	1 名	25～30 人
10	仿阑尾切除术（示教）	家兔、阑尾手术包、手术人员术前准备所需物品、麻醉药品、消毒用具、注射器、手术室相关设备	外科手术室	3 名	25～30 人
11	仿阑尾切除术（操作）	家兔、阑尾手术包、手术人员术前准备所需物品、麻醉药品、消毒用具、注射器、手术室相关设备	外科手术室	1 名	25～30 人

第一章 绪论

内容精要

1. 外科学按病因分类包括损伤、感染、肿瘤、畸形和其他性质的疾病。

2. 外科学一般以需要手术或手法为主要疗法的疾病为对象,而内科学一般以应用药物为主要疗法的疾病为对象。

3. 现代外科学奠基于19世纪40年代,先后解决了手术疼痛、伤口感染、止血和输血等问题。

4. 要学好外科学,必须坚持为人民服务的方向,必须贯彻理论与实践相结合的原则,必须重视基础知识、基本技能和基本理论。

第二章

无菌术和手术基本操作

内容精要

1. 无菌术是针对微生物及感染途径所采取的一系列预防措施。
2. 灭菌法是指用物理的方法消灭与手术区或伤口接触的器械、物品上的微生物。
3. 抗菌法即消毒法,是应用化学药物来杀灭微生物。
4. 灭菌法包括高压蒸汽灭菌法、煮沸灭菌法、火烧法、紫外线。
5. 抗菌法包括药液浸泡和气体熏蒸,可用于皮肤消毒和不耐高温灭菌的物品。常用的有乙醇、碘酊、苯扎溴铵溶液、碘伏、甲醛溶液等。
6. 常用的灭菌方法

方法		条件	适用范围	备注
高压蒸汽法	下排气式	压力 104.0 ~ 137.3 kPa,温度 121 ~ 126 ℃,30 min	耐高温金属、橡胶、玻璃、搪瓷品、敷料	保质2周
	预真空式	压力 170 kPa,温度 133 ℃,20 ~ 30 min		
煮沸法		杀灭细菌100 ℃,15 ~ 20 min	金属、橡胶、玻璃	从水煮沸计时
火烧法		95%乙醇燃烧	金属器械	使锐器变钝,紧急时使用
药物浸泡法		2%中性戊二醛水溶液,30 min ~ 10 h	刀片、剪刀、缝针、显微器械	锐利器械,内镜和腹腔镜等不适用于热力灭菌的器械
		10%甲醛溶液,20 ~ 30 min	输尿管导管等塑料类,树脂类,有机玻璃制品	
		70%乙醇,30 min	用途同戊二醛,浸泡已消毒物品	
		1:1 000 苯扎溴铵溶液,30 min	刀片、缝针等;已消毒持物钳浸泡	
		1:1 000 氯己定溶液,30 min		

方法	条件	适用范围	备注
甲醛蒸汽灭菌	每 0.01 m³ 加高锰酸钾 10 g 及 40%甲醛 4 ml,消毒 1 h;6～12 h 灭菌		

7. 手术人员和患者手术区域的准备

(1)消毒顺序 一般由手术中心向外周涂擦,感染伤口、肛门、结肠造口等手术,则应自外周向手术中心区涂擦。

(2)消毒液 一般用 2.5%～3.0%碘酊涂擦,之后用 75%乙醇涂擦 2 遍,另可用 0.5%碘尔康或 1:1 000 苯扎溴铵溶液涂擦 2 遍,对婴儿、面部皮肤、口腔、肛门、外生殖器等部位,则应选用 0.75%聚维酮碘消毒。植皮时,供皮区用 70%乙醇涂擦 2～3 次。

(3)手术区消毒范围 要包括手术切口周围 15 cm 的区域。

(4)大单布 头端应盖过麻醉架,两侧和足端部位应垂下超过手术台面 30 cm。

(5)戴手套 尚未戴手套的手,只允许接触手套套口的向外翻折部分,不能碰到手套外面;戴干手套时应先穿手术衣,后戴手套;戴湿手套时应先戴手套,后穿手术衣。

8. 手术过程中的无菌原则

(1)手术台上手和前臂,不可触及手术台面以下未经消毒的部分,穿无菌手术衣、戴无菌手套后,肩部以上、背部以下和腰部均视为有菌地带,不应接触。手和前臂不可垂至腰部和手术台缘以下。

(2)手术用物若已落到手术床面以下,应重新消毒方能再用,不得在手术人员背后传递手术器械或其他手术用品。

(3)手术中手套一旦破裂或接触手术区域以外的有菌部位,应立即更换无菌手套,前臂衣袖污染时,应加戴无菌袖套,无菌布单若已湿透,则其无菌隔离作用消失,应加盖干的无菌单。

(4)做皮肤切口及缝合皮肤切口前,皮肤须用 75%乙醇重新涂擦 1 次。

(5)参观人员尽可能少,且应与手术人员保持一定距离,患有急性化脓性感染和上呼吸道感染者,不应进入手术室。

(6)器械、敷料必须在手术开始前清点,手术结束前必须核对无误后,方能缝合切口以免异物遗留而产生不良后果。

(7)术中除讨论病情外,不应进行与手术无关的谈话,以免分散术者的注意力。切忌向手术区域咳嗽和打喷嚏而造成飞沫污染。

(8)切开空腔脏器前,应先用纱布保护周围组织,并用吸引器随时吸出外流的内容物,以减少污染。

(9)手术人员更换位置时,必须面向手术台或器械桌,然后背对背更换位置,或先离开手术台再交换位置。

(10)两台手术同时进行时,若手术已经开始,则不应互相挪用手术用品。

9. 手术室管理

(1)消毒 每周大扫除 1 次。通常采用乳酸消毒法,也可用中药苍术的乙醇浸剂替代。

（2）铜绿假单胞菌感染手术后乳酸消毒法　先用乳酸进行空气消毒，1～2 h 后进行打扫，用 1∶1 000 苯扎溴铵溶液清洗室内物品后，开窗通风 1 h。

复习题

一、名词解释

1. 灭菌法　2. 消毒法

二、填空题

1. 无菌术的内容包括 _____ 、_____ 、_____ 及管理制度。

2. 物品经高压灭菌后可保持包内无菌的时间为 _____ 。

3. 对婴儿、面部皮肤、口腔、肛门、外生殖器等部位一般用 _____ 消毒。

4. 手术分类，根据手术的无菌程度分为 _____ 、_____ 、_____ 三类。

5. 手术切口分为 _____ 、_____ 、_____ ，分别用 _____ 、_____ 、
_____ 字母来表示；手术切口愈合的分级是 _____ 、_____ 、_____ 。

三、选择题

（一）单项选择题

1. 手术区皮肤消毒范围要包括手术切口周围 _____ 。

　　A. 15 cm 的区域　　　　　　　　　　B. 10 cm 的区域

　　C. 8 cm 的区域　　　　　　　　　　 D. 12 cm 的区域

　　E. 30 cm 的区域

2. 下列戴、脱无菌手套的操作中，_____ 是错误的。

　　A. 戴手套前先将手洗净擦干

　　B. 核对手套袋外标明的手套号码及灭菌日期

　　C. 取出滑石粉，用后放回袋内

　　D. 戴好手套后，两手置腰部水平以上

　　E. 脱手套时，将手套口翻转脱下

3. 下述 _____ 符合无菌技术操作原则。

　　A. 无菌操作前 30 min 清扫地面　　　B. 无菌包潮湿待干后使用

　　C. 取出的无菌物品未用立即放回原处　D. 治疗室每周用紫外线照射 1 次

　　E. 操作时手臂保持在腰部水平以上

4. 下列 _____ 违背了无菌技术操作原则。

　　A. 打开无菌容器盖时，盖的内面向上放置

　　B. 手持无菌容器时，应托住边缘部

　　C. 倒取无菌溶液时，手不可触及瓶塞的内面

　　D. 戴手套的手不可触及另一手套的内面

　　E. 揭开无菌盘时，双手捏住盖巾外面双角

（二）多项选择题

1. 关于火烧灭菌法,下列正确的是____。

    A. 紧急情况下可用   B. 95%乙醇点火直接燃烧

    C. 锐利器械易变钝而失去光泽   D. 保持方便,为一般情况下常用的方法

    E. 只适用于金属器械的灭菌

2. 高压蒸汽灭菌器的注意事项包括____。

    A. 各个包裹不宜过大

    B. 包裹不宜排列过密

    C. 瓶装溶液灭菌时,只能用纱布包扎瓶口

    D. 已灭菌物品应注明有效期

    E. 高压灭菌器应有专人负责

3. 进行无菌操作时,无菌手套不慎被刺破或污染时应____。

    A. 立即消毒破口   B. 立即更换

    C. 再加戴一副无菌手套   D. 小心操作,不让破口碰及无菌物品

    E. 立即停止操作

四、问答题

1. 常用的化学消毒剂有几种?

2. 常用的刷手法有几种?

参考答案

一、名词解释

1. 灭菌法:指用物理方法彻底消灭与手术区域或伤口的物品上所附带的微生物。

2. 消毒法:即应用化学方法消灭微生物。

二、填空题

1. 灭菌法　消毒　操作规则

2. 2 周

3. 0.75% 吡咯烷酮

4. 无菌手术　污染手术　感染手术

5. 无菌切口　污染切口　感染切口　Ⅰ　Ⅱ　Ⅲ　甲级愈合　乙级愈合　丙级愈合

三、选择题

（一）单项选择题

1. A　2. C　3. E　4. B

（二）多项选择题

1. ACE　2. ABCDE　3. BC

四、问答题

1.有五种:2%中性戊二醛水溶液、10%甲醛溶液、70%乙醇、1∶1 000 苯扎溴铵和1∶1 000氯己定溶液。

2.有四种:肥皂水刷手法、碘尔康刷手法、灭菌王刷手法和碘伏刷手法。

第四章
外科患者的体液失衡

内容精要

一、水和钠代谢紊乱

按照水电解质丢失的比例,将缺水分为等渗性缺水、低渗性缺水、高渗性缺水三种。

(一)等渗性缺水

等渗性缺水是外科患者最易发生的一种,即水和钠等比例丧失,血清钠仍在正常范围,细胞外液的渗透压维持正常。

1.病因　①消化液的急性丧失;②体液丧失在感染区或软组织内。

2.临床表现　患者有以下表现:①缺水表现;②缺钠表现;③血容量下降表现。

3.诊断　依据病史和临床表现常可得出诊断。实验室检查有血液浓缩现象。

4.治疗　治疗原发病。同时有针对性地补液,首选平衡盐溶液,也可以用等渗盐水。

(二)低渗性缺水

低渗性缺水指既有缺水也有缺钠,缺钠多于缺水,血清钠低于正常范围,细胞外液的渗透压呈低渗状态。

1.病因　①消化液持续性丢失;②大创面的慢性渗液;③应用排钠利尿剂[如氯噻酮、依他尼酸(利尿酸)]等时,未补给适量的钠盐;④等渗性缺水治疗时补充水分过多。

2.临床表现　一般均无口渴感。根据低钠程度,低渗性缺水可分为3类:①轻度缺钠;②中度缺钠;③重度缺钠。

3.诊断　依据体液丢失病史和临床表现,结合血清钠测定结果进行诊断。

4.治疗　积极治疗原发病,同时静脉输入含盐溶液或高渗盐水,输液速度应先快后慢,总输入量应分次完成。

(三)高渗性缺水

高渗性缺水指既有缺水也有缺钠,缺水多于缺钠,血清钠高于正常范围,细胞外液的渗透压呈高渗状态。

1.病因　①摄入水分不够;②水分丧失过多。

2.临床表现　根据缺水程度分为3类:①轻度缺水;②中度缺水;③重度缺水。

3.诊断　病史和临床表现有助于诊断,结合实验室检查结果以确诊。

4.治疗　积极治疗原发病,补液主要选 5% 葡萄糖溶液。

二、体内钾异常

(一)低钾血症

血钾浓度低于 3.5 mmol/L 表示有低钾血症。

1.病因　①长期进食不足;②应用呋塞米、依他尼酸等利尿剂;③补液患者长期接受不含钾盐的液体;④呕吐、持续胃肠减压、小肠瘘等;⑤钾分布异常。

2.临床表现及诊断　最早的临床表现是肌无力,可有软瘫、腱反射减弱或消失。心脏受累主要表现为传导阻滞和节律异常。典型的心电图改变为早期出现 T 波降低、变平或倒置,出现 U 波。此外,低钾血症可致代谢性碱中毒,此时,尿却呈酸性(反常性酸性尿)。

3.治疗　积极消除病因。通常采取分次补钾,边治疗边观察的方法。静脉补钾应注意:①速度不过快(<60 滴/min,不超过 80 滴/min);②浓度不过高(<0.3%);③严禁静脉推注;④尿畅补钾(尿量 40 ml/h);⑤总量 3~5 g/24 h,不超过 8 g/24 h。

(二)高钾血症

血钾浓度高于 5.5 mmol/L 表示有高钾血症。

1.病因　①进入体内的钾量过多;②肾排钾功能减退;③细胞内钾向外转移。

2.临床表现及诊断　结合病因和血钾浓度超过 5.5 mmol/L,即可诊断。

3.诊断　病史和临床表现有助于诊断,结合血清钾结果以确诊。

4.治疗　一经诊断,应立即停用一切含钾的药物或溶液。并积极采取下列措施:①促使 K^+ 转入细胞内;②阳离子交换树脂;③透析疗法。

三、酸碱失衡

(一)代谢性酸中毒

1.病因　①碱性物质丢失过多;②酸性物质聚集过多;③肾功能不全。

2.临床表现　最明显的表现是呼吸变得又深又快,呼吸肌收缩明显,呼出气带有酮味。可出现腱反射减弱或消失、神志不清或昏迷。

3.诊断　根据相关病史和临床表现,结合血气分析可明确诊断。

4.治疗　①积极治疗原发病。②酸中毒严重时,用 5% 碳酸氢钠进行纠正。

(二)代谢性碱中毒

1.病因　①胃液丧失过多;②碱性物质摄入过多;③缺钾;④利尿剂的作用。

2.临床表现和诊断　轻者无症状,重者可嗜睡、精神错乱或谵妄,可有低血钙表现。根据病史和血气分析可确定诊断。可伴有低氯血症和低钾血症。

3.治疗　应积极治疗原发病,碱中毒严重时可用稀释的盐酸溶液。

练习题

一、名词解释：

1. 等渗性缺水　2. 低钾血症　3. 代谢性酸中毒

二、填空题

1. 按照缺水和缺钠的比例将缺水分为_____、_____和_____三种。

2. 血清钾的正常值为_____,低于_____为低钾血症,高于_____为高钾血症。

3. 低钾血症的最早表现是_____。

4. 代谢性酸中毒最突出的表现是_____。

三、选择题

(一)单项选择题

1. 细胞外液中最重要的阳离子是____。

    A. Na^+
    B. K^+
    C. Ca^{2+}
    D. Mg^{2+}
    E. H^+

2. 细胞内液中最重要的阳离子是____。

    A. Na^+
    B. K^+
    C. Ca^{2+}
    D. Mg^{2+}
    E. H^+

3. 等渗性脱水的常见病因是____。

    A. 急性肠梗阻
    B. 较大创面的慢性渗液
    C. 肺炎高热
    D. 慢性十二指肠瘘
    E. 慢性肠梗阻

4. 低渗性缺水的主要病因是____。

    A. 大量出汗
    B. 应用大量排钠利尿剂
    C. 尿崩症
    D. 急性肠梗阻
    E. 水分摄入不足

5. 大量输入生理盐水治疗等渗性缺水可导致____。

    A. 血钠过高
    B. 血钾过高
    C. 血氯过高
    D. 血钙过高
    E. 血氯过低

6. 治疗等渗性缺水,比较理想的溶液是____。

    A. 0.9%氯化钠溶液
    B. 平衡盐溶液
    C. 5%葡萄糖盐水溶液
    D. 5%碳酸氢钠溶液
    E. 高渗盐水

7. 低钾血症最早的表现为____。

    A. 口苦   B. 肌无力

    C. 腱反射消失   D. 呕吐

    E. 心律失常

8. 代谢性酸中毒最突出的表现是____。

    A. 疲乏、眩晕、嗜睡   B. 感觉迟钝或烦躁

    C. 呼吸深而快,呼气中带有酮味   D. 心率加快,血压偏低

    E. 呼吸深而慢,呼气中有酮味

9. 幽门梗阻所引起的持续呕吐可造成____。

    A. 低氯低钾性酸中毒   B. 低氯低钾性碱中毒

    C. 低氯高钠性碱中毒   D. 低氯高钾性碱中毒

    E. 高氯高钾性碱中毒

(二)多项选择题

1. 高渗性缺水主要表现为____。

    A. 口渴   B. 体温升高

    C. 尿少,相对密度(比重)高   D. 血液浓缩

    E. 血钠增高

2. 高钾血症的治疗措施包括____。

    A. 采用人工肾透析排钾   B. 停止一切带钾药物

    C. 对抗心律失常   D. 应用阳离子交换树脂

    E. 可用葡萄糖-胰岛素降低血钾

四、问答题

1. 静脉补钾时应注意哪些事项?

2. 体液失衡时补液量由几部分组成,如何补?

五、分析题

刘某,男性患者,30 岁,体重 50 kg。因腹痛、呕吐 3 d,被诊断为急性机械性肠梗阻而入院。体检:精神萎靡,眼眶轻度下陷,口唇干燥,皮肤弹性稍差,双颊潮红,呼吸急促。入院后胃肠吸引抽出消化液 1 000 ml。该患者第 1 天补液总量是多少,液体种类是什么?

参考答案

一、名词解释

1. 等渗性缺水:水和钠等比例地丧失,血清钠仍在正常范围,细胞外液的渗透压也保持正常。

2. 低钾血症:由于机体的总钾量丢失,或者钾转移至细胞内等原因引起血清钾浓度小于 3.5 mmol/L。

3. 代谢性酸中毒:是外科常见的酸碱平衡失调,多由腹泻、肠瘘、胰瘘、胆瘘、高热、脱

水、腹膜炎、休克、肾功能衰竭等使体内 HCO_3^- 减少所引起。

二、填空题

1. 等渗性缺水　低渗性缺水　高渗性缺水

2. 3.5~5.5 mmol/L　3.5 mmol/L　5.5 mmol/L

3. 肌无力

4. 呼吸深而快

三、选择题

(一)单项选择题

1. A　2. B　3. A　4. B　5. C　6. B　7. B　8. C　9. B

(二)多选选择题：

1. ABCDE　2. ABCDE

四、问答题

1. 答案见内容精要。

2. 补液量由三部分组成,包括纠正患者已失量,补足昨日额外丧失量,供给当日生理需要量。其中已失量仅输半量,其余半量酌情于第2天、第3天输入,昨日额外丧失量、生理需要量则全量补入。先补充血容量以纠正缺水,再恢复和维持血浆渗透压,后纠正酸中毒,最后补充重要离子(如 K^+)的缺失。

五、分析题

该患者为中度等渗性缺水。①生理需要量:为2 000 ml,其中5%葡萄糖氯化钠溶液500 ml,5%~10%葡萄糖1 500 ml。②已经丧失量:患者呈中度脱水,根据病史及临床表现,该患者系等渗性脱水。故已丢失量约占体重的4%,即2 000 ml。用等渗盐水或平衡盐溶液补充。脱水宜逐渐纠正,当日先输一半,即1 000 ml。③继续丧失量:患者入院后,胃肠吸引抽出消化液1 000 ml,可用5%葡萄糖氯化钠溶液1 000 ml补充。因此,该患者入院后第1天补液总量为3 000 ml。其中等渗盐水约为1 500 ml,5%~10%葡萄糖液约1 500 ml。

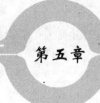

第五章

输血

内容精要

一、输血的基本要求

输血的适应证如下表所示。

大量失血	失血量达总血容量20%，出现症状 失血量<30%，不输全血 失血量>30%，输全血及浓缩红细胞，再配合晶体和胶体液及血浆以补充血容量
贫血或低蛋白血症	输入浓缩红细胞以纠正贫血，输入血浆或白蛋白以纠正低蛋白血症
重症感染	少量多次输血可提高机体抵抗力
凝血机制异常	输入相关的凝血因子或成分
卫生部输血指南	血红蛋白>100 g/L 时不输血 血红蛋白为 70～100 g/L 时应根据具体情况决定 血红蛋白<70 g/L 时输浓缩红细胞

二、输血的并发症及其防治

(一)发热反应

多发生在输血开始后 15 min～2 h 内；寒战高热，血压多无变化；症状较轻者先减慢输血速度，病情严重者应停止输血，发现发热时可行退热治疗。

(二)过敏反应

多发生在输血数分钟后，也可在输血中或输血后出现。临床表现：荨麻疹、瘙痒、支气管痉挛水肿、休克死亡；无发热。原因：患者为过敏体质；多次输血浆制品，产生 IgA 抗体；免疫低下者，对 IgA 发生过敏反应；仅有局部皮肤瘙痒或荨麻疹时，不必停止输血，可抗过敏治疗；严重者应用肾上腺素、糖皮质激素。

(三)细菌污染反应

血液细菌污染轻时无反应,污染严重时可有感染性休克;发生时终止输血,血袋细菌涂片或培养,抗生素应用,抗休克治疗。

(四)溶血反应

溶血反应是最严重的输血并发症,是与所输血液血型不符所致。

(1)典型症状 ①当患者输入 10 余毫升血型不符的血后,立即出现寒战发热、呼吸困难、腰酸背痛;②血红蛋白尿、少尿、无尿、急性肾功能衰竭;③溶血性黄疸;④延迟性溶血反应(DHTR)可发生在输血后 7～14 d,表现为原因不明的发热、贫血、黄疸、血红蛋白尿,一般症状并不严重。

(2)治疗 停止输血;抗休克;碱化尿液保护肾功能(促使血红蛋白结晶溶解,防止肾小管阻塞);血浆交换。

练习题

单项选择题

1.下列哪项不属于输血的适应证____。

  A.贫血或低蛋白血症   B.消瘦

  C.重症感染   D.凝血机制障碍

  E.急性出血

2.溶血反应的早期特征是____。

  A.面部潮红,出现荨麻疹   B.腰背部剧痛,心前压迫感

  C.头部胀痛,恶心呕吐   D.黏膜皮肤有出血点和瘀斑

  E.寒战高热,呼吸困难

3.输血最常见的并发症是____。

  A.循环超负荷   B.发热反应

  C.过敏反应   D.细菌污染反应

  E.溶血反应

参考答案

单项选择题

1.B   2.B   3.B

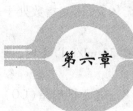

第六章
外科休克

内容精要

一、概述

(一)定义

休克是指机体有效循环血容量减少、组织灌注不足,细胞代谢紊乱和功能受损的病理过程,它是一个由多种病因引起的综合征。氧供给不足和需求增加是休克的本质。

(二)分类

1. 低血容量性休克。

2. 心源性休克。

3. 神经源性休克。

4. 过敏性休克。

5. 感染性休克。

(三)病理生理

1. 微循环的改变。

2. 代谢改变。

3. 重要器官继发性损害。

(四)临床表现

按照休克的发病过程可分为休克代偿期和休克抑制期(或称休克早期或休克期)。

(五)休克的监测

1. 一般监测

(1)精神状态是脑组织血液灌流和全身循环状况的反映。

(2)皮肤温度、色泽是体表灌流情况的标志。

(3)维持稳定的组织器官灌注压在休克治疗中十分重要。通常认为收缩压<12 kPa (90 mmHg)、脉压<2.6 kPa(20 mmHg)是休克存在的表现;血压回升、脉压增大则是休克好转的征象。

(4)脉率的变化多出现在血压变化之前。常用脉率(次/min)/收缩压(mmHg)计算休克指数,帮助判定休克的有无及轻重。休克指数为 0.5 多提示无休克;休克指数处于 1.0~1.5 时提示有休克;休克指数>2.0 为严重休克。

(5)尿量是反映肾血液灌注情况的有价值指标。当尿量维持在 30 ml/h 以上时,则表示休克已纠正。

2. 特殊监测 ①中心静脉压(CVP);②肺毛细血管楔压(PCWP);③心排出量(CO)和心脏指数(CI);④动脉血气分析;⑤动脉血乳酸盐测定。

(六)治疗

恢复有效循环血量、保证充足的组织灌注及氧合是休克治疗的主要目标。

二、低血容量性休克

(一)定义

低血容量性休克常因大量出血或体液丢失,或液体积存于第三间隙,导致有效循环量降低所引起。

(二)临床表现

低血容量性休克主要表现为中心静脉压降低、回心血量减少、心排出量下降所造成的低血压。

(三)治疗

1. 补充血容量。
2. 纠正酸碱及水电解质失衡。
3. 病因治疗。

三、感染性休克

(一)定义

感染性休克是外科多见且治疗较困难的一类休克。

(二)临床表现

1. 感染性休克患者常表现为原发感染病症状、体征、白细胞增多,并有寒战、高热、脉细速,神志障碍,面色苍白,皮肤发绀,湿冷,尿少或无尿,血压下降。

2. 感染性休克的血流动力学改变有高动力型和低动力型两种。

(二)治疗

首先是病因治疗,原则是在休克未纠正以前,应着重治疗休克,同时治疗感染;在休克纠正后,则应着重治疗感染。

练习题

一、名词解释

1. 休克 2. 休克代偿期 3. 冷休克 4. 暖休克 5. 中心静脉压

二、填空题

1. 反映肾血流灌注状态的常用指标是_____。

2. 中心静脉压(CVP)代表_____或_____压力的变化。

3. 有效循环血容量锐减及_____是各类休克共同的病理生理基础。

4. 中心静脉压(CVP)的正常值是_____,当中心静脉压小于 0.49 kPa(5 cmH$_2$O)时,表示_____。

三、选择题

(一)单项选择题

1. 下列关于中心静脉压的叙述中,不正确的是____。

   A. 中心静脉压的正常值是 0.49 ~ 0.98 kPa(5 ~ 10 cmH$_2$O)

   B. 中心静脉压的变化一般比动脉压变化较晚

   C. 中心静脉压低于 0.49 kPa(5 cmH$_2$O)时,表示血容量不足

   D. 中心静脉压高于 1.47 kPa(15 cmH$_2$O)时,提示有肺循环阻力增加,心功能不全

   E. 中心静脉压的变化一般比动脉压变化较早

2. 肝破裂失血性休克患者,其血压 82/50 mmHg,心率 120 次/min,皮肤苍白,神志淡漠,估计失血量为____。

   A. 300 ml 以下   B. 400 ~ 800 ml

   C. 500 ~ 700 ml   D. 800 ~ 1 600 ml

   E. 1 000 ~ 2 000 ml

3. 如患者中心静脉压正常,血压低,而不能肯定是心功能不全或血容量不足时,应进行下列哪项处理____。

   A. 减慢输液   B. 暂停输液

   C. 强心治疗   D. 补液试验

   E. 加快输液

4. 有效循环血量是指____。

   A. 单位时间内循环系统存在的总血量

   B. 单位时间内经循环系统循环的血量

   C. 维持正常血压所需循环系统内的血量

   D. 循环系统内除毛细血管床外的循环血量

   E. 循环系统内除停滞于肝、脾及淋巴窦和毛细血管床外的血量

5. 各类休克的共同点为____。

   A. 血压下降   B. 有效循环血量的急剧减少

   C. 皮肤苍白   D. 四肢湿冷

   E. 呼吸加快

6. 关于使用止血带,下列错误的是____。

   A. 止血带应设在出血的近心端

   B. 上止血带前放置衬垫

C. 转运前应在转送卡上写明上止血带的时间

D. 上肢止血带最好放在上臂中 1/3

E. 上肢止血带最好放在上臂下 1/3

7. 下列哪种休克的微循环变化和内脏继发性损害比较严重____。

A. 心源性休克   B. 低血容量性休克

C. 感染性休克   D. 过敏性休克

E. 神经源性休克

8. 低阻力型休克最常见于哪种休克____。

A. 失血性休克   B. 损伤性休克

C. 感染性休克   D. 心源性休克

E. 神经源性休克

9. 休克的监测中,下列哪项对患者预后的判断最具临床意义____。

A. 直接动脉压   B. 中心静脉压

C. 动脉血气分析   D. 肺动脉楔压

E. 动脉血乳酸盐测定

10. 休克时应用血管活性药物的主要目的是____。

A. 提高心脏前负荷   B. 增加心脏后负荷

C. 增加心肌收缩力   D. 提高组织的血液灌流量

E. 改善心功能

(二) 多项选择题

1. 中心静脉压与补液的关系是____。

A. 中心静脉压高、血压低,应适当补液

B. 中心静脉压低、血压低,应进行补液试验

C. 中心静脉压高、血压低,应给强心药以纠正酸中毒、扩血管

D. 中心静脉压正常、血压低,应进行补液试验

E. 中心静脉压低、血压正常,应适当补液

2. 关于病因与休克类型,下列哪项是正确的____。

A. 烧伤后休克,低血容量性休克   B. 腰麻后休克,心源性休克

C. 严重腹胀、呕吐,低血容量性休克   D. 长骨骨折后休克,神经性休克

E. 休克较轻不需要治疗

四、问答题

1. 什么情况下应行中心静脉压监测,反映什么压力的变化,正常值是多少?

2. 试述休克的一般监测内容是什么?

参考答案

一、名词解释

1. 休克:是一个由多种病因引起,但最终共同以有效循环血容量减少、组织灌流不

外科休克

足、细胞代谢紊乱和功能受损为主要病理生理改变的综合征。

2.休克代偿期:机体对有效循环血容量的减少早期有相应的代偿能力,中枢神经兴奋性提高,交感-肾上腺轴兴奋。

3.冷休克:低动力型,低排高阻型。

4.暖休克:高动力型,高排低阻型。

5.中心静脉压:是指右心房与腔静脉交界处的压力,是反映右心前负荷及右心功能的指标。

二、填空题

1.尿量

2.右心房　胸腔内上下腔静脉内

3.组织灌注不足

4.0.49～0.98 kPa(5～10 cmH$_2$O)　血容量不足

三、选择题

(一)单项选择题

1.B　2.D　3.D　4.B　5.B　6.D　7.C　8.C　9.E　10.D

(二)多项选择题

1.CDE　2.AC

四、问答题

1.(1)严重持久低血容量性休克和感染性休克时应行中心静脉压监测。

(2)反映右心房或者胸腔腹腔静脉内压力的变化。

(3)反映全身血容量及心功能状况方面一般比动脉压要早,其正常值为0.49～0.98 kPa(5～10 cmH$_2$O)。

2.(1)精神状态是脑组织血液灌流和全身循环状况的反映。

(2)皮肤温度、色泽是体表灌流情况的标志。

(3)维持稳定的组织器官的灌注压在休克治疗中十分重要。通常认为收缩压<90 mmHg、脉压<20 mmHg是休克存在的表现;血压回升、脉压增大则是休克好转的征象。

(4)脉率的变化多出现在血压变化之前。常用脉率(次/min)/收缩压(mmHg)计算休克指数,帮助判定休克的有无及轻重。休克指数为0.5多提示无休克;休克指数处于1.0～1.5时提示有休克;休克指数>2.0为严重休克。

第七章
多器官功能障碍综合征

内容精要

一、概述

多器官功能障碍综合征(MODS)是指急性疾病过程中两个或两个以上的器官或系统同时或序贯发生功能障碍。

(一)病因

1. 各种外科感染引起的脓毒症。
2. 严重的创伤、烧伤或大手术致失血、缺水。
3. 各种原因导致的休克,心跳、呼吸骤停复苏后。
4. 各种原因导致肢体、大面积的组织或器官缺血-再灌注损伤。
5. 合并脏器坏死或感染的急腹症。
6. 输血、输液、药物或机械通气。
7. 某些疾病的患者更易发生多器官功能障碍综合征,如心、肝、肾的慢性疾病,糖尿病,免疫功能低下等。

(二)临床表现及诊断

临床上多器官功能障碍综合征主要为速发型和迟发型。

(三)预防和治疗

1. 积极治疗原发病,无论是否发生多器官功能障碍综合征。
2. 重点监测患者的生命体征。
3. 防治感染。
4. 改善全身情况和免疫调理。
5. 保护肠黏膜的屏障作用。
6. 及早治疗首先发生功能障碍的器官。

二、急性肾功能衰竭

急性肾功能衰竭(ARF)是指由各种原因引起的肾功能损害,在短时间(几小时至几日)内出现血中氮质代谢产物积聚,水电解质和酸碱平衡失调及全身并发症,是一种严重的临床综合征。

（一）病因及分类

1. 肾前性急性肾功能衰竭。

2. 肾后性急性肾功能衰竭。

3. 肾性急性肾功能衰竭。

（二）临床表现

临床上急性肾功能衰竭分为少尿型急性肾功能衰竭和非少尿型急性肾功能衰竭。

1. 少尿（或无尿）期　整个病程的主要阶段，一般为 7～14 d，最长可达 1 个月以上。

2. 蛋白质代谢产物积聚。

3. 多尿期　在少尿或无尿后的 7～14 d，如 24 h 内尿量增加至 400 ml 以上，即为多尿期开始。一般历时约 14 d，尿量每日可达 3 000 ml 以上。

（三）预防

1. 预防肾缺血。

2. 保护肾小管通畅。

3. 药物预防。

（四）治疗

1. 限制水分和电解质　密切观察并记录 24 h 出入水量，包括尿液、粪便、引流液、呕吐物量和异常出汗量。

2. 预防和治疗高血钾　高血钾是少尿期最主要的死亡原因。

3. 纠正酸中毒　通常酸中毒发展较慢，并可由呼吸代偿。

4. 维持营养和供给热量。

5. 控制感染。

6. 血液净化。

三、急性呼吸窘迫综合征

（一）定义

急性呼吸窘迫综合征（ARDS）是因肺实质发生急性弥漫性损伤而导致的急性缺氧性呼吸衰竭，临床表现以进行性呼吸困难和顽固性低氧血症为特征。

（二）临床表现

1. 初期　呼吸加快，有呼吸窘迫感。

2. 进展期　有明显的呼吸困难和发绀，呼吸道分泌物增多。

3. 末期　患者陷于昏迷、心律失常。

（三）治疗

1. 呼吸支持治疗。

2. 循环支持治疗。

3. 防治并发症。

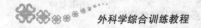

4.药物治疗。

5.其他。

练习题

一、名词解释

1.急性肾功能衰竭(ARF)　2.多器官功能障碍综合征　3.无尿　4.少尿

二、填空题

1.急性肾功能衰竭多尿期患者死亡的主要原因有_____和_____。

2.多器官功能障碍综合征的临床过程可有两种类型,它们分别为_____和_____。

三、单项选择题

1.急性呼吸窘迫综合征共同性病理变化有____。

    A.气道阻塞　　　　　　　　　　B.肺部感染

    C.肺不张　　　　　　　　　　　D.肺血管内皮和肺泡损害,肺间质水肿

    E.呼吸窘迫

2.急性肾功能衰竭少尿或无尿期,患者死亡的常见原因是____。

    A.酸中毒　　　　　　　　　　　B.低钠血症

    C.高钾血症　　　　　　　　　　D.低氧血症

    E.低钾血症

3.肾前性肾功能衰竭的病因有____。

    A.大出血、休克　　　　　　　　B.双输尿管结石

    C.重金属中毒　　　　　　　　　D.感染

    E.以上都不是

4.关于急性肾功能衰竭,下列不正确的是____。

    A.尿量明显减少是肾功能受损的常见表现

    B.尿量不是判断急性肾功能衰竭的唯一指标

    C.急性肾功能衰竭患者均会经历少尿期

    D.血中氮质代谢产物积聚是急性肾功能衰竭的病理生理改变之一

    E.可出现多尿期

5.下列哪项不是急性呼吸窘迫综合征初期的临床表现____。

    A.呼吸加快

    B.呼吸窘迫感,用一般的吸氧法不能得以缓解

    C.呼吸道分泌物增多,肺部有啰音

    D.X射线胸片一般无明显异常

    E.进展可以很快

6.女,42岁。土墙倒塌压伤右腰、腹及下肢16 h后住院。经抗休克等治疗后,血压

18.7/12 kPa(140/90 mmHg)、脉率 96 次/min,心肺阴性。右腰及右下腹有瘀血斑。腹软、肾区无包块。导尿无肉眼血尿,蛋白(+++),有红细胞及管型;导尿后尿色更深,平均每小时尿量 8 ml,应考虑为____。

A. 血容量不足性休克 B. 急性肾功能衰竭

C. 肾外伤合并肾血管破裂 D. 严重的肾挫裂伤

E. 休克

参考答案

一、名词解释

1. 急性肾功能衰竭(ARF):见内容精要。

2. 多器官功能障碍综合征:见内容精要。

3. 无尿:正常成年人尿量为 1 000 ~ 2 000 ml/d,少于 100 ml/d 称为无尿。

4. 少尿:正常成年人尿量为 1 000 ~ 2 000 ml/d,少于 400 ml/d 称为少尿。

二、填空题

1. 低钾血症　感染

2. 一期速发型　二期迟发型

三、单项选择题

1. D　2. C　3. A　4. C　5. C　6. B

内容精要

一、概述

(一)临床麻醉方法分类

1. 全身麻醉　吸入麻醉、静脉麻醉。
2. 局部麻醉　表面麻醉、局部浸润麻醉、区域阻滞、神经阻滞。
3. 椎管内阻滞　硬脊膜外腔阻滞、蛛网膜下腔阻滞、骶管阻滞。
4. 复合麻醉。
5. 基础麻醉。

(二)麻醉前准备

1. 掌握病情。
2. 麻醉方法的选择。
3. 患者的准备。胃肠道准备(成人择期手术前应禁食 12 h,禁饮 4 h)。
4. 麻醉前用药。
5. 麻醉器械及药品的准备。

(三)麻醉期间患者的监测与液体管理

二、局部麻醉

用局部麻醉药暂时阻断某些周围神经的冲动传导,使受这些神经支配的相应区域产生麻醉作用,称为局部麻醉。

(一)局部麻醉药的药理

1. 局部麻醉药的药理分类及用量

药物	酯类局部麻醉药		酰胺类局部麻醉药		
	普鲁卡因	丁卡因	利多卡因	布比卡因	罗哌卡因
成人一次限量	1 g	40 mg（表面麻醉） 80 mg（神经阻滞）	100 mg（表面麻醉） 400 mg（局部浸润麻醉和神经阻滞）	150 mg	200 mg

2.局部麻醉药的不良反应

（1）毒性反应　处理：停止用药，轻度中毒时静脉滴注地西泮，对惊搐者应用硫喷妥钠。

（2）过敏反应　荨麻疹、咽喉水肿、支气管痉挛、低血压、血管神经性水肿、危及生命。

（二）局部麻醉方法

表面麻醉、局部浸润麻醉、区域阻滞、神经阻滞。

三、椎管内麻醉

（一）椎管内麻醉的解剖与生理

（二）椎管内麻醉方法

1.蛛网膜下腔阻滞（又称腰麻或脊麻）

（1）适应证　2～3 h以内的下腹部、盆腔、下肢和肛门会阴部手术。

（2）禁忌证　中枢神经系统疾病、休克、穿刺部位皮肤感染、脓毒症、脊柱外伤或结核、急性心力衰竭或冠心病发作。

（3）并发症　①术中并发症：血压下降、心率减慢、呼吸抑制、恶心呕吐；②术后并发症：头痛、尿潴留（一定要置导尿管）、化脓性脑脊膜炎、神经并发症（脑神经麻痹、粘连性蛛网膜炎、马尾丛综合征）。

2.硬膜外阻滞麻醉

（1）适应证　头颅以外人体各部位的手术。

（2）禁忌证　与腰麻相似，有凝血机制障碍患者禁用。

（3）并发症　①术中并发症：全脊椎麻醉、局部麻醉药毒性反应、血压下降、呼吸抑制、恶心呕吐；②术后并发症：硬膜穿破及头痛、神经损伤、硬膜外血肿、脊髓前动脉综合征。

3.骶管麻醉

（1）适应证　直肠、肛门、会阴部手术。

（2）禁忌证　穿刺部感染和骶骨畸形。

四、全身麻醉

麻醉药经呼吸道吸入或经静脉、肌肉注入人体内，使中枢神经受抑制，称全身麻醉。

（一）麻醉器械及其应用

（二）吸入麻醉与静脉麻醉

1. 常用吸入麻醉药　氧化亚氮、恩氟烷、异氟烷、七氟烷、地氟烷。

2. 常用静脉麻醉药　硫喷妥钠、氯胺酮、依托咪酯、丙泊酚。

（三）全身麻醉的意外及并发症的预防

练习题

一、名词解释

1. 全身麻醉　2. 局部麻醉　3. 区域阻滞　4. 局部浸润麻醉　5. 神经阻滞

二、填空题

1. 根据麻醉作用部位和药物不同,将临床麻醉方法分为 _____ 、_____ 、_____ 、_____ 、_____ 。

2. 胃肠道准备时,成人择期手术应禁食_____ h,禁饮_____ h。

3. 常用的麻醉前用药有_____ 、_____ 、_____ 、_____ 四类。

4. 常用局部麻醉药有普鲁卡因、丁卡因、利多卡因、布比卡因,其中_____ 和_____ 属于酯类,_____ 和_____ 属于酰胺类。

三、选择题

（一）单项选择题

1. 麻醉前用药常给予抗胆碱药,其目的在于____。
   A. 消除患者紧张情绪　　　　　　　B. 抑制腺体分泌
   C. 提高痛阈　　　　　　　　　　　D. 防止误吸
   E. 产生遗忘作用

2. 麻醉期间患者的基本监测不包括____。
   A. 心电图　　　　　　　　　　　　B. 血压
   C. 脉搏、血氧饱和度　　　　　　　D. 呼吸
   E. 中心静脉压

3. 利多卡因用于局部浸润麻醉时一次限量为____。
   A. 100 mg　　　　　　　　　　　　B. 200 mg
   C. 300 mg　　　　　　　　　　　　D. 400 mg
   E. 500 mg

4. 决定硬膜外阻滞平面的最主要因素是____。
   A. 药物容积　　　　　　　　　　　B. 药物比重
   C. 药物浓度　　　　　　　　　　　D. 穿刺部位
   E. 给药的速度

5. 在行椎管穿刺时,出现第一个落空感觉,则提示穿刺针已刺破____。

A. 棘上韧带   B. 棘间韧带

C. 黄韧带   D. 硬脊膜

E. 蛛网膜

6. 腰麻成人一般选用____。

A. $L_2 \sim L_3$ 间隙   B. $L_3 \sim L_4$ 间隙

C. $L_4 \sim L_5$ 间隙   D. $L_5 \sim S_1$ 间隙

E. $L_1 \sim L_2$ 间隙

(二) 多项选择题

1. 现代麻醉学包括____。

A. 临床麻醉   B. 重症监测治疗

C. 急救复苏   D. 疼痛治疗

E. 麻醉后恢复及 ICU

2. 麻醉方法的选择应根据哪几项来考虑____。

A. 手术种类及手术方式   B. 麻醉设备条件

C. 患者的病情特点   D. 麻醉者对麻醉方法的熟悉程度

E. 术中可能出现的意外

3. 围术期一旦发生反流和误吸,其结果取决于____。

A. 误吸物的量   B. pH 值

C. 误吸物的性质(血液、固体等)   D. 发生的时间

E. 麻醉药的种类

4. 腰麻平面取决于____。

A. 穿刺间隙   B. 患者体位

C. 注药速度   D. 用药容积

E. 用药比重

四、问答题

1. 用麻醉药的目的是什么,常用麻醉药物有哪些? 请举例说明。

2. 简述局部麻醉药毒性反应的原因及预防。

3. 简述全身麻醉的并发症。

4. 简述硬膜外阻滞并发症。

参考答案

一、名词解释

1. 全身麻醉:麻醉药经呼吸道吸入或经静脉、肌肉注入人体内,使中枢神经受抑制。

2. 局部麻醉:用局部麻醉药暂时阻断某些周围神经的冲动传导,使受这些神经支配的相应区域产生麻醉作用。

3. 区域阻滞:围绕手术区域四周和底部注射局部麻醉药,以阻滞进入手术区的神经

干和神经末梢。

4.局部浸润麻醉:沿手术切口线分层注射局部麻醉药,阻滞组织中的神经末梢。

5.神经阻滞:将局部麻醉药注射于神经干、神经丛的周围,阻滞其冲动的传导,使受它支配的区域产生麻醉作用。

二、填空题

1.全身麻醉 局部麻醉 椎管内阻滞 复合麻醉 基础麻醉

2.12 4

3.安定镇静药 催眠药 镇痛药 抗胆碱药

4.普鲁卡因 丁卡因 利多卡因 布比卡因

三、选择题

(一)单项选择题

1.B 2.E 3.D 4.D 5.C 6.B

(二)多项选择题

1.ABCDE 2.ABCD 3.ABC 4.ABCDE

四、问答题

1.用麻醉药的目的在于:①消除患者紧张、焦虑及恐惧的情绪;②提高患者的痛阈,增强麻醉效果;③抑制腺体分泌,减少麻醉药的副作用;④消除因手术或麻醉引起的不良反射,使麻醉过程平稳。

常用麻醉药物:①安定镇静药(地西泮、咪达唑仑);②催眠药(苯巴比妥);③镇痛药(芬太尼、吗啡、哌替啶);④抗胆碱药(阿托品、东莨菪碱)。

2.原因:①一次用量超过患者的耐量;②误注入血管内;③注射部位血管丰富,未酌情减量;④局部麻醉药液内未加肾上腺素;⑤患者体质弱等原因导致耐受力降低。

预防:①一次用药量不超过限量;②注射前先回抽有无血液或边进针边注药;③根据患者具体情况或用药部位酌情减量;④若无禁忌,应在药液中加入少许肾上腺素;⑤用地西泮或巴比妥类药物作为麻醉前用药等。

3.全身麻醉的并发症

(1)呼吸系统并发症 呼吸暂停、呼吸道梗阻、反流与误吸。

(2)循环系统并发症 低血压、高血压、心律失常。

(3)中枢神经系统并发症 高热、抽搐和惊厥,脑出血与脑血栓。

4.硬膜外阻滞并发症 ①全脊椎麻醉;②穿刺针或导管误入血管;③导管折断;④硬膜外间隙出血、血肿和截瘫。

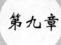

第九章

外科重症监测治疗与复苏

内容精要

一、重症监测治疗

(一)概述

重症监测治疗(ICU)是集中各有关专业的知识和技能,对重症病例进行生理功能的监测和积极治疗的专门单位。

(二)重症监测技术

脉搏血氧饱和度;呼气末二氧化碳分压;血气分析;心电图;动脉血压;中心静脉压;肺动脉压。

(三)重症治疗方法

液体疗法;氧疗;机械通气;心脏除颤、复律和起搏;血液净化。

二、心肺脑复苏

(一)概述

1. 心肺脑复苏　　是研究心搏骤停、呼吸骤停后,由于缺血、缺氧所造成的机体组织细胞和器官衰竭的发生机制及阻断并逆转其发展过程的方法。

2. 心搏骤停的判断标准　　意识突然丧失,深昏迷,呼之不应;大动脉搏动消失;自主呼吸停止或呈抽搐样呼吸;瞳孔散大并固定;心电图表现为心室颤动、心电-机械分离或心室停搏。

(二)初期复苏

《2010 年国际心肺复苏与心血管急救指南》指出初期复苏的程序为 CAB,即 C(胸外心脏按压)→A(畅通气道)→B(人工呼吸)。

1. 胸外心脏按压

部位:胸骨中、下 1/3 交界处;频率:至少 100 次/min;深度:胸骨下陷深度至少 5 cm,按压后保证胸骨完全回弹。胸外心脏按压最大限度地减少中断。

心脏按压有效的标志:出现颈动脉、股动脉搏动;发绀的皮肤转为红润;测到血压;散

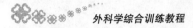

大的瞳孔开始缩小,甚至出现自主呼吸,表明大脑血流灌注已建立。

2.畅通气道　常用的方法为仰头抬颏法。当有异物阻塞气道时,对口腔内异物可用手指或器械清除。

3.人工呼吸

成人、儿童和婴儿的关键基础生命支持步骤

内容	成人	儿童	婴儿
识别	无反应(所有年龄)		
	没有呼吸或不能正常呼吸(即仅仅是喘息)	不呼吸或仅仅是喘息	
	对于所有年龄患者,在10 s内未扪及脉搏(仅限医务人员)		
心肺复苏程序	C-A-B		
按压速率	每分钟至少100次		
按压幅度	至少5 cm	至少1/3前后径大约5 cm	至少1/3前后径大约4 cm
胸廓回弹	保证每次按压后胸廓回弹医务人员每2 min交换1次按压职责		
按压中断	尽可能减少胸外按压的中断,尽可能将中断控制在10 s以内		
气道	仰头提颏法(医务人员怀疑有外伤:推举下颌法)		
按压-通气比(置入高级气道之前)	1名或2名施救者30:2	单人施救者30:2,2名医务人员施救者15:2	
通气:在施救者未经培训或经过培训但不熟练的情况	单纯胸外按压		
使用高级气道通气(医务人员)	第6~8 s 1次呼吸(每8~10次呼吸)。与胸外按压不同步,大约每次呼吸1 s,有明显的胸廓隆起		
除颤	尽快连接并使用AED除颤。尽可能缩短电击前后的胸外按压中断;每次电击后立即从按压开始心肺复苏		

(三)后期复苏

1.心脏电除颤

部位:一电极板放在靠近胸骨右缘的第2肋间,另一电极板置于左胸壁心尖部(左侧第五肋间)。

电击能量:单相除颤电能(成人,体表):首次200 J;第二次200~300 J;第三次360 J。双相除颤电能:首次360 J。

2.建立有效呼吸通道　简易呼吸器、气管内插管、气管切开术、机械通气等。

3.建立静脉通道　最好建立两条以上的静脉通道。

4. 复苏药物的合理应用　肾上腺素(心肺复苏中的首选药物,成人首次量 1 mg),血管加压素,阿托品,氯化钙,利多卡因(治疗室性心律失常的首选药物),碳酸氢钠等。

(四)复苏后治疗

1. 维持有效的循环。

2. 维持有效呼吸。

3. 防治脑缺氧和脑水肿　低温,脱水利尿,糖皮质激素的应用,高压氧治疗,其他(肌肉松弛和机械通气;解除血管痉挛,改善微循环;加强能量供给)。

4. 防治肾功能衰竭。

练习题

一、名词解释

心肺脑复苏

二、填空题

1. 重症病例的监测包括 _____、_____、_____、_____、血液学和出凝血机制、代谢、肝肾功能、胃肠道、神经系统、免疫与感染等。

2. 从心脏停搏到细胞坏死的时间以 _____最短。

3. 心搏骤停心电图的表现为 _____、_____、_____。

三、选择题

(一)单项选择题

1. 抢救由心室颤动引起的心脏骤停时,最有效的方法是____。
   A. 皮下注射肾上腺素　　　　　　B. 静脉注射利多卡因
   C. 非同步电击复律　　　　　　　D. 植入心脏起搏器
   E. 口对口人工呼吸

2. 心肺复苏后的处理原则和措施,最重要的是____。
   A. 保持良好的呼吸功能　　　　　B. 确保循环功能的稳定
   C. 防治肾功能衰竭　　　　　　　D. 脑复苏
   E. 防治感染

3. 有效的心脏按压,双手应放在患者的什么部位____。
   A. 胸骨的上段　　　　　　　　　B. 胸骨中、下 1/3 交界处
   C. 剑突　　　　　　　　　　　　D. 胸骨中、上 1/3 交界处
   E. 心前区

4. 胸外心脏按压最常见的并发症是____。
   A. 肋骨骨折　　　　　　　　　　B. 心脏破裂
   C. 肝脏破裂　　　　　　　　　　D. 脾脏破裂
   E. 胃破裂

5. 患者,女,47 岁。突然神志丧失,呼吸不规则,即刻进行心脏按压,判断其是否有效的主要方法是____。

    A. 测血压   B. 呼喊患者看其是否清醒

    C. 摸桡动脉搏动   D. 摸股动脉搏动

    E. 观察末梢循环状况

6. 胸外心脏按压并发肋骨骨折更易发生于____。

    A. 新生儿   B. 儿童

    C. 青壮年   D. 老年人

    E. 妇女

7. 复苏时用药途径首选____。

    A. 心内注射   B. 静脉注射

    C. 气管内给药   D. 肌内注射

    E. 皮下注射

8. 心肺复苏中的首选药物为____。

    A. 阿托品   B. 利多卡因

    C. 肾上腺素   D. 碳酸氢钠

    E. 异丙肾上腺素

(二)多项选择题

1. 引起呼吸道梗阻最常见的原因有____。

    A. 舌后坠   B. 呼吸道内分泌物

    C. 呕吐物   D. 异物

    E. 患者性别

2. 有关脑复苏低温治疗,下列哪些是错误的____。

    A. 低温是脑复苏综合治疗的重要组成部分

    B. 凡是心脏停搏者都必须降温

    C. 降温的重点是头部

    D. 患者神志恢复时应立即复温

    E. 降温可持续到患者神志开始恢复

四、问答题

1. 如何判断胸外心脏按压是否有效?

2. 心搏骤停的判断标准有哪些?

3. 脑复苏的治疗措施有哪些?

参考答案

一、名词解释

心肺脑复苏:是研究心搏骤停、呼吸骤停后,由于缺血、缺氧所造成的机体组织细胞

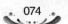

和器官衰竭的发生机制及阻断并逆转其发展过程的方法。

二、填空题

1. 呼吸　循环　氧传递　水电解质和酸碱平衡
2. 脑细胞
3. 心室颤动　心电–机械分离　心室停搏

三、选择题

(一)单项选择题

1. C　2. D　3. B　4. A　5. D　6. D　7. B　8. C

(二)多项选择题

1. ABCD　2. ACE

四、问答题

1. 判断胸外心脏按压是否有效的标准:出现颈动脉、股动脉搏动;发绀的皮肤转为红润;测到血压;散大的瞳孔开始缩小,甚至出现自主呼吸,表明大脑血流灌注已建立。

2. 心搏骤停的判断标准:意识突然丧失,深昏迷,呼之不应;大动脉搏动消失;自主呼吸停止或呈抽搐样呼吸;瞳孔散大并固定;心电图表现为心室颤动、心电–机械分离或心室停搏。

3. 脑复苏的治疗措施有:低温,脱水利尿,糖皮质激素的应用,高压氧治疗,其他(肌肉松弛和机械通气;解除血管痉挛,改善微循环;加强能量供给)。

第十章

围术期处理

内容精要

一、手术前准备

（一）手术分类

1. 按手术时限性分类　①择期手术；②限期手术；③急症手术。

2. 按患者对手术的耐受力分为两类　第一类是耐受力良好；第二类是耐受力不良。

（二）一般准备

1. 心理准备　解释手术的必要性、方法、疗效、危险性、并发症，争取患者及家属的配合。

2. 生理准备

（1）适应手术后变化的锻炼　体位、咳嗽、排便、戒烟（术前 2 周必须戒烟）。

（2）纠正水、电解质及酸碱平衡紊乱。

（3）备血　术前做好血型和交叉配血实验，准备好一定数量的血制品，以便在术中大出血时可及时补充。

（4）胃肠道准备　①术前 12 h 禁食，4 h 禁水；②胃肠道手术的患者，术前 1～2 d 进流质饮食，有幽门梗阻者应术前洗胃；③结直肠手术，应在术前 2～3 d 开始口服肠道抗生素，术前洗肠或结肠灌洗。

（5）预防感染　必要时预防性使用抗生素。

（6）其他　睡眠、留置尿管、深静脉置管等。

（三）特殊准备

1. 贫血与营养不良。

2. 高血压　血压在 21/13 kPa（160/100 mmHg）以下者，可不进行特殊处理，否则视病情而定。

3. 心脏病　冠状动脉硬化、房室传导阻滞，应充分准备处理后手术；急性心肌梗死患者 6 个月内不施行择期手术，6 个月以上者，若没有心绞痛发作，在监测条件下可施行手术；心力衰竭患者，最好在心力衰竭控制 3～4 周后再施行手术。

4. 呼吸功能障碍。

5. 肝脏疾病。

6. 肾脏疾病。

7. 肾上腺皮质功能不足。

8. 糖尿病。

二、手术后处理

1. 生命体征监测

2. 体位 大多数患者术后取半卧位。全身麻醉清醒前平卧、头侧向一方,蛛网膜下腔麻醉平卧 12 h。休克者取下肢抬高 20°,头部和躯干同时抬高 5°体位。脊柱手术者取俯卧位或仰卧。头颅手术后,若无昏迷,可取 15°~30°头高脚低斜坡位。颈胸手术后多采取高坡卧位。腹部手术后多取低半坐位。

3. 活动 强调术后早期活动。除有休克、出血、器官衰竭、术后置多种引流管、极度衰竭等情况外,应鼓励术后 2~3 d 及早下床活动。

4. 饮食及输液

5. 缝线拆除 拆线时应记录切口类型和切口愈合情况。

(1)缝线拆除时间 按切口部位、局部血液供应情况、患者年龄来决定。一般头、面、颈部为术后 4~5 d,下腹部、会阴部 6~7 d,胸部、上腹部、背部、臀部 7~9 d,四肢 10~12 d,减张缝线 14 d 后拆除。

(2)手术患者的切口种类 ①清洁切口,用"Ⅰ"表示,如甲状腺大部切除术;②可能污染切口,用"Ⅱ"表示,如胃肠道手术切口;③污染切口,用"Ⅲ"表示,如阑尾穿孔的切除术。

(3)切口的愈合分为 3 级 甲级愈合用"甲"表示,指愈合良好的切口;乙级愈合用"乙"表示,指愈合处有炎性反应,如红肿、硬结、血肿、积液等,但未化脓;丙级愈合用"丙"表示,指切口化脓,应进行切开引流的切口。

6. 引流物 一般原则是乳胶片术后 1~2 d 拔除;胃肠减压管术后 2~3 d 胃肠功能恢复后拔除;胆总管内"T"形引流管术后至少 14 d 拔除。

7. 各种不适的处理原则

(1)切口疼痛 手术当晚最重,小手术后可口服镇痛药,大手术后在生命体征稳定情况下可酌情肌注哌替啶 50 mg(成人),必要时可间隔 4~6 h 重复使用。

(2)发热 可能是术后最常见的症状。术后 1~3 d 内发热达 38 ℃左右属于正常,术后 3~6 d 有发热者应查切口、手术区、肺、尿路是否存在感染,应进行相应检查并根据不同原因进行处理。

(3)恶心、呕吐 术后早期可由麻醉所致。颅内高压、电解质及酸碱失衡,胃动力障碍及术后早期肠梗阻均可致恶心、呕吐,应根据不同原因进行处理。

(4)术后腹胀 多是麻醉、手术致胃动力障碍所致,但亦应警惕可能发生的腹膜炎或机械性肠梗阻。处理:持续性胃肠减压、肛管排气、高渗盐水灌肠等。有时应进行手术治疗。如为非胃肠道手术者,可以给新斯的明(肌内注射)。

(5)尿潴留 麻醉、手术后,特别是在肛管、直肠手术后容易发生,可留置导尿管,一般术后 1~2 d 可拔除。

(6)呃逆　多是暂时性的,有时可为顽固性的,因神经中枢或膈肌受刺激所引起。处理:术后早期发生者,可压迫眶上缘、短时间吸入二氧化碳、抽吸胃内积气及积液、给予安眠镇静药物或解痉药。如为上腹部手术后出现顽固性呃逆,应警惕膈下感染的可能。

三、手术后并发症的防治

(一)手术后出血

1. 原因　止血不完善、痉挛的小动脉断端舒张和渗血未完全控制。

2. 临床表现

(1)术后早期出现失血性休克征象,特别是在输给足够血液后,休克不好转或加重,或好转后又恶化者。

(2)胸腔手术后,如有引流物者可发现引流的血液量增大,有时应穿刺以了解体腔内出血。

(3)腹部手术后,腹腔内出血局部体征不一定十分明显,特别是没有放置腹腔引流者,只有严密观察或必要时进行腹腔穿刺,才能明确诊断。

3. 预防和处理　术中严密止血,手术探查止血。

(二)切口感染

1. 临床表现　Ⅰ类和Ⅱ类切口术后 3~4 d,切口疼痛加重,体温升高、脉搏频速、白细胞计数增高,即提示切口可能感染。检查可见切口局部有红、肿、热和痛。

2. 处理　应用有效抗生素和理疗,若有脓肿则应切开引流。

(三)切口裂开(多见于腹部手术)

1. 原因　①营养不良,愈合差;②缝合技术缺点:线细、结松、腹膜撕裂;③腹腔内压力骤然增高,如腹胀、咳嗽。裂开多发生在术后 1 周左右。裂开分为完全裂开和部分裂开两种。

2. 预防和处理　①减张缝合;②积极处理腹胀;③帮助患者咳嗽;④加压包扎,如应用腹带;⑤无菌条件下重新缝合,多采取减张缝合。

(四)肺不张、肺炎

1. 临床表现　腹部大手术、老年人、慢性支气管炎患者,术后易发生肺不张、肺炎。表现为高热、气急、血白细胞计数升高,胸片可见肺不张及肺炎。

2. 预防和处理　鼓励咳痰,选用抗生素。必要时用支气管镜吸痰以处理肺不张。

(五)尿路感染

1. 临床表现　可有尿频、尿急、尿痛症状,尿常规可见较多白细胞。若感染上行,可致急性肾盂肾炎,可有发热及肾区叩痛。

2. 预防和处理　应用有效的抗菌药物、维持充分的尿量以及保持排尿通畅。

练习题

一、名词解释

1. 择期手术　2. 限期手术　3. 急症手术　4. 乙级愈合

二、填空题

1. 胃肠道手术前_____开始进流质饮食,对于有幽门梗阻的患者,术前应_____。

2. 手术后恶心、呕吐的常见原因是_____,如腹部手术反复的呕吐,有可能是_____或_____。

3. 头面部手术_____d拆线,下腹部、会阴部手术_____d拆线,胸部、上腹部、背部、臀部手术_____d拆线,四肢手术_____d拆线,减张手术_____d拆线。

4. 急性心肌梗死患者发病后_____个月内,不宜实施择期手术。急性呼吸系感染者,如为择期手术,应推迟至治愈后_____周。

5. 胃大部切除术后切口血肿,则记以_____/_____。

三、选择题

(一)单项选择题

1. 胃肠道手术的术前准备,下列哪项是错误的____。
   A. 手术前1 d开始进流质饮食　　　　B. 手术前12 h开始禁食
   C. 手术前4 h开始禁止饮水　　　　　D. 必要时可使用胃肠减压
   E. 手术前2~3 d开始应用抗生素

2. 手术患者一般在术前12 h开始禁食、4 h开始禁饮的理由是____。
   A. 让胃肠道适当休息　　　　　　　　B. 防止麻醉或手术过程中发生呕吐
   C. 减少胃肠道手术时的污染　　　　　D. 防止术后腹胀
   E. 减少术后排便

3. 下列呼吸道方面的手术前准备中哪项是错误的____。
   A. 吸烟患者必须停止吸烟1~2周　　　B. 鼓励患者练习深呼吸和咳嗽
   C. 痰液稠厚者可用雾化吸入　　　　　D. 哮喘经常发作者可给予地塞米松
   E. 咳嗽明显者可给予镇咳剂

4. 对心力衰竭的患者最好是在心力衰竭控制多长时间后进行择期手术____。
   A. 3 d以后　　　　　　　　　　　　B. 1周之后
   C. 2周之后　　　　　　　　　　　　D. 3~4周之后
   E. 1个月之后

5. 腹部手术选择开始进流质饮食的时间是____。
   A. 切口疼痛轻微　　　　　　　　　　B. 体温低于37.5 ℃
   C. 肛门排气之后　　　　　　　　　　D. 患者要求进食时

E. 恶心、呕吐消失

6. 患者,女,年龄 30 岁,近 20 d 来一直用类固醇皮质激素治疗,拟于 3~5 d 内行甲状腺瘤切除术,对于激素应采取____。

    A. 立即停药   B. 减半给药

    C. 逐渐减量

    D. 术前 3 d 开始每日肌内注射 50 mg,手术日肌内注射 100 mg

    E. 术前 3 d 开始每日肌内注射 100 mg,手术日肌内注射 200 mg

7. 解除术后腹胀简单有效的方法是____。

    A. 给予新斯的明   B. 补充钾盐

    C. 给予肾上腺皮质激素   D. 置鼻胃管,行胃肠减压

    E. 纠正水、电解质失衡

8. 手术前常规禁食的目的是____。

    A. 避免胃膨胀而妨碍手术   B. 防止围手术期的呕吐和误吸

    C. 防止术后膨胀   D. 防止术后肠麻痹

    E. 防止术后便秘

9. 烟卷式引流拔除的时间一般是在术后____。

    A. 12 h   B. 24 h

    C. 48 h   D. 78 h

    E. 1 周

10. 男性患者,45 岁,欲择期行腹股沟斜疝修补术,一般情况尚好,血压:140/95 mmHg,针对这一情况应选择下列哪项处理____。

    A. 用降压药使血压下降至正常水平   B. 可以不用降压药物

    C. 用降压药使血压稍有下降   D. 用降压药使血压显著下降

    E. 用降压药使血压下降至略低于正常水平

11. 关于手术后患者早期活动的优点,下列哪项说法不恰当____。

    A. 减少肺部并发症   B. 减少下肢静脉血栓形成

    C. 有利于减少腹胀   D. 有利于减少尿潴留

    E. 有利于减少切口感染

12. 手术后早期恶心、呕吐常见的原因是____。

    A. 颅内压增高   B. 麻醉反应

    C. 术后腹胀   D. 肠梗阻

    E. 低血钾

13. 胃大部切除术后第 8 天拆线,切口有轻度炎症反应,拆线 2 d 后炎症消失,该切口属于____。

    A. Ⅰ类甲级   B. Ⅱ类甲级

    C. Ⅰ类乙级   D. Ⅱ类乙级

    E. Ⅲ类乙级

14. 手术前准备的最根本目的是____。

A. 促进切口良好愈合

B. 防止术后感染

C. 使患者尽可能接近于生理状态,提高对手术的耐受力

D. 防止术中各种并发症的发生

E. 促进术后早日康复

15. 上腹部手术后出现顽固性呃逆,首先应考虑到____。

A. 膈神经损伤 　　　　B. 隔膜后血肿刺激腹腔神经丛

C. 膈下感染 　　　　　D. 粘连引起胃扭转

E. 术后肠粘连

16. 下列手术中哪种属于限期手术____。

A. 胃溃疡、十二指肠溃疡的胃大部切除术 B. 急性阑尾炎的阑尾切除术

C. 胃癌的根治性手术 　　　　D. 嵌顿疝的疝修补术

E. 脾破裂的脾切除术

17. 长期服用肾上腺皮质激素而急需急诊手术的患者,术前和术中应____。

A. 停止使用肾上腺皮质激素 　　B. 继续使用肾上腺皮质激素

C. 药物减量 　　　　　D. 可用可不用

E. 视情况而定

(二)多项选择题

1. 预防术后出现肺不张的措施有____。

A. 术前锻炼深呼吸 　　　　B. 急性上呼吸道感染者应用抗生素

C. 防止术后出现呕吐物误吸 　　D. 术后应用镇咳药

E. 术后避免限制呼吸

2. 为了适应手术后变化,患者应在术前进行的锻炼有____。

A. 练习床上大小便 　　　　B. 正确地咳嗽、咳痰

C. 深呼吸 　　　　　D. 戒烟

E. 术后早期活动的方法

四、问答题

1. 简述术前胃肠道准备包括哪些内容?

2. 简述术后常见并发症包括哪些?

3. 预防切口感染应注意哪些问题?

4. 术前要预防性应用抗生素的情况有哪些?

5. 简述术后腹胀的处理原则。

参考答案

一、名词解释

1. 择期手术:一般慢性疾病,可在充分术前准备的同时,选择一个对患者比较合适的

时间进行手术。如良性肿瘤切除术、腹股沟斜疝修补术。

2.限期手术:在一定时期内进行手术治疗,如各种恶性肿瘤手术,不宜延迟过久,以免延误手术时机而造成肿瘤扩散并影响预后。

3.急症手术:需要在诊断确定后很短时间内进行手术,如一些急性疾病。

4.乙级愈合:指愈合处有炎症反应,如红肿、硬结、血肿、积液等,但未化脓。

二、填空题

1.1~2 d　洗胃

2.麻醉反应　急性胃扩张　肠梗阻

3.4~5　6~7　7~9　10~12　14

4.6　1~2

5.Ⅱ　乙

三、选择题

(一)单项选择题

1.E　2.B　3.E　4.D　5.C　6.D　7.D　8.B　9.C　10.B　11.E　12.B　13.D　14.C　15.C　16.C　17.B

(二)多项选择题

1.ABCE　2.ABCDE

四、问答题

1.术前胃肠道准备包括　①成人从术前12 h开始禁食,术前4 h开始禁水,以防止麻醉或手术过程中的呕吐造成窒息或吸入性肺炎,必要时可采用胃肠减压。②涉及胃肠道手术者,术前1~2 d开始近流质,对于幽门梗阻的患者,术前应洗胃。③一般性手术,手术前一日应用肥皂水灌肠。④结肠或直肠手术,应在术前一日晚上及手术当天清晨行清洁灌肠或结肠灌洗,并于术前2~3 d开始口服肠道抗菌药物,以减少术后并发感染的概率。

2.术后常见并发症包括术后出血,切口感染,伤口裂开,肺部并发症,尿路感染。

3.预防切口感染应注意:①严格遵守无菌技术。②手术操作轻柔仔细。③严格止血,避免切口渗血、血肿。④加强手术前后处理,增强患者抗感染能力。

4.术前须预防性应用抗生素的情况:①涉及感染病灶或切口接近感染区域的手术。②肠道手术。③操作时间长、创面大的手术。④开放性创伤,创面已污染或有广泛软组织损伤,清创时间过晚或清创所需时间过长以及难以彻底清创者。⑤肿瘤手术。⑥涉及大血管的手术。⑦需要植入人工制品的手术。⑧脏器移植术。

5.术后腹胀的处理原则:应用持续胃肠减压,放置肛管,以及高渗溶液低压灌肠等。如非胃肠道手术,可应用能促进肠蠕动的药物,直至肛门排气。因腹腔感染引起的肠麻痹,或确定为机械性肠梗阻,经非手术治疗不能好转者,应再次手术。

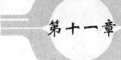

第十一章 外科患者的营养支持

内容精要

一、外科患者的营养代谢

（一）能量需要量及其营养物质的代谢

人体内可供作能量储备的物质包括糖原、蛋白质及脂肪。

（二）外科患者的代谢变化

饥饿性代谢和应激性代谢。

（三）患者营养状态的评定

①人体测量；②内脏蛋白测定；③淋巴细胞计数；④氮平衡试验。

二、肠内营养

肠内营养（enteral nutrition，EN）是经胃肠道用口服或管饲的方法提供营养基质及其他各种营养素的临床营养支持方法。

（一）适应证

1.胃肠功能正常，但营养物摄入不足或不能摄入者（昏迷、烧伤、大手术后危重患者）。

2.胃肠道部分功能不良者，如消化道瘘、短肠综合征（大量小肠切除术后）等。

3.胃肠功能基本正常但合并其他脏器功能不良者，如糖尿病或肝衰竭、肾功能衰竭者。

要进行营养支持时，凡胃肠道功能正常或存在部分功能者，应当首选肠内营养或与肠外营养配合，部分患者应用肠内营养。

（二）方法

1.途径　除少数整蛋白类制剂可口服外，大多数应经鼻胃管、鼻十二指肠管和鼻空肠管或空肠造瘘管输入。

2.方法　输注宜应用输液泵控制，匀速、缓慢以免发生腹胀、腹泻等并发症。

3.给予方式　分次给予、间歇滴注、连续滴注。

	优点	缺点	适应证
分次给予	操作简单	胃肠道并发症多	仅适用于插鼻胃管和胃造口的患者
间歇滴注	操作简单,患者有较多的活动时间	胃肠道并发症较多	适用于鼻饲患者
连续滴注	胃肠道并发症最少,营养吸收最好	活动时间少	危重患者及空肠造口的患者

（三）并发症（比肠外营养发生者少且相对较轻）

1. 误吸

原因:年老、体弱、吞咽功能不佳,应用鼻胃管时发生呃逆而引起误吸,导致吸入性肺炎。

处理:选择合适体位(半卧位);估计胃内残留量;病情观察。改用鼻空肠管输入营养液。

2. 腹胀、腹泻

原因:伴同用药、肠内营养剂的成分含量、营养液的渗透压上升、低蛋白血症、营养液污染、营养液输注速度过快或温度过低。

处理:稀释减量、减速和适当用阿片酊类药以减慢肠道蠕动。

三、肠外营养

肠外营养(parenteral nutrition,PN)指通过静脉给予适量氨基酸、脂肪、糖类、电解质、维生素和微量元素,供给患者所需的全部营养或部分营养,以达到营养治疗的一种方法。

（一）适应证

1. 无法有效进食或有消化吸收障碍　如高位小肠瘘、短肠综合征、恶性肿瘤化学治疗期间胃肠道反应严重等。

2. 消化道营养不能满足机体需要　大面积烧伤、严重感染等。

3. 特殊病情　坏死性胰腺炎、急性肾功能衰竭、肝功能衰竭等。

（二）方法

1. 周围静脉输注　通常适用于不超过 2 周的短期肠外营养,或较长期输入接近等渗的营养液,多选用氨基酸-中浓度葡萄糖-脂肪乳剂系统。

2. 中心静脉输注　长时间静脉营养,特别是输入 25% 葡萄糖液,宜选择经右侧颈内静脉或颈外静脉向上腔静脉插入硅胶管,24 h 或夜间连续滴入。

（三）并发症

1. 技术性并发症　气胸(最常见,多见于年老、体弱者),血管损伤,胸导管损伤,空气栓塞(最严重),血栓性静脉炎等。必须提高警惕,严格遵守操作程序,预防这类并发症的发生。

2.代谢性并发症 糖代谢紊乱而引起的低血糖反应、高血糖和高渗性非酮性昏迷，电解质紊乱所致的代谢性酸中毒、低镁血症、低磷血症等。预防的主要措施在于精确计算并补充患者所需要的各种营养素，同时应在治疗过程中进行较系统、全面地监测，为早期发现和早期处理提供线索。

3.感染性并发症 即导管性败血症。预防的措施：经常消毒导管的皮肤入口处，每日更换输液外接系统，营养液应在无菌操作下新鲜配制，并在输液时采用空气过滤法和适当给予抗菌药物。

练习题

一、名词解释

1.肠外营养 2.肠内营养

二、填空题

1.肠外营养制剂有 ＿＿＿＿＿＿＿、＿＿＿＿＿＿＿、＿＿＿＿＿＿＿、＿＿＿＿＿＿＿、＿＿＿＿＿＿＿ 或 ＿＿＿＿＿＿＿ 等。

2.如用量小、肠外营养支持不超过 2 周者，全营养混合液可经＿＿＿＿＿＿＿输注；要长期肠外营养支持者，则以经＿＿＿＿＿＿＿输入为宜。

3.肠内营养制剂的成分包括 ＿＿＿＿＿＿＿、＿＿＿＿＿＿＿、＿＿＿＿＿＿＿，也含有生理需要量的＿＿＿＿＿＿＿、＿＿＿＿＿＿＿、＿＿＿＿＿＿＿ 等。

三、选择题

(一)单项选择题

1.应用浓缩白蛋白的适应证为＿＿＿＿。

    A.术后不愿进食   B.慢性腹泻

    C.严重营养不良   D.急性血浆低蛋白症

    E.消化道瘘

2.下列关于静脉高价营养疗法的适应证,哪项是错误的＿＿＿＿。

    A.十二指肠瘘   B.严重的大面积烧伤

    C.胰十二指肠切除术后并发胰瘘   D.复杂大手术后

    E.严重营养不良

3.长期输注静脉高价营养后,出现高渗性非酮性昏迷的主要原因是＿＿＿＿。

    A.深静脉插管感染导致的败血症   B.高价营养液被污染

    C.渗透性利尿,水、电解质酸碱平衡紊乱 D.胰岛素分泌不足

    E.中枢神经系统功能失常

4.肠内营养并发症与输入速度及溶液浓度有关的是＿＿＿＿。

    A.误吸   B.腹胀、腹泻

    C.肠道细菌移位   D.胆囊结石

    E.肠炎

5. 下列各项关于全胃肠外营养的指征中,不包括____。

    A. 短肠综合征
    B. 大面积烧伤

    C. 急性坏死性胰腺炎
    D. 肢体外伤性失血

    E. 溃疡性结肠炎急性期

6. 患者,男,58 岁。食管癌术后第 8 天,出现吻合口瘘,故决定进行肠外营养支持。用 10% 脂肪乳剂 500 ml 由周围静脉输入,输入速度为 3 ml/min,当输入约 50 ml 时,患者感到胸闷、心悸,体温 38.3 ℃。应首先考虑是何种原因所引起____。

    A. 输入速度太快
    B. 脂肪乳剂的过敏反应

    C. 脂肪乳剂的毒性反应
    D. 突发心肌梗死

    E. 吻合口继发性出血

7. 男,65 岁,胰腺癌行胰十二指肠切除术后 5 d,出现右上腹疼痛,腹腔引流管引出大量肠液,查体:体温 37.5 ℃,右上腹轻压痛,腹肌软,化验引流液内含大量淀粉酶,此时首选的治疗措施是____。

    A. 肠外营养
    B. 要素饮食

    C. 急诊手术
    D. 输血

    E. 肠内营养

8. 患者,男,42 岁。十二指肠溃疡行胃大部切除术、毕Ⅱ氏吻合术后出现十二指肠残端瘘,现已经全胃肠外营养 2 个月,腹腔引流液仍较多。肝功能检查指标门冬氨酸转氨酶、丙氨酸转氨酶、γ-谷氨酰转肽酶较正常值升高 4 倍,血胆红素升高 3 倍,B 型超声显示胆囊内泥沙样结石,此时对患者最佳治疗措施是____。

    A. 保肝治疗
    B. 胆囊切除术

    C. 中药排石
    D. 远端空肠造瘘行肠内营养

    E. 应用低脂、高糖全胃肠外营养液

(二)多项选择题

1. 创伤感染后的代谢变化包括____。

    A. 可导致水、电解质酸碱平衡紊乱

    B. 在抗利尿激素和醛固酮的作用下,水、钠潴留,以保存血容量

    C. 创伤时机体对糖的利用率下降,以发生高血糖、糖尿病

    D. 蛋白质消耗增加,尿氮排出增加,出现负氮平衡

    E. 脂肪合成增加

2. 对患者营养状况的评定方法有____。

    A. 人体测量
    B. 血浆游离氨基酸谱

    C. 内脏蛋白测定
    D. 淋巴细胞计数

    E. 氮平衡试验

四、问答题

1. 肠外营养的给予途径有哪些,有何区别?

2. 简述肠内营养的适应证是什么?

参考答案

一、名词解释

1.肠外营养(parenteral nutrition,PN):指通过静脉给予适量氨基酸、脂肪、糖类、电解质、维生素和微量元素,供给患者所需的全部营养或部分营养,以达到营养治疗的一种方法。

2.肠内营养(enteral nutrition,EN):是经胃肠道用口服或管饲的方法提供营养基质及其他各种营养素的临床营养支持方法。

二、填空题

1.葡萄糖　脂肪乳剂　复方氨基酸溶液　电解质　维生素和微量元素　生长激素

2.周围静脉　中心静脉

3.碳水化合物　蛋白质　脂肪或其分解产物　电解质　维生素　微量元素

三、选择题

(一)单项选择题

1.D　2.D　3.D　4.B　5.D　6.A　7.A　8.D

(二)多项选择题

1.ABCD　2.ABCDE

四、问答题

1.肠外营养的给予途径

(1)周围静脉　通常适用于不超过2周的短期肠外营养,或较长期输入接近等渗的营养液,多选用氨基酸-中浓度葡萄糖-脂肪乳剂系统。

(2)中心静脉　长时间静脉营养,特别是输入25%葡萄糖液,宜选择经右侧颈内静脉或颈外静脉向上腔静脉插入硅胶管,24 h或夜间连续滴入。

2.肠内营养的适应证

(1)胃肠功能正常,但营养物质摄入不足或不能摄入者,如昏迷患者、大面积烧伤等。

(2)胃肠道功能不良者,如消化道疾病、短肠综合征。

(3)胃肠功能基本正常但伴其他脏器功能不良者,如糖尿病或肝肾功能不全者。

第十二章 外科感染

内容精要

外科感染一般是指需要手术治疗的感染性疾病和发生在创伤、手术、介入性诊疗操作后并发的感染。

外科感染一般具有以下特点：①常为多种细菌的混合性感染，以内源性感染为主。②多数有明显的局部症状和体征。③病变常导致组织化脓、坏死，发生器质性病变。④常要进行外科处理。

一、概述

(一)分类

1. **按致病菌特性分类** ①非特异性感染；②特异性感染。

2. **按感染发生的情况分类** 原发性感染、继发性感染、内源性感染、外源性感染、条件性感染、医院内感染、二重感染等。

3. **按感染的病程分类** 病程在3周以内者称为急性感染，超过2个月者为慢性感染，介于两者之间者称为亚急性感染。

(二)临床表现

1. **局部症状** 感染区红、肿、热、痛和功能障碍是化脓性感染的典型表现。

2. **全身症状** 轻重不一。

(三)感染的演变

炎症好转、局部化脓、炎症扩散、变成慢性。

(四)诊断

根据病史、症状、体征和白细胞计数级分类进行综合判断，影像学检查有助于内在感染的诊断。

(五)治疗

原则：及时杀灭致病微生物、引流脓液和清除坏死组织；增强人体的抗感染和组织修复能力。

1. **局部疗法** 患部制动、休息；外用药；物理疗法；手术治疗。

2. 全身疗法 改善全身状况;抗菌药物的应用。

二、皮肤和软组织的急性化脓性感染

(一)疖

疖是单个毛囊及其所属皮脂腺的急性化脓性感染,常扩展到皮下组织。多由金黄色葡萄球菌引起。

1. 临床表现 最初,局部出现红、肿、痛的小结节,之后逐渐肿大,呈锥形隆起;之后,结节中央因组织坏死而变软,出现黄白色小脓栓,红、肿、痛范围扩大;最后,脓栓脱落,排出脓液,炎症便逐渐消失而愈。疖一般无明显的全身症状。

2. 防治 物理疗法;抗生素治疗。

(二)痈

痈是临近多个毛囊及其所属皮脂腺、汗腺的急性化脓性感染,或由多个疖融合而成。致病菌为金黄色葡萄球菌。

1. 临床表现 呈一片稍隆起的紫红色浸润区,质地坚韧,界限不清,在中央部的表面有多个脓栓,破溃后呈蜂窝状。之后,中央部逐渐坏死、溶解、塌陷,像"火山口",其内含有脓液和大量坏死组织。痈易向四周和深部发展,周围呈浸润性水肿,局部淋巴结有肿大和疼痛。除有局部剧痛外,患者多有明显的全身症状。

2. 治疗 手术治疗时一般用"+"字或"++"字形切口,切口的长度要超出炎症范围少许,深达筋膜,尽量剪去所有坏死组织,伤口内用纱布或碘仿纱布填塞止血。唇痈不宜采用。

(三)急性蜂窝织炎

急性蜂窝织炎是皮下、筋膜下、肌间隙或深部蜂窝组织的急性弥漫性化脓性感染。致病菌主要是溶血性链球菌,其次为金黄色葡萄球菌,亦可为厌氧性细菌。

1. 临床表现

(1)表浅的急性蜂窝织炎 局部明显红肿、剧痛,并向四周迅速扩大,病变区与正常皮肤无明显分界。病变中央部位常因缺血而发生坏死。

(2)深在急性蜂窝织炎 局部红肿多不明显,常只有局部水肿和深部压痛,但病情严重,全身症状剧烈,有高热、寒战、头痛、全身无力、白细胞计数增加等。

(3)口底、颌下和颈部的急性蜂窝织炎 可发生喉头水肿和压迫气管,引起呼吸困难,甚至窒息;炎症有时还可能蔓延到纵隔。

(4)由厌氧性链球菌、拟杆菌和多种肠道杆菌所引起的蜂窝织炎 又称为捻发音性蜂窝织炎,可发生在被肠道或泌尿道内容物所污染的会阴部、腹部伤口,局部可检出捻发音,蜂窝组织和筋膜有坏死,且伴有进行性皮肤坏死,脓液恶臭,全身症状严重。

2. 治疗 药物涂敷;物理治疗;切开引流;应用抗生素。

(四)丹毒

丹毒是由 β-溶血性链球菌从皮肤、黏膜的细小破损侵入皮肤及其网状淋巴管引起的急性炎症。丹毒蔓延很快,很少有组织坏死或化脓。

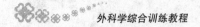

1.临床表现　好发部位为下肢和面部。起病急,患者常有头痛、畏寒、发热。局部表现为片状红疹,颜色鲜红,边缘清楚,并略隆起。局部有烧灼样痛。附近淋巴结常肿大。足癣或血丝虫感染可引起下肢丹毒的反复发作,有时可导致淋巴水肿,甚至发展为象皮肿。

2.防治　应用抗菌药物治疗。

（五）浅部急性淋巴管炎和急性淋巴结炎

金黄色葡萄球菌、溶血性链球菌等致病菌,从皮肤、黏膜破损处或邻近病灶,经组织的淋巴间隙进入淋巴管内,引起淋巴管及其周围组织急性炎症,称为急性淋巴管炎。若所属引流淋巴结受累,则称为急性淋巴结炎。

1.临床表现　浅层淋巴管炎,在伤口近侧出现一条或多条"红线",硬且有压痛。深层淋巴管炎,不出现红线,但患肢出现肿胀,有压痛。急性淋巴结炎,轻者仅有局部淋巴结肿大和略有压痛,并常能自愈。较重者,局部有红、肿、痛、热,并伴有全身症状。

2.防治　主要是对原发病灶的处理。局部可采用热敷或外敷药物。已形成脓肿者,应进行切开引流。

（六）浅部脓肿

浅部脓肿是化脓性感染区病变组织坏死液化形成局限性脓液积聚,内含大量病原菌、中性粒细胞和坏死组织,四周有完整的脓腔壁,常位于体表软组织内,常继发于各种化脓性感染。

1.临床表现　浅表脓肿,局部隆起,有红、肿、热、痛的典型症状,与正常组织分界清楚,压之剧痛,有波动感。

2.治疗　①脓肿尚未形成时的治疗与疖相同;若脓肿已有波动或穿刺抽得脓液,即应进行切开引流术。②伴有全身症状者,可予以全身支持、抗菌药物和对症处理。

三、手部急性化脓性感染

（一）甲沟炎

1.病因　多因微小刺伤、挫伤、倒刺(逆剥)或剪指甲过深等损伤而引起,致病菌多为金黄色葡萄球菌。

2.临床表现　开始时,指甲一侧的皮下组织发生红、肿、痛,有时可自行消退。

3.防治　理疗;应用抗生素。

（二）脓性指头炎

1.病因　是手指末节掌面的皮下组织化脓性感染,多由刺伤而引起。致病菌多为金黄色葡萄球菌。

2.临床表现　初起,指尖有针刺样疼痛。之后,组织肿胀,出现越来越剧烈的疼痛。当指动脉受压时,疼痛转为搏动性跳痛。指头红肿并不明显,有时皮肤反呈黄白色,此时多伴有全身症状。晚期,神经末梢和营养血管受聚积脓液压迫,疼痛反而减轻。

3.治疗

(1)早期可用理疗或热盐水,用70%乙醇浸泡,酌情应用抗菌药物。

（2）一旦出现跳痛，即应切开减压引流。手术时，在患指侧面做纵形切口，切口尽可能长些，但不可超过末节和中节交界处，以免伤及腱鞘。

（三）掌侧急性化脓性腱鞘炎、滑囊炎

1.病因　手的掌面腱鞘炎多因深部刺伤感染后而引起，亦可由附近组织感染蔓延而发生。致病菌多为金黄色葡萄球菌。手背伸指肌腱鞘的感染少见。

2.临床表现

（1）化脓性腱鞘炎　患指呈半屈状均匀肿胀，以中近指节明显，被动或主动伸指时剧痛，沿整个腱鞘均有压痛，张力高且无波动感。若不及时切开引流减压，可致患指功能丧失。具有全身感染中毒症状。

（2）化脓性滑囊炎　多分别由小指和拇指腱鞘炎而引起。

1）尺侧滑囊炎　小指、无名指肿胀呈半屈曲位，伸指时剧痛，小鱼际处和小指腱鞘区压痛。

2）桡侧滑囊炎　拇指肿胀、微屈、不能外展和伸直，拇指及鱼际处压痛明显。

3.治疗

（1）早期治疗与脓性指头炎相同。

（2）手术切口　化脓性腱鞘炎时在手指侧面做长切口，与手指长轴平行，不能在掌面正中做切口。尺侧滑囊炎和桡侧滑囊炎时，切口分别做于小鱼际及鱼际处，切口近端至少距腕横纹 1.5 cm，以免切断正中神经的分支。

（四）手掌深部间隙感染

1.病因　掌中间隙感染多是由中指和无名指的腱鞘炎蔓延而引起；鱼际间隙感染则因示指腱鞘感染后而引起。也可因直接刺伤而发生感染。致病菌多为金黄色葡萄球菌。

2.临床表现

（1）掌中间隙感染　掌心凹消失、局部隆起、紧张压痛。中指、无名指和小指处于半屈位，伸指时剧痛。手背部水肿严重。

（2）鱼际间隙感染　鱼际和拇指指蹼明显肿胀、压痛，拇指外展略屈，示指半屈，活动受限，拇指不能对掌。掌心凹存在。伴有全身症状。

3.治疗

（1）可用大剂量抗生素　局部早期处理同脓性指头炎。

（2）手术切口　掌中间隙感染时，纵行切开中指与无名指间的指蹼，亦可在无名指相对位置的掌远侧横纹处做一小横切口。鱼际间隙感染时，切口在鱼际最肿胀和波动最明显处，亦可在拇指、示指间指蹼（"虎口"）处做切口。

四、全身性外科感染

（一）全身炎症反应综合征

1.病因　感染因素、非感染因素。

2.诊断　具备下列两项或两项以上体征：①体温＞38 ℃或＜36 ℃；②心率＞90 次/min；③呼吸＞20 次/min 或 $PaCO_2$＜32 mmHg；④外周血白细胞计数 12×10^9/L

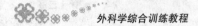

或<$4×10^9$/L,或未成熟粒细胞>10%。

3.防治　炎症介质拮抗剂的应用、免疫调理治疗、中药调理剂等。

(二)脓毒症

脓毒症是有全身炎症反应,如体温、呼吸、循环等明显改变的外科感染的统称。当脓毒症合并有器官灌注不足表现,如低氧血症、乳酸酸中毒、少尿、急性神志改变等,则为脓毒综合征。如血培养阳性,说明细菌已侵入血液循环,称为菌血症。

1.病因　可以由任何部位的感染所引起。

2.临床表现

(1)原发感染灶表现。

(2)全身炎症反应的临床表现　骤起寒战。高热>40 ℃或低温<35 ℃,进展迅速;头昏头痛、恶心呕吐、面色苍白或潮红、冷汗、神志淡漠或烦躁、昏迷。白细胞计数增加,严重者也可降低,并有核左移、中毒颗粒等。

(3)器官灌注不足及功能不全表现。

(4)肝脾肿大,严重者有皮下瘀斑、转移性脓肿。

3.治疗

(1)原发灶的处理。

(2)联合应用有效抗生素。

(3)全身营养支持疗法。

(4)防治肾、肝、心、肺等重要脏器功能不全。

(5)对症治疗。

五、厌氧菌感染

(一)破伤风

1.致病菌　破伤风是由破伤风杆菌侵入伤口,生长繁殖,产生毒素,所引起的一种急性特异性感染。破伤风杆菌为革兰阳性厌氧梭状芽孢杆菌,产生的外毒素有痉挛毒素和溶血毒素两种,前者是引起症状的主要毒素。

2.临床表现

(1)潜伏期　平均为 7 d。潜伏期越短,症状越重,死亡率越高。

(2)前驱期　乏力、头晕、头痛、颈肌或咀嚼肌酸痛、反射亢进等。

(3)典型症状　肌肉强烈收缩。

1)顺序　咬肌→面肌→颈项肌→背腹肌→四肢肌→膈肌和肋间肌。

2)表现　①咀嚼不便、开口困难;②苦笑面容;③颈强直;④角弓反张;⑤四肢屈曲:屈膝、屈肘、半握拳;⑥呼吸困难。

3)特点　①神志清楚;②无高热。

3.并发症

(1)骨折、尿潴留、窒息和呼吸停止。

(2)呼吸系统并发症　呼吸困难、肺不张和肺炎。

（3）水、电解质紊乱和酸碱失衡。

（4）循环系统并发症　心动过速、心力衰竭、休克或心脏停搏。

4.鉴别诊断　化脓性脑膜炎、狂犬病、颞颌关节炎、癔症、腹膜炎。

5.预防

（1）正确处理伤口　所有伤口都应进行清创。

（2）自动免疫　皮下注射破伤风类毒素。

（3）被动免疫　受伤后尽早注射破伤风抗毒素（TAT）或破伤风免疫球蛋白（TIG）。早期，足量，注射前常规做过敏试验，阳性者必须采取脱敏注射。

6.治疗　治疗原则是消除毒素来源，中和游离毒素，控制和解除痉挛，保持呼吸道通畅和防治并发症等。

（二）气性坏疽

1.致病菌　气性坏疽是由梭状芽孢杆菌所引起的一种严重急性特异性感染。梭状芽孢杆菌为革兰阳性厌氧杆菌。

2.临床表现

（1）潜伏期　可短至6～8 h，但一般为1～4 d。

（2）局部表现　患者自觉患部沉重，之后突然出现患部"胀裂样"剧痛。患部肿胀明显，压痛剧烈。伤口周围皮肤水肿、紧张、苍白、发亮，很快变为紫红色，进而变为紫黑色，并出现大小不等的水疱。伤口内肌肉由于坏死而呈暗红色或土灰色，失去弹性，刀割时不收缩，也不出血，犹如煮熟的肉。伤口周围常扪到捻发音，或有气泡从伤口逸出。

（3）全身症状

3.诊断和鉴别诊断

（1）诊断　主要依据临床表现、伤口分泌物检查和 X 射线检查。

（2）鉴别诊断　厌氧性链球菌性蜂窝织炎、大肠杆菌性蜂窝织炎。

4.预防　彻底清创是预防创伤后发生气性坏疽的最可靠方法。为了防止交叉性感染，应将患者隔离，患者用过的一切衣物、敷料、器材均应单独收集，进行消毒。

5.治疗

（1）紧急手术处理。

（2）高压氧疗法。

（3）抗生素应用。

（4）全身支持疗法。

练习题

一、名词解释

1.二重感染　2.疖　3.丹毒　4.浅部脓肿　5.脓毒综合征

二、填空题

1.非特异性感染常见的致病菌有 ＿＿＿＿、＿＿＿＿、＿＿＿＿、＿＿＿＿、

_____、_____等。

2. 按感染的病程分类,病程在_____内为急性感染,_____为亚急性感染,超过_____为慢性感染。

3. 小指的化脓性腱鞘炎蔓延,可引起_____;拇指化脓性腱鞘炎蔓延,可引起_____。

4. 导致全身性外科感染的原因有_____、_____、_____。

三、选择题

(一)单项选择题

1. 以下哪项属于特异性感染____。
    A. 金黄色葡萄球菌感染   B. 变形杆菌感染
    C. 绿脓杆菌感染   D. 球菌感染
    E. 破伤风梭菌感染

2. 引起外科感染最不重要的因素为____。
    A. 机体原有菌群数量   B. 营养不良
    C. 细菌毒力   D. 黏膜外伤
    E. 骨髓功能低下

3. 外科感染一般是指需要外科治疗的感染性疾病,人体受感染的原因与下列哪项无关____。
    A. 致病菌的毒力、数量   B. 局部组织血液循环的情况
    C. 全身性抗感染能力降低   D. 管道阻塞使内容物淤积
    E. 全身抗生素的联合应用及数量

4. 下列哪种疾病不属于非特异性感染____。
    A. 疖   B. 痈
    C. 颈淋巴结核   D. 急性乳腺炎
    E. 脓肿

5. 关于预防外科感染,下列叙述哪项不正确____。
    A. 注意个人卫生,避免创伤   B. 应用免疫疗法,预防破伤风
    C. 手术时注意无菌操作,防止伤口感染   D. 加强对糖尿病患者的护理
    E. 经常服用保健药品,预防外科感染

6. 关于外科感染分类的叙述,以下哪项是错误的____。
    A. 丹毒、急性阑尾炎、急性乳腺炎等均属于特异性感染
    B. 急性感染是指病程在3周以内
    C. 条件性感染是指平时的非致病菌在机体抵抗力下降时乘机而入所引起的感染
    D. 二重感染是一种条件性感染
    E. 病程超过2个月者为慢性感染

7. 关于外科感染,下列哪项不正确____。
    A. 局部组织血流障碍或缺血的伤口易继发感染

B.致病菌的致病作用与其产生的毒素密切相关

C.院内感染的致病菌一般比医院外的同类致病菌有较强的毒性和耐药性

D.感染扩散可因炎性介质失控导致全身性炎症反应综合征

E.外科感染均须要手术治疗

8.急性腹膜炎发生严重休克的主要因素是____。

　　A.大量毒素吸收　　　　　　　　　B.大量液体丧失于腹腔

　　C.中毒性心肌炎　　　　　　　　　D.毒素吸收和血容量减少

　　E.急性呼吸衰竭

9.关于外科感染,下列叙述哪项不正确____。

　　A.疖是指单个毛囊及其周围组织的急性化脓性感染

　　B.痈是指多个不同部位散在的毛囊及其周围组织的急性化脓性感染

　　C.急性蜂窝织炎是指疏松结缔组织的急性感染

　　D.甲沟炎是指甲沟及其周围组织的急性感染

　　E.脓性指头炎是指手指末节皮下组织的化脓性感染

10.下列疾病最常见的致病菌为葡萄球菌,但应排除____。

　　A.痈　　　　　　　　　　　　　　B.疖

　　C.切口感染　　　　　　　　　　　D.胃肠炎

　　E.急性骨髓炎

11.关于脓性指头炎的治疗措施中,下列哪项是错误的____。

　　A.局部热敷,理疗

　　B.应用磺胺药或抗生素

　　C.抬高患肢,给予止痛剂

　　D.必须在局部出现波动时方可切开引流

　　E.疼痛剧烈、指腹张力显著增高时,应马上切开减压

12.治疗下肢急性丹毒,应首选____。

　　A.四环素　　　　　　　　　　　　B.红霉素

　　C.庆大霉素　　　　　　　　　　　D.氨苄西林

　　E.青霉素

13.脓性指头炎切开引流时最好采用____。

　　A.侧面横切口　　　　　　　　　　B.侧面纵切口

　　C.掌面横切口　　　　　　　　　　D.掌面纵切口

　　E.鱼口形切口

14.皮下浅层淋巴管炎的特征性表现为____。

　　A.全身症状严重　　　　　　　　　B.在相应的表皮出现红色线条

　　C.局部红肿　　　　　　　　　　　D.白细胞增加

　　E.局部皮肤呈暗红色

15.行脓肿切开排脓时的注意事项中,下列哪项是错误的____。

　　A.切开前应穿刺抽脓,确定诊断　　B.在波动最明显处切开

C. 选择适当引流物　　　　　　　　　D. 切口应低位、够大够长,以便充分引流

E. 脓性指头炎应在末节指腹做纵形切口

16. 对脓毒症的认识,下列哪项是错误的____。

A. 脓毒症就是败血症　　　　　　　　B. 是一种严重的全身性感染

C. 常有高热、寒战等临床表现　　　　D. 血液细菌培养可呈阴性

E. 也可由真菌引起

17. 对脓毒症患者,抽血送培养的时间最好选择在____。

A. 发热开始时　　　　　　　　　　　B. 发热最高峰时

C. 寒战初起时　　　　　　　　　　　D. 寒战结束时

E. 预计寒战、高热前

18. 破伤风典型的临床症状是由于以下哪种原因引起的____。

A. 伤口内有破伤风杆菌

B. 破伤风杆菌在伤口内生长繁殖并产生外毒素

C. 破伤风杆菌在伤口内生长繁殖并产生内毒素

D. 全身免疫力低下

E. 患者伤口受风引起

19. 关于破伤风的临床表现,下列哪项是正确的____。

A. 典型的肌肉收缩,最初始于面部表情肌

B. 抽搐不伴有口吐白沫

C. 一般伴有持续高热

D. 膀胱逼尿肌痉挛可引起尿失禁

E. 发作时患者表情虽然痛苦,但神志是清醒的

20. 破伤风抗毒素过敏试验阳性时应____。

A. 停注,改用其他药品　　　　　　　B. 1 周后,重新做皮肤过敏试验

C. 注射半量,连续 2 d　　　　　　　D. 每次注射 1/3 量,每天 1 次,连续 3 d

E. 按脱敏法注射

21. 关于气性坏疽的诊断要点,下列哪项是错误的____。

A. 伤口剧烈疼痛,局部肿胀明显　　　B. 全身中毒症状严重

C. 伤口周围可扪及捻发音　　　　　　D. X 射线检查患处软组织间积气

E. 伤口分泌物涂片发现革兰染色阴性细菌

22. 抗菌药物在外科疾病应用中,下列哪项叙述不正确____。

A. 应用抗菌药物可减少术后并发症,增加手术安全性

B. 严重创伤、大面积烧伤者应预防性应用抗菌药物

C. 全身情况不良的患者,应尽量选择用杀菌性的抗生素治疗感染

D. 严重感染者,在体温正常、全身情况和局部感染灶好转后 3 ~ 4 d 即可停药,不必使用更长时间

E. 对有肾功能障碍的患者,要注意延长两次用药的间隔时间

23. 深部脓肿最重要的确诊依据是____。

A. 局部疼痛、压痛 　　　　　　　　B. 白细胞增加

C. 发热 　　　　　　　　　　　　　D. 局部穿刺

E. 超声检查

24. 患者,男,60岁。左腿前肿痛2 d,伴有畏寒、低热,原有"足癣"史。检查:左腿前有条形触痛区。此患者应考虑的诊断是____。

A. 急性淋巴结炎 　　　　　　　　　B. 丹毒

C. 急性蜂窝织炎 　　　　　　　　　D. 痈

E. 急性淋巴管炎

25. 一民工在工地干活,踩到一生锈铁钉,刺破右足,来院就诊。见伤口血已自止,边缘略肿胀,伤处及周围有泥土等污物,宜进行的处理是____。

A. 清洁去污并清理伤口,行一期缝合 　B. 注射破伤风抗毒素

C. 选用抗生素 　　　　　　　　　　D. 减少活动、抬高患肢

E. 以上各项均正确

(二) 多项选择题

1. 外科感染的结局可能有____。

A. 炎症好转吸收 　　　　　　　　　B. 局部化脓

C. 炎症扩散 　　　　　　　　　　　D. 转为慢性炎症

E. 以上都不是

2. 革兰染色阳性细菌脓毒症与革兰染色阴性杆菌脓毒症的区别有____。

A. 原发病灶 　　　　　　　　　　　B. 临床热型

C. 发生休克的早晚 　　　　　　　　D. 有无皮疹及心肌炎

E. 周围血象是否常出现为白血病反应

3. 破伤风的预防方法应包括____。

A. 正确处理伤口 　　　　　　　　　B. 控制和解除痉挛

C. 使用抗生素

D. 高危人群受伤前破伤风类毒属于自动免疫

E. 临时尽早使用破伤风抗毒素属于被动免疫

四、问答题

1. 外科感染的特点有哪些?

2. 破伤风治疗原则是什么?

3. 简述破伤风的被动免疫用于何种情况的伤口?

参考答案

一、名词解释

1. 二重感染:又称为菌群交替症,是在广谱抗菌药物治疗过程中,多数敏感细菌被抑制,耐药菌大量生长繁殖,导致机体菌群失调而产生的新感染。

2.疖:是单个毛囊及其所属皮脂腺的急性化脓性感染,常扩展到皮下组织。多由金黄色葡萄球菌引起。

3.丹毒:是由 β-溶血性链球菌从皮肤、黏膜的细小破损侵入皮肤及其网状淋巴管引起的急性炎症。丹毒蔓延很快,很少有组织坏死或化脓。

4.浅部脓肿:是化脓性感染区病变组织坏死液化形成局限性脓液积聚,内含大量病原菌、中性粒细胞和坏死组织,四周有完整的脓腔壁,常位于体表软组织内,常继发于各种化脓性感染。

5.当脓毒症合并有器官灌注不足的表现,如低氧血症、乳酸酸中毒、少尿、急性神志改变等,则为脓毒综合征。

二、填空题

1.金黄色葡萄球菌　乙型溶血性链球菌　大肠杆菌　拟杆菌　变形杆菌　绿脓杆菌

2.3 周　3 周~2 个月　2 个月

3.尺侧滑囊炎　桡侧滑模炎

4.致病菌的数量多　致病菌的毒力强　机体抗感染能力低下

三、选择题

(一)单项选择题

1.E　2.A　3.E　4.C　5.E　6.A　7.E　8.D　9.B　10.D　11.D　12.E　13.B　14.B　15.E　16.A　17.E　18.B　19.E　20.E　21.E　22.D　23.D　24.E　25.E

(二)多项选择题

1.ABCD　2.ABCD　3.ADE

四、问答题

1.外科感染一般具有以下特点:①常为多种细菌的混合性感染,以内源性感染为主。②多数有明显的局部症状和体征。③病变常导致组织化脓、坏死,发生器质性病变。④常要进行外科处理。

2.破伤风的治疗原则:清除毒素来源、中和游离毒素、控制和解除痉挛、保持呼吸道通畅、大量使用青霉素、全身支持疗法和防治并发症。

3.被动免疫一般适用于以前未注射过类毒素而有下列情况之一者:①污染明显的伤口;②细而深的刺伤;③严重的开放性损伤,如开放性颅脑损伤、开放性骨折、烧伤;④未能及时清创或处理欠当的伤口;⑤因某些陈旧性创伤而施行手术(如异物摘除)前。

第十三章

创伤与战伤

内容精要

创伤是指机械性致伤因素作用于人体所造成的组织或器官结构完整性的破坏或功能障碍。

一、创伤概论

(一)创伤分类

1. 按受伤后皮肤完整性分类　开放性损伤、闭合性损伤。

2. 按受伤部位分类　可按大部位分为颅脑伤、胸部伤、腹部伤、肢体伤等。

3. 按伤情轻重分类　轻伤、中等伤和重伤。

(二)创伤病理

1. 局部反应　即受伤后创伤性炎症。

2. 全身性反应　神经内分泌系统的变化,代谢变化,免疫反应变化。

3. 并发症　感染(化脓性感染居并发症首位)、休克、脂肪栓塞综合征、应激性溃疡、凝血功能障碍、器官功能障碍、挤压综合征。

(三)创伤的修复

1. 组织修复过程　局部炎症反应阶段、细胞增殖分化和肉芽组织生成阶段、组织塑形阶段。

2. 创伤的愈合类型　①一期愈合(原发愈合);②二期愈合(瘢痕愈合)。

3. 影响创伤修复的因素　感染(最常见)、局部血液循环障碍、异物存留或血肿、局部制动不够、全身性因素(营养不良、使用糖皮质激素、免疫功能低下及全身严重并发症)。

(四)创伤的诊断

1. 病史　受伤情况;受伤后的表现及演变过程;是否经过处理及处理时间;受伤前情况。

2. 体格检查　全身情况检查;细致的局部检查;开放性伤口的检查。

3. 辅助检查　实验室检查;穿刺检查和导管术检查;影像学检查等。

4. 创伤严重程度的测定　略。

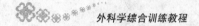

（五）创伤的救治

1. 急救　①复苏和通气；②立即有效止血和维持循环功能；③严密包扎伤口和保护脱出的脏器；④固定骨折，防止继发性损伤；⑤搬运。

2. 一般处理　①体位和局部制动；②软组织损伤的处理；③防治感染；④营养支持；⑤维持体液平衡；⑥镇痛镇静和心理治疗；⑦对症处理。

3. 伤口处理　①清洁伤口；②污染伤口；③感染伤口。

二、清创术

临床上通常把将污染伤口通过一般的外科处理转变为清洁伤口的方法称为清创术，是处理开放性损伤最重要、最基本、最有效的手段。

（一）清创目的

将污染的伤口变为清洁伤口，争取达到一期愈合。

（二）适应证

清创在 8 h 内进行；血运丰富部位的伤口，污染少，受伤后 12 h 或更多时间仍可施行清创。

（三）术前准备

1. 充分了解伤情，判断伤口局部有无神经血管、肌腱和骨损伤。

2. 防治休克，通常待休克控制、全身情况稳定后再清创。

3. 有活动性大出血者应先行止血。

4. 必要的实验室和其他检查。

（四）麻醉和体位

根据伤情、伤口部位、大小及形状，选择合适的麻醉和体位。

（五）操作步骤

1. 清洁伤口　清洗伤口周围皮肤，剪去毛发，除去污垢油腻。伤口内按生理盐水→过氧化氢→生理盐水的顺序，连续冲洗 3 遍。

2. 皮肤消毒

3. 清理伤口

(1)仔细检查伤口后，清除血凝块和异物，切除失活组织。

(2)逐层切开皮肤、皮下组织、深筋膜，充分暴露创腔深部。

(3)组织修复。

(4)伤口缝合。

（六）术后处理（略）

（七）注意事项

1. 应尽早施行创伤清创术，施行越早效果越好。

2. 严格执行无菌操作规程，认真进行清洗和消毒。

3.在清理伤口时,必须注意组织失活的判断和考虑形态及功能的恢复,尽可能保留和修复重要的血管、神经、肌腱,较大游离骨片仍应清洁后放回原位。

4.除大出血外,不应在缚止血带的情况下进行清创,应彻底止血,以免形成伤口血肿。

5.缝合时注意组织层次对合,勿留无效腔,避免过大张力。

练 习 题

一、名词解释

1.创伤　2.挤压综合征　3.一期愈合　4.清创术

二、填空题

1.创伤分类根据受伤后皮肤完整性分为 ＿＿＿＿＿＿＿＿＿和＿＿＿＿＿＿＿＿＿。

2.创伤修复的基本过程有＿＿＿＿＿＿＿＿＿、＿＿＿＿＿＿＿＿＿、＿＿＿＿＿＿＿＿＿。

3.影响创伤修复最常见的因素是＿＿＿＿＿＿＿＿＿。

三、选择题

(一)单项选择题

1.关于创伤性炎症反应,下列错误的是＿＿＿＿。

　A.受伤后组织裂隙内充有血液、血凝块、脱落的细胞

　B.受伤后不久周围组织血管通透性升高,血浆渗出,使局部红肿痛

　C.炎症反应是由一些炎性介质和细胞因子所激发

　D.创伤性炎症不利于创伤的修复

　E.如不发生感染、异物存留等,炎症可在3～5 d趋向消退

2.关于损伤的组织修复过程,下列错误的是＿＿＿＿。

　A.组织修复过程可分为纤维蛋白填充、细胞增生、组织塑性三个阶段

　B.在组织修复的整个过程中,局部代谢以合成代谢为主

　C.一期愈合指组织修复以本来细胞为主

　D.二期愈合指组织修复以纤维细胞为主

　E.大量皮质激素的应用可影响愈合

3.关于创伤的急救,下列哪项有错＿＿＿＿。

　A.较重或重症创伤必须从现场着手急救

　B.抢救重症创伤应首先处理呼吸障碍、循环障碍

　C.应特别注意优先抢救重危剧痛、呻吟患者,再抢救安静患者

　D.骨折合并休克时,应先抢救休克

　E.防止抢救中再次损伤

4.以下哪项不是创伤后并发休克的原因＿＿＿＿。

　A.失血过多　　　　　　　　B.神经系统受到强烈刺激

　C.急性肾功能衰竭　　　　　D.脊髓受损

E. 受伤后并发严重的脓毒症

5. 对开放性伤口的处理,以下哪项是错误的____。

　　A. 清洁伤口可以直接缝合

　　B. 污染伤口可行清创术,直接缝合或延期缝合

　　C. 感染伤口先要引流,然后再进行其他处理

　　D. 伤口内的异物必须全部取出

　　E. 深入体内的创伤在手术中必须仔细探查和修复

6. 开放性创伤伴有窒息的伤员,现场急救首要的措施是____。

　　A. 通畅气道,必要时行人工呼吸　　　　B. 立即送往医院

　　C. 给予呼吸兴奋剂　　　　　　　　　　D. 应用抗休克药物

　　E. 立即包扎伤口

7. 关于清创缝合,哪项不正确____。

　　A. 一般可在伤口内进行局部浸润麻醉

　　B. 清除污物、异物,切除失活组织,彻底止血

　　C. 仅有皮肤或皮下裂开者可进行单层缝合

　　D. 伤口污染较重者,皮肤缝线可暂不结扎,24 h 后无感染再行结扎对合

　　E. 若伤口已感染,则应取下缝线按感染伤口处理

8. 感染伤口的处理原则是____。

　　A. 彻底清除坏死组织,立即植皮　　　　B. 控制感染,加强敷料更换

　　C. 彻底清创后缝合伤口　　　　　　　　D. 彻底清创,延期缝合

　　E. 局部制动,进行理疗

9. 关于火器伤,以下哪项是错误的____。

　　A. 火器伤一般应在受伤后 8 ~ 12 h 内实施清创

　　B. 如早期应用抗生素,无明显感染,受伤后 24 ~ 72 h 仍可清创

　　C. 若伤口已感染,则只宜引流,进行敷料交换

　　D. 清创后的伤口,如创面清洁可在 3 ~ 7 d 内将创缘缝合

　　E. 清创后若发生感染,经加强敷料交换,仍可能接近一期愈合

10. 创伤患者检查的注意事项中正确的是____。

　　A. 在做任何处理前,首先应进行全面详细的体格检查

　　B. 疼痛明显的伤者病情危重,应先行救治

　　C. 异常安静的患者可能伤势危重,不可忽视

　　D. 首先进行病史询问,然后尽量详尽体格检查

　　E. 重视症状明显的部位,比较隐蔽的损伤可延迟检查

11. 患者,男,24 岁。因车祸伤急诊入院。经体检及辅助检查初步诊断为:骨盆骨折合并尿道损伤和损伤性休克。对该患者的处理顺序应该是____。

　　A. 先行骨盆骨折牵引固定,其次抗休克,然后处理尿道损伤

　　B. 先抗休克,其次处理尿道损伤,然后行骨盆骨折牵引固定

　　C. 先抗休克,其次行骨盆骨折牵引固定,然后处理尿道损伤

D. 先处理尿道损伤,其次抗休克,然后行骨盆骨折牵引固定

E. 先处理尿道损伤,其次行骨盆骨折牵引固定,然后抗休克

12. 清创术的主要目的是____。

A. 使伤口尽量转为清洁伤口,争取一期愈合

B. 避免应用抗生素

C. 避免行延期缝合

D. 尽可能保存更多组织

E. 清除异物与坏死组织

13. 有关损伤的急救和转运,下列哪项是错误的____。

A. 开放伤口应用无菌纱布覆盖,缠上绷带

B. 昏迷患者为了防止呕吐物所致窒息,最可靠的方法是放置胃管

C. 四肢动脉大出血时要上止血带或立即止血

D. 对怀疑有脊椎骨折的伤员必须平卧硬板

E. 对股骨骨折进行简易外固定后转运

14. 有关伤口的处理,下列哪项是错误的____。

A. 受伤 12 h,伤口轻度污染,清创后可一期缝合

B. 受伤 12 h,污染较重的伤口,清创后可进行延期缝合

C. 受伤 24 ~ 28 h 后伤口仍无明显感染,清创后可将创缘对齐缝合

D. 战地伤口清创后可进行一期缝合

E. 受伤达 24 h 的关节开放性损伤,清创后可予以缝合

15. 挤压综合征最常引起____。

A. 急性肾功能衰竭   B. 呼吸困难

C. 心力衰竭   D. 昏迷

E. 肝缺血坏死

(二)多项选择题

1. 开放性伤口包括以下哪几种____。

A. 挫伤   B. 裂伤

C. 挤压伤   D. 擦伤

E. 锐器伤

2. 损伤修复的不利因素包括____。

A. 感染   B. 异物存留

C. 艾滋病   D. 微量元素缺乏

E. 长期使用皮质激素

3. 创伤治疗中优先抢救的急症是____。

A. 心搏骤停   B. 窒息

C. 大出血、休克   D. 开放性气胸

E. 腹部内脏脱出

四、问答题

1. 创伤常见的并发症有哪些？
2. 简述清创术的注意事项？
3. 简述创伤时常见的急救措施有哪些？

参考答案

一、名词解释

1. 创伤：是指机械性致伤因素作用于人体所造成的组织或器官结构完整性的破坏或功能障碍。

2. 挤压综合征：四肢或躯干肌肉丰富的部位受到压砸或长时间重力压迫后，可造成肌肉组织缺血坏死，出现以伤处严重肿胀、肌红蛋白尿、高钾血症和急性肾功能衰竭为特征的病理过程。

3. 一期愈合：组织修复以上原来细胞为主，仅含少量纤维组织，局部无感染、血肿或坏死组织，再生修复过程迅速，结构和功能修复良好。多见于损伤程度轻、范围小、无感染的伤口或创面。

4. 清创术：临床上通常把将污染伤口通过一般的外科处理转变为清洁伤口的方法称为清创术，是处理开放性损伤最重要、最基本、最有效的手段。

二、填空题

1. 开放性损伤　闭合性损伤

2. 局部炎症反应阶段　细胞增殖分化和肉芽组织生成阶段　组织塑形阶段　（纤维蛋白充填　细胞增生　组织塑形）

3. 感染

三、选择题

（一）单项选择题

1. D　2. B　3. C　4. C　5. D　6. A　7. A　8. B　9. E　10. C　11. B　12. A　13. B　14. D　15. A

（二）多项选择题

1. BDE　2. ABCDE　3. ABCDE

四、问答题

1. 创伤的并发症：感染（化脓性感染居并发症首位）、休克、脂肪栓塞综合征、应激性溃疡、凝血功能障碍、器官功能障碍、挤压综合征。

2. 清创术注意事项

(1) 应尽早施行创伤清创术，施行越早效果越好。

(2) 严格执行无菌操作规程，认真进行清洗和消毒。

(3) 在清理伤口时，必须注意组织失活的判断和考虑形态及功能的恢复，尽可能保留和修复重要的血管、神经、肌腱,较大游离骨片仍应清洁后放回原位。

(4)除大出血外,不应在缚止血带的情况下进行清创,并应彻底止血,以免形成伤口血肿。

(5)缝合时注意组织层次对合,勿留无效腔,避免过大张力。

3.急救措施:①复苏和通气;②立即有效止血和维持循环功能;③严密包扎伤口和保护脱出的脏器;④固定骨折,防止继发性损伤;⑤搬运。

烧伤

内容精要

一、热力烧伤

(一)伤情判断

1.烧伤面积的估计

(1)中国新九分法　烧伤面积的记忆口诀:三个3,567,两个13一个1,臀5大腿21,小腿13足为7。其中儿童头颈部、双下肢分别占全身体表面积为9+(12-年龄)%;成年女性的臀部和双足各占6%。

(2)手掌法　用于小面积烧伤。伤者手指并拢时的全手掌面积即占全身体表面积的1%。

部位		占成人体表%	占儿童体表%
头颈	发部 面部 颈部	3 3 } 9×1 3	9 +(12-年龄)
双上肢	双上臂 双前臂 双　手	7 6 } 9×2 5	9×2
躯　干	躯干前 躯干后 会　阴	13 13 } 9×3 1	9×3
双下肢	双　臀 双大腿 双小腿 双　足	5 * 21 13 } 9×5+1 7 *	9×5+1-(12-年龄)

* 成年女性的臀部和双足各占6%。

2.烧伤深度的识别　采用三度四分法,即分为浅Ⅰ°烧伤、浅Ⅱ°烧伤、深Ⅱ°烧伤、Ⅲ°

烧伤。将Ⅰ°烧伤和浅Ⅱ°烧伤称为浅度烧伤,将深Ⅱ°烧伤和Ⅲ°烧伤称为深度烧伤。

深度	局部体征	局部感觉	预后
Ⅰ°(红斑)	仅伤及表皮,局部红肿、干燥、无水疱	灼痛感	3～5 d愈合,不留瘢痕
浅Ⅱ°	伤及真皮浅层,水疱大、壁薄、创面肿胀发红	感觉过敏	2周可愈合,不留瘢痕
深Ⅱ°	伤及真皮深层,水疱较小,皮温稍低,创面呈浅红或红白相间,可见网状栓塞血管	感觉迟钝	3～4周愈合,留有瘢痕
Ⅲ°(焦痂)	伤及皮肤全层,甚至可达皮下、肌肉、骨等,形成焦痂。创面无水疱、蜡白或焦黄,可见树枝状栓塞血管,皮温低	消失	肉芽组织生长后形成瘢痕

3. 烧伤严重程度的估计

(1)轻度烧伤 Ⅱ°烧伤面积为10%以下。

(2)中度烧伤 Ⅱ°烧伤面积为11%～30%;或Ⅲ°烧伤面积不足10%。

(3)重度烧伤 烧伤总面积为31%～50%;或Ⅲ°烧伤面积为11%～20%;或Ⅱ°烧伤、Ⅲ°烧伤面积达不到上述比例,但已有休克、呼吸道烧伤或较重的复合伤。

(4)特重烧伤 烧伤总面积为50%以上;或Ⅲ°烧伤为20%以上;或存在严重的并发症。

4. 吸入性损伤 诊断:①烧伤现场相对密闭。②呼吸道刺激,咳出炭末痰,呼吸困难,肺部可能有哮鸣音。③面、颈、口鼻周围常有深度烧伤,鼻毛烧伤,声音嘶哑。

(二)烧伤的病理生理和临床分期

1. 急性体液渗出期(休克期) 持续36～48 h;大面积者引起休克;早期属于低血容量休克,但区别于大出血,呈逐步,2～3 h最急剧,8 h达高峰,随后减缓,48 h恢复;故临床补液应先快后慢。

2. 感染期 从水肿回收期开始;创伤周围炎症,可继发于休克;热力损伤首先凝固性坏死,随之组织溶解,2～3周广泛溶解,为感染高峰。

3. 修复期 炎症反应同时开始组织修复。深Ⅱ°烧伤靠上皮岛融合修复,Ⅲ°烧伤只能皮肤移植修复。

(三)烧伤的并发症

感染、休克、肺部感染、急性肾功能衰竭、应激性溃疡和胃扩张。

(四)烧伤的救治

1. 治疗原则

(1)保护创面,防止和清除外源性污染。

(2)防治低血容量性休克。

(3)防治局部和全身感染。

（4）尽早消灭创面,尽量减少瘢痕所造成的功能障碍和畸形。

（5）防治器官并发症。

2.现场急救

（1）一般处理。

（2）保持呼吸道通畅。

（3）优先处理复合伤。

3.创面处理

（1）早期清创　略。

（2）创面用药　略。

（3）创面包扎疗法　适用于肢体与部分躯干部位的新鲜浅度烧伤。

（4）创面暴露疗法　适用于头颈部、会阴等不适宜包扎的部位和其他各部位的深度烧伤。污染严重和感染创面也应采用此法。

（5）焦痂的处理　切痂主要用于Ⅲ°烧伤;削痂主要用于深Ⅱ°烧伤。

（6）植皮　略。

（7）感染创面的处理　略。

4.全身治疗

（1）防治休克

1）补液量的计算　烧伤后第1个24 h输液量,为每1%烧伤面积（Ⅱ°、Ⅲ°）,每公斤体重给予晶体液和胶体液1.5 ml,另加水分2 000 ml。晶体液和胶体液的比例,中、重度烧伤为2∶1,特重度烧伤为1∶1。烧伤后第2个24 h,晶体液和胶体液为第1个24 h的1/2,水分仍为2 000 ml。

2）补液方法　补液应先快后慢,前8 h输入计算量的1/2,其余的两个1/4在第2个8 h、第3个8 h输入。晶体液、胶体液和水分应交替输入。

（2）防治感染　正确处理创面;应用抗菌药物;采用免疫增强剂。

（3）营养支持　略。

5.防治器官并发症　略。

练习题

一、名词解释

1.烧伤　2.Ⅲ°烧伤

二、填空题

1.烧伤深度的识别一般采用_____,即分为_____,_____,_____,_____。_____、_____烧伤一般属于浅度烧伤,_____和_____烧伤则属于深度烧伤。

2.烧伤面积的估算方法常用_____法和_____法。

3.烧伤的病程根据其病理生理特点,大致分为_____、_____、_____三期。

三、选择题

(一)单项选择题

1. 成年人的右手占体表面积的(％)____。

    A. 1%   B. 2.5%

    C. 3%   D. 3.5%

    E. 5%

2. 下列对深Ⅱ°烧伤的特点叙述错误的是____。

    A. 创面可有或无水疱   B. 创面痛觉迟钝

    C. 可见树枝状栓塞血管   D. 愈合后多留有增生性瘢痕

    E. 为无感染,可融合修复

3. 严重烧伤患者死亡的主要原因是____。

    A. 休克   B. 急性呼吸衰竭

    C. 急性肾功能衰竭   D. 脓毒症

    E. 电解质紊乱

4. 大面积烧伤休克期患者出现烦躁,多由于____。

    A. 疼痛   B. 心理因素

    C. 早期毒血症   D. 血容量不足

    E. 以上都是

5. 对深Ⅱ°烧伤创面的处理,不正确的是____。

    A. 1:2 000氯己定清洗创面,去除异物   B. 去除水疱皮

    C. 用油质纱布包扎创面   D. 不包扎面部创面

    E. 对创面使用抗生素以预防感染

6. 患者,男,24岁。体重50 kg,Ⅱ°以上烧伤面积为40%,其第1个24 h的前8 h内补液量为____。

    A. 1 000 ml   B. 1 500 ml

    C. 2 000 ml   D. 2 500 ml

    E. 3 000 ml

7. 女,35岁。体重50 kg,Ⅱ°烧伤面积为73%,其第1个24 h补液总量为____。

    A. 5 000 ml   B. 6 500 ml

    C. 7 000 ml   D. 7 500 ml

    E. 8 000 ml

8. 患者,男,18岁。右足和右小腿被开水烫伤,有水疱伴剧痛。创面基底部肿胀发红,该患者烧伤面积和深度的诊断为____。

    A. 5%,浅Ⅱ°   B. 5%,深Ⅱ°

    C. 10%,浅Ⅱ°   D. 10%,深Ⅱ°

    E. 15%,深Ⅱ°

9. 重度烧伤是指Ⅲ度烧伤面积____。

A.不足 10%　　　　　　　　　　　B.11% ~ 20%

C.20% ~ 29%　　　　　　　　　　D.30% ~ 39%

E.40% 以上

10.患者,6 岁。面颈部及两手掌 Ⅱ°烧伤,其烧伤面积约为____。

 A.5%　　　　　　　　　　　　　B.8%

 C.10%　　　　　　　　　　　　D.12%

 E.17%

11.深 Ⅱ 度烧伤的临床表现,下列错误的是____。

 A.有时在大腿可见树枝状栓塞的血管　B.创面多有水疱

 C.创面感觉迟钝　　　　　　　　　D.若无感染,则创面 3 ~ 4 周可愈合

 E.愈合后多有增生性瘢痕

12.下列哪项对吸入性损伤的诊断帮助不大____。

 A.燃烧现场相对密闭　　　　　　　B.咳出炭末样痰,肺部有哮鸣音

 C.呼吸急促　　　　　　　　　　　D.面颈部有深度烧伤,眉毛和鼻毛烧焦

 E.受伤后有声嘶、喉部充血

13.烧伤休克的主要原因是____。

 A.大量水分蒸发　　　　　　　　　B.大量红细胞丧失

 C.创面感染　　　　　　　　　　　D.疼痛

 E.大量体液从血管内渗出

14.适用于切痂或削痂治疗的烧伤创面是____。

 A.局部红斑,轻度肿胀,有疼痛和烧灼感　B.水疱大,剧痛,创底肿胀发红

 C.小水疱,感觉迟钝,创底红白相间　D.水疱大小不等,创面潮红

 E.焦痂,可见树枝状栓塞血管,无感觉

15.关于大面积烧伤的补液,以下哪项是错误的____。

 A.伤后第 1 个 24 h,每 1% 烧伤面积(Ⅱ°、Ⅲ°)每公斤体重应补胶体液和晶体液
共 1.5 ml(小儿 2.0 ml)

 B.胶体液和晶体液的比例是 1∶2,广泛深度烧伤其比例可改为 1∶1

 C.另加 5% 葡萄糖补充水分,成人为 2 000 ml

 D.第 2 个 24 h,胶体和电解质为第 1 个 24 h 的 1/2

 E.第 3 个 24 h,烧伤面积在 50% 以下者,可不给胶体液和晶体液

16.患者,男,全身烧伤 59%。其中,Ⅰ°烧伤为 10%,无Ⅲ°烧伤,抗休克补液额外丧
失量,胶体液与电解质的比例应是____。

 A.2∶1　　　　　　　　　　　　B.1∶2

 C.1∶1　　　　　　　　　　　　D.3∶1

 E.1∶3

17.观察烧伤患者抗休克期补液量是否有效的指标应排除____。

 A.血压　　　　　　　　　　　　　B.脉搏

 C.红细胞比容　　　　　　　　　　D.每小时尿量

E.精神状态

18.关于烧伤全身性感染的防治,以下哪项是错误的____。

A.积极地纠正休克

B.正确处理创面

C.应反复进行创面细菌培养及药物敏感试验

D.待患者体温完全正常后方可停用抗生素

E.尽可能用肠内营养法进行营养支持

19.关于烧伤创面的处理,以下哪项不妥____。

A.Ⅰ度烧伤一般不必特殊处理

B.小面积浅Ⅱ度烧伤用包扎疗法时应经常换药

C.深度烧伤在清创后可外涂抗菌药物

D.近年来对深度烧伤多采用早期切痂或削痂,并立即植皮

E.大张异体皮开洞嵌植小块自体皮,可用于自体皮源严重不足者

20.大面积烧伤早期休克的原因是____。

A.创伤性休克　　　　　　　　　B.神经性休克

C.感染性休克　　　　　　　　　D.低血容量性休克

E.中毒性休克

21.患者,女,31岁。颈部开水烫伤2h,浅Ⅱ度,生命体征稳定,入院后初步处理正确的是____。

A.75%乙醇消毒创面　　　　　　B.水疱应去除,以免疱液继发感染

C.消毒后创面应暴露　　　　　　D.应用高效抗生素以预防感染

E.输液以预防休克

(二)多项选择题

1.有关大面积烧伤休克期输液,下列哪些是正确的____。

A.胶体液、晶体液之比一般为0.5∶1　　B.维持每小时尿量不少于30 ml

C.有血红蛋白尿时,要碱化尿液　　　　D.晶体液最好选用等渗盐水

E.以上均正确

2.包扎疗法不适用于____。

A.污染较轻的四肢浅度烧伤　　　　　　B.面部烧伤

C.小儿或躁动的患者　　　　　　　　　D.头、颈部烧伤

E.会阴部烧伤

四、问答题

1.简述烧伤的治疗原则是什么?

2.体重60 kg的成年烧伤患者,Ⅰ°烧伤面积为10%,Ⅱ°烧伤面积为20%,Ⅲ°烧伤面积为10%,第1个24 h如何补液?请计算出第1个24 h补液总量,晶体液和胶体液各为多少,第1个8 h应补多少,第2个和第3个8 h分别应补多少?

3.一成年男性,体重70 kg,半小时之前被火焰烧伤,Ⅱ°烧伤面积为35%,Ⅲ°烧伤面

积达 25%,请你进行伤情判断并计算出第 1 个 24 h 如何补液?

4.简述浅Ⅱ°烧伤创面的特点。

参考答案

一、名词解释

1.烧伤:是指由热力、光、电、化学物质及放射线等各种致伤因子所引起的组织损伤。通常所称的烧伤,是指由热力所引起的烧伤,临床上较常见。

2.Ⅲ°烧伤:是指全皮层烧伤甚至达到皮下、肌肉或骨骼,属于深度烧伤。

二、填空题

1.三度四分法 Ⅰ° 浅Ⅱ° 深Ⅱ° Ⅲ° Ⅰ° 浅Ⅱ° 深Ⅱ° Ⅲ°

2.中国新九分 手掌

3.休克期 感染期 修复期

三、选择题

(一)单项选择题

1.B 2.C 3.D 4.D 5.C 6.D 7.D 8.C 9.B 10.D 11.A 12.C 13.E 14.E 15.E 16.B 17.C 18.D 19.B 20.D 21.C

(二)多项选择题

1.ABC 2.BDE

四、问答题

1.烧伤的治疗原则

(1)保护烧伤患者,防止和清除外源性污染

(2)防治低血容量休克

(3)预防局部和全身性感染。

(4)用非手术和手术的方法促使创面早日愈合,尽量减少瘢痕增生造成的功能障碍等畸形。

(5)防治其他器官的并发症。

2.补液总量:$(60 \times 30 \times 1.5)$ ml+2 000 ml=4 700 ml。患者为中、重度烧伤,所以晶体液:胶体液为 2:1,晶体液补液量为 1 800 ml,胶体液补 900 ml。第 1 个 8 h 补总量的 1/2,即 2 350 ml,第 2 个第 3 个 8 h 各补 1 175 ml。

3.根据烧伤面积和深度判定为特重伤,补液总量:$(60 \times 70 \times 1.5)$ ml+2 000 ml=8 300 ml,晶体:胶体为 1:1,所以应补晶体 3 150 ml,胶体 3 150 ml,第 1 个 8 h 补 1/2 量为 4 150 ml,第 2 个和第 3 个 8 h 分别补 2 075 ml。

4.伤及表皮的生发层、真皮乳头层。伤处红肿,有大小不一的水疱形成,内含淡黄色澄清液体,水疱皮若剥脱,可见基底淡红、潮湿、疼痛明显。一般 2 周左右痊愈,不留瘢痕,短期内有色素沉着,但可逐渐消退。

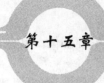

第十五章

常见体表肿瘤

内容精要

体表肿瘤是指来源于皮肤、皮肤附件、皮下组织等表浅软组织的肿瘤。

（一）皮肤乳头状瘤

是表皮乳头样结构的上皮增生所致，同时向表皮下乳头状伸延，易恶变为皮肤癌。

（二）皮肤癌

常见为基底细胞癌与鳞状细胞癌，多见于头面及下肢。

（三）黑痣与黑色素瘤

痣为良性色素斑块，有皮内痣、交界痣和混合痣；黑色素瘤为高度恶性肿瘤，发展迅速。

（四）血管瘤

按血管瘤结构分为三种。

1. 毛细血管瘤　多见于婴儿，一般出生后即有，开始时为皮肤红点或小红斑，可迅速增大。全身各部位皮肤均可发生，以头面部多见。瘤体呈鲜红或紫红色，大小不一，形态不规则，边界清楚，表面平坦或隆起，压之褪色，放手后恢复原状。

早期瘤体小可手术切除，或用液氮冷冻。X 射线外照射或激光治疗，可使毛细血管栓塞、瘤体萎缩。

2. 海绵状血管瘤　由内皮细胞增生构成血管延长扩张并汇集一处而成。多数生长于皮下组织内，也可在肌内、肌间内，少数可在骨等部位。形态、质地酷似海绵。瘤体由扩张的静脉和血管窦构成，呈暗红或紫蓝色，柔软界清，具有压缩性和膨胀性，无搏动性杂音。可并发出血、感染或溃烂。

小的海绵状血管瘤可用硬化剂（5%鱼肝油酸钠或40%尿素）注射治疗；或手术切除、冷冻治疗。

3. 蔓状血管瘤　由较粗的迂曲血管构成，大多数是静脉，也可有动脉或动静脉瘘。常发生在皮下和肌肉内，也常侵入骨组织，范围较大。血管瘤外观有蜿蜒的血管，有明显的压缩性和膨胀性，可听到血管杂者。有时可触及硬结（为血栓和血管周围炎所致）。下肢皮肤可因营养障碍而变薄、着色或破溃出血，累及肌肉群时可影响功能，累及骨组织的青少年，肢体可增长、增粗。

应争取手术切除,术前应行血管造影检查,以估计手术范围及手术难度。

（五）脂肪瘤

大多数位于皮下组织内,为局限性肿块。好发于肩、背、臂、腹壁等部位。也有多发性以四肢及背部多见。

1.临床特点 肿块生长缓慢,无疼痛,呈圆形或扁圆形,质软富有弹性,边界清楚,与皮肤不粘连、表面皮肤正常,基底较广泛,有时呈分叶状。

2.治疗 无症状者可不进行处理。深部脂肪瘤有恶变的可能,应及时切除。

（六）纤维瘤及纤维瘤样变

位于皮肤及皮下纤维组织肿瘤,瘤体不大,质硬,生长缓慢。

（七）神经纤维瘤

包括神经鞘瘤与神经纤维瘤。前者由鞘细胞组成,后者为特殊软纤维。

（八）皮样囊肿

囊肿好发于眉梢和颅骨骨缝处。治疗方法是手术切除。

（九）皮脂腺囊肿

旧称"粉瘤"。因皮脂腺导管阻塞后内容物潴留所形成,其内容物似豆渣,并非真性肿瘤。常发生在成人的头、面、背或臀部。

1.临床特点

（1）呈圆形、边界清楚,基底可推动,与皮肤粘连,有囊性感,中央处有时可见黑色毛囊孔,挤压或破溃后流出白色皮脂。

（2）生长缓慢,无症状。并发感染时,囊肿表现和周围有炎性反应,局部疼痛、红肿和触痛,破溃或切开引流有脓性豆渣样内容物,炎症消退后破溃处可愈合,囊肿又重新充盈。

2.治疗 手术完全切除囊肿。若手术残留囊壁组织,可再形成囊肿。并发感染时可先抗感染治疗,待炎症消退后再择期手术切除。

（十）表皮样囊肿

为外伤所致表皮进入皮下生长形成的囊肿。

（十一）腱鞘或滑液囊肿

非真性肿瘤,由表浅滑囊经慢性劳损诱致。多见于手腕、足背肌腱或关节附近,边缘表面光滑,较硬。

练习题

一、名词解释

体表肿瘤

二、填空题

浅表血管瘤按其结构可分为3类,即_____、_____、_____。

三、单项选择题

1. 有关神经纤维腺瘤,下列哪项是错误的____。
   A. 肿瘤常多发,沿神经干分布　　B. 为良性,极少复发
   C. 手术时必须切除囊壁,否则易复发　　D. 皮肤常有色素沉着
   E. 肿瘤大小不一,一般不等

2. 毛细血管瘤的特征,下列错误的是____。
   A. 大多为错构瘤
   B. 多于一年内停止生长或消退
   C. 境界分明,压之褪色,松手后恢复红色
   D. 多见于婴儿,大多为女性
   E. 外观常见蜿蜒的血管

3. 恶性程度最高的体表肿瘤是____。
   A. 皮肤乳头状癌　　B. 皮肤鳞状细胞癌
   C. 恶性黑色素瘤　　D. 纤维肉瘤
   E. 皮肤基底细胞癌

4. 关于皮下脂肪瘤,下列哪项不正确____。
   A. 常易多发　　B. 边界清楚
   C. 若无症状,可不进行处理　　D. 有假性波动感
   E. 发展迅速

5. 哪项不是皮脂囊肿的表现____。
   A. 多见于皮脂腺分布密集的部位　　B. 中央有被堵塞的腺口,呈一小黑点
   C. 易继发感染　　D. 多有压痛
   E. 内容物呈"豆腐渣"样

参考答案

一、名词解释

体表肿瘤:是指来源于皮肤、皮肤附件、皮下组织等表浅软组织的肿瘤。

二、填空题

毛细血管瘤　海绵状血管瘤　蔓状血管瘤

三、单项选择题

1. C　2. E　3. C　4. E　5. D

第十七章
颅内压增高症

内容精要

一、概述

颅内压增高是颅脑损伤、脑肿瘤、脑出血、脑积水和颅内炎症等疾病所导致的颅腔内容物体积增加或颅腔容积缩小,颅内压持续在 2 kPa(200 mmH$_2$O)以上,从而引起相应的临床综合征。

(一)病因

1.颅腔内容物的体积增大。

2.颅内占位性病变使颅内空间相对变小。

3.先天性畸形使颅腔的容积变小。

(二)病理生理

急性颅内压增高患者早期可出现血压升高、心跳脉搏缓慢、呼吸加深变慢,继而出现血压下降、脉搏细速、呼吸节奏紊乱甚至呼吸停止,称为库欣(Cushing)反应。

(三)分类

1.根据病因不同,颅内压增高分为2类

(1)弥漫性颅内压增高。

(2)局灶性颅内压增高。

2.根据病变发展的快慢不同,颅内压增高可分为3类

(1)急性颅内压增高。

(2)亚急性颅内压增高。

(3)慢性颅内压增高。

(四)临床表现

1.三主征

(1)头痛。

(2)呕吐。

(3)视乳头水肿。

2.意识障碍

3.其他症状及体征

（五）诊断

首选 CT 检查。

（六）治疗原则

1.一般处理　略。

2.病因治疗　这是治疗颅内压增高的根本方法。

3.对症治疗　①脱水疗法：静脉注射制剂,20% 甘露醇（首选药物）等。②激素应用。③冬眠低温疗法。

二、脑疝

脑疝：颅内某分腔有占位性病变,该分腔的压力比邻近分腔的压力高,压力差使脑组织由高压区向低压区移位,从而形成一系列严重的临床综合征。

（一）常见病因

形成脑疝的根本条件是颅内各分腔压力不均衡。

（二）脑疝的分类

临床表现及鉴别

1.小脑幕切迹疝　又称为颞叶钩回疝,常由幕上病变引起。

2.枕骨大孔疝　又称为小脑扁桃体疝,多由幕下病变引起。

3.小脑幕切迹疝与枕骨大孔疝的鉴别

（1）小脑幕切迹疝　意识障碍发生早,患侧瞳孔逐渐散大,对侧肢体病理征阳性。

（2）枕骨大孔疝　早期发生呼吸循环骤停,意识障碍发生较晚。

练 习 题

一、名词解释

1.颅内压增高　2.库欣反应　3.脑疝　4.小脑幕切迹疝

二、填空题

1.成人正常颅内压为_____,儿童正常颅内压为_____。

2.颅内压增高的典型表现称为颅内压增高三主征,包括_____、_____和_____,其中_____是诊断颅内压增高重要的客观依据。

3.小脑幕切迹疝出现患侧瞳孔散大是由于患侧_____神经受海马沟回的压迫。

三、选择题

（一）单项选择题

1.急性颅内压增高时患者早期生命体征改变为_____。

　A.血压升高,脉搏变缓,脉压变小　　　　　　B.血压升高,脉搏增快,脉压增大

C.血压降低,脉搏变缓,脉压变小   D.血压降低,脉搏增快,脉压变小

E.血压升高,脉搏变缓,脉压增大

2. 下列不属于枕骨大孔疝常见症状的是____。

  A.剧烈头痛、呕吐   B.颈项强直

  C.早期出现一侧瞳孔散大   D.意识障碍

  E.呼吸骤停发生早

3. 小脑幕切迹疝最有意义的临床定位体征是____。

  A.患侧肢体活动减少或消失   B.对侧腹壁反射消失

  C.患侧瞳孔散大   D.对侧肢体腱反射亢进

  E.患侧下肢病理反射

4. 易造成小脑幕切迹疝的疾病是____。

  A.颅内动脉瘤   B.颅后窝肿瘤

  C.脑挫裂伤   D.脑膜膨出

  E.神经系统炎症

5. 患者,女,69 岁。有 20 年高血压病史。剧烈活动后突然昏迷,已发生脑疝,应首先采取的急救措施是____。

  A.开颅手术   B.腰穿放脑脊液

  C.开颅瓣减压   D.静脉注射 50% 葡萄糖

  E.静脉注射甘露醇

6. 诊断颅内占位病变,首选的检查方法是____。

  A.头颅 CT   B.头颅 X 射线平片

  C.脑电图   D.脑血管造影

  E.气脑造影

7. 下列哪些不是颅内压增高者的呕吐特点____。

  A.常为喷射状   B.多在头痛剧烈时出现

  C.常与饮食有关   D.常为严重颅内高压唯一早期症状

  E.幕下肿瘤者发生率较高

8. 形成脑疝的根本条件是____。

  A.颅内压增高   B.腰穿放液过快过多

  C.过量快速输入盐水   D.高位保留灌肠

  E.颅腔内各分腔压力失去均衡

9. 枕骨大孔疝与小脑幕切迹疝的主要鉴别点在于____。

  A.头痛剧烈   B.呕吐频繁

  C.脉搏加快,血压升高   D.躁动不安

  E.呼吸骤停在早期出现

10. 颅内压增高时颅内压的调节主要通过____。

  A.脑组织从高压区向低压区部分移位   B.脑静脉血被排挤到颅腔外

  C.颅腔内脑脊液量的减少   D.脑血管的自动调节

E.脑组织被压缩

11.关于颅内压增高患者入院后的一般处理,下列____是错误的。

 A.头痛、烦躁者用镇静止痛剂   B.抽搐者用抗癫痫药

 C.呕吐频繁者暂禁食用脱水剂   D.昏迷、痰多者行气管切开吸痰

 E.便秘者用肥皂水行高压灌肠

12.导致颅内压增高的因素应排除____。

 A.位于中线及后颅窝的病变常伴脑积水 B.脑脓肿因炎性病变伴有明显脑水肿

 C.老年人伴脑萎缩及脑动脉硬化   D.颅内占位性病变发展速度较快

 E.因肺部感染,出现高热、缺氧

13.关于小脑幕切迹疝的临床表现,下列____是错误的。

 A.剧烈头痛、频繁呕吐并有烦躁不安

 B.颈项强直,生命体征紊乱,没有瞳孔改变而出现呼吸骤停

 C.有进行性意识障碍

 D.由一侧瞳孔散大发展到双侧瞳孔散大

 E.有瞳孔散大侧的对侧肢体运动障碍

(二)多项选择题

1.颅内压增高的主要治疗措施应包括____。

 A.病因治疗   B.大量补入含钠液体

 C.优先镇静、止痛   D.脱水治疗

 E.控制水与钠的入量

2.枕骨大孔疝的临床表现包括____。

 A.剧烈头痛   B.反复呕吐

 C.意识改变出现早   D.可没有瞳孔的改变

 E.呼吸骤停发生早

3.下面哪种情况可以导致颅内压增高____。

 A.颅内慢性肉芽肿   B.脑组织缺血、缺氧

 C.脑脊液循环通路受阻   D.颅骨外生性骨瘤

 E.颅骨广泛性凹陷性骨折

四、问答题

颅内压增高的典型临床表现有哪些?

参考答案

一、名词解释

1.颅内压增高:是指由于脑损伤、脑出血、脑肿瘤、颅内炎症等疾病导致颅腔内容物体积增加或颅腔容积缩小,颅内压持续在 2 kPa(200 mmH$_2$O)以上,从而引起的临床综合征。

2.**库欣反应**:急性颅内压增高的患者出现血压下降、脉搏细速、呼吸紊乱甚至呼吸停止,这种表现称为库欣反应。

3.**脑疝**:颅内某分腔有占位性病变,该分腔的压力比邻近分腔的压力高,压力差使脑组织由高压区向低压区移位,从而形成一系列严重的临床综合征。

4.**小脑幕切迹疝**:又称颞叶钩回疝,当一侧幕上压力持续增高时,该侧颞叶的脑组织(钩回、海马回)疝入小脑幕裂孔下方,可压迫中脑和牵扯同侧动眼神经。

二、填空题

1.0.7~2.0 kPa(70~200 mmH$_2$O)　0.5~1.0 kPa(50~100 mmH$_2$O)

2.头痛　呕吐　视乳头水肿　头痛

3.动眼

三、选择题

(一)单项选择题

1.E　2.C　3.C　4.B　5.E　6.A　7.C　8.E　9.E　10.C　11.E　12.C　13.B

(二)多项选择题

1.ADE　2.ABDE　3.ABCE

四、问答题

①头痛是颅内压增高最常见的症状。②呕吐可呈喷射性,常发生在头痛剧烈时,呕吐后头痛可缓解。③视乳头水肿。

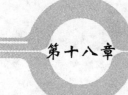

第十八章

颅脑损伤

内容精要

一、概述

(一)分类

按颅腔是否与外界沟通分为开放性损伤和闭合性颅脑损伤。

(二)损伤程度分级

格拉斯哥昏迷评分(GCS,Glasgow Coma Scale):根据睁眼、语言和动作三个方面的反应来评分,最高15分,最低3分。15分表示正常,13~14分为轻度脑损伤,9~12分为中度脑损伤,3~8分为重度脑损伤,总分越低,表明意识障碍越重。

二、头皮损伤

(一)头皮血肿

1. 分类

按血肿出现于头皮内的具体层次可分为皮下血肿、帽状腱膜下血肿和骨膜下血肿。

2. 临床表现

	皮下血肿	帽状腱膜下血肿	骨膜下血肿
血肿位置	皮下组织	帽状腱膜与骨膜中间	骨膜与颅骨之间
血肿范围	小而局限	大而广泛,可波及整个头皮	血肿止于骨缝
血肿硬度	较硬	较软,有明显的波动感	张力大,波动感不明显

3. 治疗原则

(1)小的血肿1~2周左右可自行吸收,不必特殊处理。

(2)较大的血肿早期可冷敷和加压包扎,为了避免感染,一般不必穿刺抽吸。

(3)头皮血肿继发感染者,切开排脓;儿童巨大头皮血肿出现贫血或血容量不足时,可输血治疗。

（4）处理头皮血肿时,应着重考虑是否有颅骨损伤、脑损伤的可能。

（二）头皮裂伤

血运丰富,出血较多,一期缝合时限可放宽至24 h。

（三）头皮撕脱伤

治疗上应在压迫止血、防止休克、清创、抗感染前提下行中厚皮片植皮术。

三、颅骨骨折

（一）颅盖骨折

1.定义 颅骨受外界暴力导致颅盖骨的完整性和连续性中断。

2.诊断 颅盖骨以线性骨折最为常见,主要依靠病史及颅骨 X 射线片。

3.治疗原则 一般线性骨折不必特殊处理,若有特殊情况,则需要手术治疗。

（二）颅底骨折

1.定义 颅骨受外界暴力导致颅底骨的完整性和连续性中断,多为线性骨折,根据部位可分为颅前窝、颅中窝、颅后窝骨折。

2.临床表现

（1）颅前窝骨折 脑脊液鼻漏,熊猫眼征(眶周瘀血斑)。

（2）颅中窝骨折 脑脊液鼻漏,脑脊液耳漏。

（3）颅后窝骨折 乳突部皮下瘀血。

3.诊断 颅底骨折的诊断依据主要靠临床表现。

4.治疗原则

（1）一般不必特殊治疗,应着重观察有无脑损伤、脑脊液漏等。

（2）合并脑脊液漏时视为开放性颅脑损伤,应预防感染。取半坐卧位,给予抗生素,严禁堵塞或冲洗,禁做腰穿,避免用力咳嗽、打喷嚏。

（3）脑脊液漏超过4周不自愈者,可行漏修补术。

四、脑损伤

（一）脑震荡

1.定义 表现为一过性的脑功能障碍,无肉眼可见的神经病理改变,显微镜下可见神经结构紊乱。

2.临床表现

（1）意识障碍 时间短暂,一般不超过30 min。

（2）逆行性遗忘 指清醒后大多不能回忆起受伤当时及伤前一段时间内发生的事情。

（3）自主神经功能紊乱。

（4）神经系统检查无阳性体征。

3.治疗原则　卧床休息,对症治疗,镇静止痛,监测生命体征和神经系统功能。

（二）脑挫裂伤

1.定义　头部外伤后,脑组织实质性损伤,脑实质点片状出血、水肿、坏死。

2.临床表现

（1）意识障碍　伤后立即昏迷,时间较长,一般超过30 min。

（2）局灶性症状体征。

（3）生命体征改变。

3.诊断　首选CT检查。

4.治疗

五、外伤性颅内血肿

（一）概述

1.按血肿的来源和部位分为硬膜外血肿、硬膜下血肿、脑内血肿。

2.按受伤后至血肿出现的时间可分为急性血肿（<3 d）、亚急性血肿（3 d~3 周）、慢性血肿（>3 周）。

（二）硬膜外血肿

1.定义　头部外伤后,血肿积聚在硬脑膜和颅骨之间,常与颅骨骨折有关。出血来源:脑膜中动脉最常见。

2.临床表现

（1）意识障碍　可有如下3种表现。

1）中间清醒期　是指受伤后立即昏迷,然后清醒或意识好转一段时间再出现昏迷,中间清醒期的长短取决于原发性脑损伤的轻重和出血速度。

2）意识障碍进行性加重　见于原发性脑损伤较重或血肿形成迅速者。

3）无原发昏迷　见于原发脑损伤较轻者。

（2）颅内压增高　严重时可出现脑疝表现。

（3）神经系统体征。

3.诊断　首选CT,CT检查颅骨内板和脑表面之间有双凸镜形或弓形高密度影。

4.治疗原则

（1）内科治疗　监测生命体征,保持呼吸道通畅,吸氧,降颅压等,对症治疗,营养支持。

（2）外科治疗　多采用骨瓣开颅硬膜外血肿清除术,偶尔也可采用钻孔引流术。

（二）硬膜下血肿

1.定义　头部外伤后,脑皮质动静脉或桥静脉撕裂,血肿积聚于硬膜下腔。

2.临床表现

（1）意识障碍　受伤后昏迷,无中间清醒期,意识障碍进行性加深,瞳孔进行性散大。

（2）颅内压增高　严重时可出现脑疝症状。

（3）神经功能障碍。

3.诊断

(1)急性硬膜下血肿 首选 CT 检查,可见颅骨内板下新月状高密度影,参考病史和临床表现。

(2)慢性硬脑膜下血肿

4.治疗原则

(1)内科治疗

(2)外科治疗 多采用钻孔冲洗引流术,若血肿呈血凝块,也可采用骨瓣开颅硬膜下血肿清除术。

(二)脑内血肿

1.定义 指脑实质内的血肿,急性期 CT 检查可见脑内圆形或不规则高密度影。

2.颅内血肿的手术指征 略。

练习题

一、名词解释

1.脑震荡 2.逆行性遗忘 3.中间清醒期

二、填空题

1.按颅腔是否与外界相通,颅脑损伤可以分为_____和_____。

2.诊断颅盖骨骨折的主要依据是_____,诊断颅底骨折的主要依据是_____。

3.脑震荡意识障碍时间一般不超过_____min。

4.外伤性颅内血肿按伤后血肿症状出现的时间可分为_____、_____和_____。

5.硬膜外血肿出血的主要动脉是_____。

6.头皮血肿按出现于头皮内的具体层次可分为_____、_____和_____。

三、选择题

(一)单项选择题

1.患者,男。车祸伤及头部,受伤后出现左侧鼻唇沟变浅,鼻出血,左耳听力下降,左外耳道流出淡血性液体。诊断应首先考虑____。

    A.颅前窝骨折   B.颅中窝骨折

    C.颅后窝骨折   D.左颞骨骨折

    E.脑震荡

2.处理头部创伤时,必须遵循的外科原则是____。

    A.头皮下出血点必须一一结扎

    B.尽量切除可能污染的头皮创缘组织

    C. 伤口一律全层缝合

    D. 大块的头皮缺损只能留作二期处理

    E. 清创术应争取在 8 h 内进行,一般不得超过 24 h

3. 外伤性颅内血肿形成后,其严重性在于____。

    A. 由对冲性脑损伤所致广泛的额颞部受累

    B. 血肿位于白质深部

    C. 脑膜中动脉受损,出血速度快

    D. 引起颅内压增高而导致脑疝

    E. 伴发脑水肿的程度

4. 患者,男,21 岁。车祸头部外伤,昏迷 30 min 后清醒,查体神志清楚,右颞头皮血肿,神经系统检查无阳性表现。入院观察,5 h 后又转入昏迷,伴右侧瞳孔逐渐散大,左侧肢体瘫痪。临床诊断应首先考虑是____。

    A. 脑挫伤   B. 脑内血肿

    C. 脑水肿   D. 急性硬脑膜下积液

    E. 急性硬脑膜外血肿

5. 头部外伤后,最常扪及头皮下波动的是____。

    A. 皮下血肿   B. 帽状腱膜下血肿

    C. 骨膜下血肿   D. 皮下积液

    E. 皮下积脓

6. 亚急性血肿是指受伤后至血肿症状出现的时间为____。

    A. <3 d   B. 3 d～3 个月

    C. 3 d～3 周   D. >3 周

    E. >3 个月

7. 下列哪项不是诊断脑震荡的依据____。

    A. 受伤后立即出现意识障碍

    B. 受伤后逆行性遗忘

    C. 意识障碍期间可有皮肤苍白、血压下降、呼吸浅慢

    D. 清醒后头痛,恶心,呕吐

    E. 脑脊液红细胞阳性

8. 抢救颅内血肿患者,最根本的措施是____。

    A. 20% 甘露醇 250 ml 快速静脉滴注   B. 气管切开,减轻脑水肿

    C. 清除血肿   D. 人工冬眠及物理降温

    E. 去骨瓣减压

9. 颅前窝骨折最易损伤的颅神经是____。

    A. 嗅神经   B. 面神经

    C. 三叉神经   D. 外展神经

    E. 滑车神经

10. 患者,男,50 岁。2 h 前木棒击伤左颞部,受伤后头痛,呕吐,1 h 前意识不清,查体

中度昏迷,左瞳散大,右侧肢体病理征(+),诊断应考虑为____。

 A.颅骨凹陷骨折伴脑疝   B.硬膜下血肿伴脑疝

 C.硬膜外血肿伴脑疝   D.脑损伤伴脑疝

 E.原发脑干损伤

11.有一名患者,脑损伤后6 h,意识清楚,头痛,下列哪项处理原则不可取____。

 A.意识清楚,故回家观察   B.观察意识、瞳孔、生命征等变化

 C.进行头颅 CT 检查   D.对症处置

 E.向家属交代有迟发性颅内血肿的可能

12.有一名脑外伤患者,CT 示右颞部梭形高密度影像,脑室中线受压移位,其诊断
 是____。

 A.脑挫伤   B.硬膜下血肿

 C.硬膜外血肿   D.脑内血肿

 E.高血压脑出血

13.有一名脑外伤患者,CT 示右额颞顶部新月状高密度影像,其诊断为____。

 A.急性硬膜外血肿   B.急性硬膜下血肿

 C.慢性硬膜下血肿   D.脑内血肿

 E.高血压脑出血

14.头皮血肿的处理原则,正确的是____。

 A.均要用切开引流

 B.均要用穿刺抽除积血加压包扎

 C.采用局部适当加压包扎

 D.巨大头皮血肿易引起中线移位,故应用脱水治疗

 E.均要静脉输血抢救休克

15.颅底骨折患者,忌做腰椎穿刺和耳鼻堵塞,其目的是

 A.防止颅内继发感染   B.防止颅内压增高

 C.防止头痛   D.防止脑疝形成

 E.以上都不是

16.下列哪项是前颅窝骨折的临床表现____。

 A.熊猫眼,鼻孔血性脑脊液漏   B.局限性癫痫,一侧肢体瘫痪

 C.在颞顶部压痛   D.乳突、枕下部皮下瘀血

 E.耳道血性脑脊液漏

17.治疗大型帽状腱膜下血肿的最好方法是____。

 A.待其自行吸收   B.用止血药,加压包扎

 C.穿刺抽血,防止感染   D.切开引流,防止感染

 E.穿刺抽血后加压包扎,防止感染

18.一学生在上学途中被自行车撞倒,右颞部着地,当时不省人事达 20 min,醒后轻
 微头痛,四肢活动自如,次日感头痛加重,呕吐数次,嗜睡而来就诊。下列____处
 理最好。

A. 给予镇痛处理,休息 1 周   B. 给予止呕处理,休息 1 周

C. 口服镇痛、激素药物,休息 1 周   D. 给予口服脱水、利尿药

E. 给予脱水利尿治疗,同时进一步检查

19. 急性硬脑膜外血肿患者中间清醒期的长短主要取决于____。

     A. 原发性脑损伤的轻重   B. 出血的来源

     C. 血肿的部位   D. 血肿形成的速度

     E. 血肿量的大小

20. 关于 GCS 计分法的概述,下列是错误的? ____。

     A. 总分最高 15 分,最低 3 分

     B. 总分越低,表明意识障碍越重

     C. 总分越高,则预后越好

     D. 总分在 8 分以上表示已有昏迷

     E. 总分由低分向高分转化说明病情在好转中

(二) 多项选择题

1. 防治脑水肿的措施有____。

     A. 静脉滴注利尿、脱水剂   B. 应用皮质激素

     C. 限制进水量   D. 应用能量合剂

     E. 静脉给予高渗盐水

2. 对颅底骨折合并脑脊液漏者,下列哪些处理是错误的____。

     A. 加强抗生素应用   B. 鼻、耳禁查、禁堵、禁冲洗

     C. 破伤风抗毒素的应用   D. 脑脊液长期漏出者,采用填塞

     E. 颅底拍片以确定骨折线范围

3. 对脑震荡的处理,下列____是正确的。

     A. 休息 1~2 周   B. 对症治疗

     C. 吗啡镇痛   D. 观察生命体征

     E. 做好心理治疗

4. 急性颅脑损伤的手术原则是____。

     A. 清除血肿,降低颅内压,防止脑疝

     B. 开放性颅脑损伤应彻底清创,并转变成闭合性损伤

     C. 清创在 72 h 内进行

     D. 有脑疝者应尽快手术

     E. 严重的脑挫裂伤可行去骨瓣减压

四、问答题

1. 颅顶骨凹陷性骨折的手术指征是什么?

2. 脑震荡的临床表现是什么?

五、病例分析

患者,男,23 岁。因骑车行进中被汽车撞倒,右颞部着地半小时,到急诊就诊,患者摔

倒后曾有约 5 min 的昏迷,清醒后,自觉头痛,恶心。血压 19～11 kPa(139～80 mmHg),脉搏 80 次/min,神经系统检查未见阳性体征。头颅平片提示右额颞线形骨折。遂将患者急诊留观。在随后 2 h 中,患者头疼逐渐加重,伴呕吐,烦躁不安,进而出现意识障碍。体检:体温 38 ℃,血压 21～13 kPa(160/100 mmHg),脉率 60 次/min,呼吸 18 次/min,浅昏迷,左侧瞳孔 3 mm,对光反射存在;右侧瞳孔 4 mm,对光反应迟钝。左鼻唇沟浅,左侧巴宾斯基征阳性。

根据上面病例写出诊断及诊断依据、鉴别诊断、进一步检查及治疗措施。

参考答案

一、名词解释

1. 脑震荡:表现为一过性脑功能障碍,无肉眼可见的神经病理改变,显微镜下可见神经结构紊乱。

2. 逆行性遗忘:指脑震荡患者清醒后大多不能回忆起受伤当时及伤前一段时间内发生的事情。

3. 中间清醒期:指硬膜外血肿的患者受伤后昏迷-清醒-再昏迷的过程。

二、填空题

1. 开放性颅脑损伤　闭合性颅脑损伤

2. X 射线　临床表现

3. 30

4. 急性血肿(<3 d)　亚急性血肿(3 d～3 周)　慢性血肿(>3 周)

5. 脑膜中动脉

6. 皮下血肿　帽状腱膜下血肿　骨膜下血肿

三、选择题

(一)单项选择题

1. B　2. E　3. D　4. E　5. B　6. C　7. E　8. C　9. A　10. C　11. A　12: C　13. B　14. C　15. A　16. A　17. E　18. E　19. D　20. D

(二)多项选择题

1. ABC　2. CDE　3. ABDE　4. ABCDE

四、问答题

1. ①骨折片压迫脑重要的功能区,引起感觉、运动或癫痫;②合并脑损伤或大面积的骨折片凹陷导致颅内压增高者;③凹陷深度>1 cm;④开放性粉碎性骨折,碎骨片易感染,要清创复位者;⑤静脉窦处凹陷性骨折,若未引起神经受损或颅内压增高,即使陷入较深,也不可轻易手术。

2. ①意识障碍伤后立即出现,可为神志不清或完全昏迷,持续数秒或数分钟,一般不超过 30 min。②逆行性遗忘指脑震荡患者清醒后大多不能回忆起受伤当时及伤前一段时间内发生的事情。③自主神经功能紊乱,面色苍白,出汗,脉细速,呼吸浅慢,血压下降,肌张力降低等。④神经系统检查无阳性体征。

五、病例分析

（一）诊断及诊断依据

1. 诊断　右额颞急性硬膜外血肿。

2. 诊断依据

（1）有明确的外伤史。

（2）有典型的中间清醒期。

（3）头部受力点处有线形骨折。

（4）出现进行性颅内压增高并发脑疝。

（二）鉴别诊断

急性硬膜下血肿及颅内血肿都有外伤史;血肿多出现于对冲部位;意识障碍持续加重;明确诊断靠 CT 检查。

（三）进一步检查

头颅 CT 平扫。

（四）治疗原则

急诊行开颅血肿清除术。

第二十章

颈部疾病

内容精要

一、单纯性甲状腺肿(又称地方性甲状腺肿)

1. 常见病因　缺碘。

2. 临床表现与诊断　①好发人群:多在青春期、妊娠期,在缺碘地区尤为明显。②甲状腺肿大:早期为弥漫性肿大,甲状腺的轮廓尚可辨认,触之质软光滑。③压迫症状:甲状腺肿大所致。如压迫气管、食管、喉返神经等,从而产生呼吸困难、声音嘶哑等症状,甚至产生 Horner 综合征。④实验室检查:血清 T_3、T_4 含量有助于诊断。

3. 治疗　①预防性使用碘盐;②生理性甲状腺肿,可多食含碘丰富的食物(海带、紫菜等);③药物治疗:甲状腺素片;④必要时手术。

二、甲状腺功能亢进的外科治疗

(一)分类和特点

按甲状腺功能亢进的原因可分为三类。

1. 原发性甲状腺功能亢进　最常见,称为 Graves 病,20~40 岁多发,腺体肿大为弥漫性,两侧对称,常伴有眼球突出。

2. 继发性甲状腺功能亢进　较少见,多继发于结节性甲状腺肿的甲状腺功能亢进,40 岁以上多见。

3. 高功能腺瘤　少见,甲状腺内有单发的自主性高功能结节。

(二)手术治疗适应证和禁忌证

1. 适应证　①继发性甲状腺功能亢进或高功能腺瘤;②中度以上的原发性甲状腺功能亢进;③腺体较大,伴有压迫症状,或胸骨后甲状腺肿等类型甲状腺功能亢进;④抗甲状腺药物治疗后复发者或坚持长期用药有困难者。妊娠早期、妊娠中期(6 个月以内)的甲状腺功能亢进患者凡具有上述指征者,仍应考虑手术治疗。

2. 禁忌证　青少年患者症状较轻者;老年患者或有严重器质性疾病不能耐受手术者。

（三）手术前准备和手术后处理

1.手术前准备

（1）测定基础代谢率。

（2）进行必要的术前检查。

（3）药物准备　是术前用于降低基础代谢率的重要环节。有两种方法：

1）硫氧嘧啶类药物加碘剂。碘剂的作用是：①抑制甲状腺素的释放，控制甲状腺功能亢进的症状；②减少甲状腺的血流，使腺体缩小变硬，便于手术。凡不准备施行手术者，不要服用碘剂。

2）普萘洛尔，用于碘过敏、硫氧嘧啶类药物副作用大或经前两种药物治疗心率仍在90次/min以上者。甲状腺功能亢进手前准备完成的指标：①患者情绪稳定；②脉率稳定于90次/min以内；③基础代谢率在20%以下；④睡眠良好；⑤体重增加。

2.术后处理　主要是术后并发症的防治。

（1）术后呼吸困难和窒息　是术后最常见、最危急的并发症。常见原因为：①切口内出血压迫气管较多见；②喉头水肿；③气管塌陷；④双侧喉返神经损伤。临床表现为进行性呼吸困难、烦躁、发绀，甚至发生窒息，此时，必须及时剪开缝线，敞开切口，迅速除去血肿；无改善者，则应立即施行气管插管或气管切开。

（2）喉返神经损伤　大多是因手术不慎将喉返神经切断、缝扎或挫夹、牵拉而造成永久性或暂时性损伤所致。一侧喉返神经损伤时，大都引起声嘶。双侧喉返神经损伤时，可导致失音或严重的呼吸困难，甚至窒息，应立即进行气管切开。

（3）喉上神经损伤　若损伤外支，会使环甲肌瘫痪，引起声带松弛、音调降低。内支损伤时，则喉部黏膜感觉丧失，进食（特别是饮水）时，容易误咽而发生呛咳。一般理疗可自行恢复。

（4）手足抽搐　因手术时误伤及甲状旁腺或其血液供给受累，术后1～3d出现手足抽搐。抽搐发作时，立即静脉注射10%葡萄糖酸钙或氯化钙10～20 ml。

（5）甲状腺危象　多由术前准备不充分所致。

练习题

一、名词解释

1.单纯性甲状腺肿　2.原发性甲状腺功能亢进

二、填空题

1.引起单纯性甲状腺肿的主要因素是_____。

2.根据甲状腺功能亢进的病因可分为_____、_____、_____三大类。

3.甲状腺大部分切除术喉上神经外侧支损伤时出现_____，内侧支损伤时出现_____。

4.甲状腺大部分切除手术引起一侧喉返神经损伤时可出现_____，双侧喉返神经损伤时可出现_____。

5. 甲状腺功能亢进手术最多发、最危险的并发症是_____。

6. 甲状腺功能亢进手术后出现甲状腺危象常见的原因是_____。

三、选择题

（一）单项选择题

1. 下列哪项不宜施行甲状腺大部切除术____。
   A. 中度原发甲状腺功能亢进　　　　B. 继发甲状腺功能亢进
   C. 青少年甲状腺功能亢进　　　　　D. 妊娠早期的甲状腺功能亢进
   E. 高功能腺瘤

2. 甲状腺大部切除术，最危急的并发症是____。
   A. 甲状旁腺损伤　　　　　　　　　B. 甲状腺危象
   C. 喉返神经损伤　　　　　　　　　D. 呼吸困难和窒息
   E. 喉上神经损伤

3. 甲状腺大部切除术后，出现声音嘶哑的主要原因是____。
   A. 迷走神经损伤　　　　　　　　　B. 喉上神经损伤
   C. 局部血肿压迫　　　　　　　　　D. 喉返神经损伤
   E. 喉头水肿

4. 甲状腺大部切除术后并发症中，下列哪项是错误的____。
   A. 手足抽搐　　　　　　　　　　　B. 膈肌麻痹
   C. 阻塞性呼吸困难　　　　　　　　D. 声音嘶哑
   E. 误咽

5. 甲状腺大部分切除，一侧喉返神经损伤可引起____。
   A. 饮水呛咳　　　　　　　　　　　B. 声音低钝
   C. 手足抽搐　　　　　　　　　　　D. 声音嘶哑
   E. 失音

6. 甲状腺功能亢进手术中两侧喉返神经损伤可出现____。
   A. 声音低钝　　　　　　　　　　　B. 呼吸困难或窒息
   C. 手足抽搐　　　　　　　　　　　D. 声音嘶哑
   E. 失音

7. 喉上神经内侧支被误伤可引起____。
   A. 手足抽搐　　　　　　　　　　　B. 声音低钝
   C. 误咽　　　　　　　　　　　　　D. 声音嘶哑
   E. 失音

8. 某患者甲状腺大部分手术切除后 1 d，患者手足抽搐，考虑为甲状旁腺损伤时处理方法是立即____。
   A. 测定血清钙浓度　　　　　　　　B. 口服钙剂
   C. 口服二氢速固醇　　　　　　　　D. 静脉注射 10% 葡萄糖酸钙 10~20 ml
   E. 行甲状旁腺移植术

（二）多项选择题

1. 甲状腺功能亢进手术适应证包括____。

    A. 中度以上原发甲状腺功能亢进   B. 妊娠 6 个月以内，半高功能腺瘤

    C. 症状轻的青少年甲状腺功能亢进   D. 甲状腺较大，有明显压迫症状

    E. 继发性甲状腺功能亢进

2. 甲状腺功能亢进手术后并发症有____。

    A. 呼吸困难   B. 甲状腺危象

    C. 喉上神经损伤   D. 喉返神经损伤

    E. 甲状旁腺损伤

3. 引起甲状腺功能亢进手术后呼吸困难的原因有____。

    A. 切开局部血肿压迫气管   B. 手术前准备不充分

    C. 甲状旁腺损伤   D. 喉头水肿

    E. 气管塌陷

四、问答题

1. 简述甲状腺功能亢进手术前准备完成的指标。

2. 甲状腺功能亢进手术的主要并发症有哪些，如何防治？

3. 甲状腺功能亢进患者手术适应证有哪些？

参考答案

一、名词解释

1. 单纯性甲状腺肿：由于饮食环境缺碘引起甲状腺代偿性肿大，可产生压迫症状。

2. 原发性甲状腺功能亢进：也称为 Graves 病，是指在甲状腺双侧对称性肿大的同时，出现功能亢进症状，多发于 20～40 岁，常伴有眼球突出者。

二、填空题

1. 缺碘

2. 原发性甲状腺功能亢进 继发性甲状腺功能亢进 高功能腺瘤

3. 音调降低 误咽

4. 声音嘶哑 呼吸困难或窒息

5. 呼吸困难或窒息

6. 术前准备不充分

三、选择题

（一）单项选择题

1. C 2. D 3. D 4. B 5. D 6. B 7. C 8. D

（二）多选选择题

1. ABDE 2. ABCDE 3. ADE

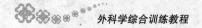

四、问答题

答案见内容精要。

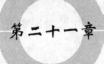

第二十一章

乳腺疾病

内容精要

一、乳房的解剖和生理

腺叶和乳管均以乳头为中心呈放射状排列,因此,乳腺炎手术切口多选择放射状切口。腺叶、小叶和腺泡间有 Cooper 韧带,乳腺癌侵犯此韧带时可引起皮肤凹陷,称酒窝征。

二、乳房检查

1. 体格检查　①视诊。②触诊。
2. 特殊检查　①钼靶 X 射线摄片及干板照相:乳腺癌的 X 射线表现为密度增高的肿块影,边界不规则,或呈毛刺征。②B 型超声结合彩色多普勒检查。③活组织病理检查。

三、急性乳腺炎

是乳腺的急性化脓性感染,多见于初产妇,产后 3～4 周。

(一)病因

①乳汁淤积。②细菌入侵(金黄色葡萄球菌多见)。

(二)临床表现

局部表现为乳房疼痛、局部红肿、发热。随着炎症发展,患者全身可有寒战、高热、脉搏加快,常有患侧淋巴结肿大、压痛。白细胞计数明显增高。晚期可形成乳房脓肿。

(三)诊断要点

1. 乳房局部表现红、肿、热、痛。全身炎症性表现为发热、寒战、疼痛。
2. 血常规示白细胞及中性粒细胞比例增高。
3. 炎症早期乳汁细菌培养或脓肿形成后抽出脓液,细菌培养和药敏试验可有阳性表现。

(四)治疗

1. 治疗原则是消除感染、排空乳汁。
2. 脓肿形成后,主要治疗措施是及时进行脓肿切开引流。乳房脓肿切开引流的注意事项:①在脓肿波动最明显处切开。②切口选择:浅部脓肿按乳管走向做放射状切口,乳房后脓肿、乳晕下脓肿选择弧形切口,防止损伤输乳管而引起乳瘘。③切口要够大,利于分开脓腔间隙,便于引流。④放置引流物,及时更换辅料。⑤出现乳瘘时,及时终止乳汁分泌。

3.患侧停止哺乳,以吸乳器吸尽乳汁。若感染严重或脓肿引流后并发乳瘘,应停止哺乳。

四、乳腺囊性增生病

(一)临床特点

本病是乳腺实质的良性增生,伴乳管囊性扩张。突出的表现是与月经周期有关的乳房胀痛和肿块。

(二)治疗

主要是对症治疗,可用中药或中成药调理。当局部病灶有恶性病变可疑时,应予切除并进行快速病理检查。

五、乳腺癌

(一)高危因素

与月经状况、婚育状况、哺乳史、激素水平、乳腺疾病史遗传和家族史、环境因素等有关。

(二)病理类型

1.非浸润性癌　此型属于早期,预后较好。

2.早期浸润性癌　此型仍属于早期,预后较好。

3.浸润性特殊癌　此型分化一般较高,预后尚好。

4.浸润性非特殊癌　此型一般分化低,预后较上述类型差,且是乳腺癌中最常见的类型。

(三)转移途径

1.局部扩展　癌细胞沿导管或筋膜间隙蔓延,继而侵及 Cooper 韧带和皮肤。

2.淋巴转移　最常见,尤其是同侧腋窝淋巴结,然后侵入锁骨下淋巴结、锁骨上淋巴结。

3.血运转移。

(四)临床表现

早期表现是患侧乳房出现无痛、单发的小肿块,质硬,表面不光滑,与周围组织分界不是很清楚,在乳房内不易被推动。若累及 Cooper 韧带,则出现"酒窝征"。邻近乳头或乳晕的肿瘤因侵入乳管使之缩短,可把乳头牵向肿瘤一侧。若皮下淋巴管被癌细胞堵塞,引起淋巴回流障碍,则出现真皮水肿,皮肤呈"橘皮样"改变。

炎性乳腺癌少见,特点是发展迅速、预后差。局部皮肤可呈炎症样表现,开始时比较局限,不久即扩展到乳房大部分皮肤,皮肤发红、水肿、增厚、粗糙、表面温度升高。

乳头湿疹样乳腺癌(Paget 病)少见,恶性程度低,发展慢。乳头有瘙痒、烧灼感,之后出现乳头和乳晕的皮肤变粗糙、糜烂如湿疹样,进而形成溃疡,有时覆盖黄褐色鳞屑样痂皮。

(五)诊断

结合病史、临床检查以及各种辅助检查可帮助做出诊断,目前认为乳房钼靶摄片是最有效的检查方法。应与下列疾病鉴别:①纤维腺瘤;②乳腺囊性增生病;③浆细胞性乳腺炎;④乳腺结核是由结核杆菌所致乳腺组织的慢性炎症。

(六)治疗

1.手术治疗　①适应证:对病灶仍局限于局部及区域淋巴结的患者,手术治疗是首选。手术适应证为国际临床分期的 0 期、Ⅰ 期、Ⅱ 期及部分 Ⅲ 期的患者。②手术方式:乳腺癌根治术、乳腺癌扩大根治术、乳腺癌改良根治术、全乳房切除术、保留乳房的乳腺癌切除术(手术后必须辅以放射治疗和化学治疗)。

2.化学药物治疗　药物可采用 CMF(环磷酰胺、甲氨蝶呤、氟尿嘧啶)或 CAF(环磷酰胺、阿霉素、氟尿嘧啶)。

3.内分泌治疗　常选用非甾体激素抗雌激素药物(三苯氧胺)。

4.放射治疗　根治性术后应用放射治疗对 Ⅱ 期以后病例可能降低局部复发率。

5.生物治疗　可使用曲妥珠单抗注射液。

练习题

一、名词解释

1.急性乳腺炎　2.炎性乳腺癌

二、填空题

1.引起急性乳腺炎的病因包括_____和_____两个方面。

2.急性乳腺炎脓肿切开引流常选的切口是_____,其目的是为了避免对_____造成损伤而引起乳瘘。

3.乳腺囊性增生病的主要表现是与月经周期有关的_____和_____。

4.乳腺癌的好发部位是乳房的_____象限,早期的主要表现是_____。

三、选择题

(一)单项选择题

1.急性乳腺炎最常见于_____。

　　A.妊娠期妇女　　　　　　　　　B.产后哺乳期妇女

　　C.乳头凹陷妇女　　　　　　　　D.中老年妇女

　　E.更年期妇女

2.急性乳腺炎最常见的致病菌是_____。

A. 溶血性链球菌   B. 肺炎球菌

C. 白色葡萄球菌   D. 厌氧菌

E. 金黄色葡萄球菌

3. 乳房浅部脓肿切开引流,最佳切口应选择为____。

     A. 放射状切口   B. 横切口

     C. "十"字切口   D. "十十"切口

     E. 竖切口

4. 乳房后脓肿切开引流最好采用____。

     A. 乳房表面放射状切口   B. 乳房表面横切口

     C. 乳晕下缘弧形切口   D. 乳房下缘弧形切口

     E. 乳房外侧斜切口

5. 目前确定乳腺肿块性质最可靠的方法是____。

     A. X 射线检查   B. B 型超声

     C. 近红外线扫描   D. 液晶热图像

     E. 活组织病理检查

6. 乳房发生乳腺癌最常见的部位为____。

     A. 乳头部位   B. 内上象限

     C. 外上象限   D. 内下象限

     E. 外下象限

7. 乳头湿疹样乳腺癌是指____。

     A. 乳头湿疹样乳腺癌   B. 炎性乳腺癌

     C. 浆细胞性乳腺炎   D. 乳腺结核病

     E. 男性乳房肥大症

8. 乳癌侵犯乳房悬韧带后引起的皮肤改变为____。

     A. 酒窝征   B. 皮肤变粗糙、糜烂如湿疹样

     C. 橘皮样变   D. 乳房增大、红肿

     E. 铠甲状胸壁

9. 乳腺癌细胞堵塞乳房皮下淋巴管引起淋巴回流障碍时易出现____。

     A. 凹陷改变   B. 皮肤变粗糙、糜烂和瘙痒

     C. 橘皮样变   D. 乳房红肿、疼痛

     E. 乳头肿胀、溢液

10. 下列哪一项常可提示早期乳癌____。

     A. 月经周期紊乱   B. 乳房周期性腹痛

     C. 乳房局限性肿痛   D. 乳房内有多个小肿块

     E. 乳房内有单个无痛性肿块

(二) 多项选择题

1. 急性乳腺炎的病因包括____。

     A. 细菌入侵   B. 乳汁淤积

C. 乳头破损   D. 乳房淋巴管阻塞

E. 母乳喂养

2. 乳腺囊性增生病的主要表现包括_____。

A. 表面红肿   B. 乳房胀痛

C. 与月经周有关   D. 乳房肿块

E. 与月经周无关

3. 下列属于乳腺癌表现的有_____。

A. 单发无痛性肿块   B. 酒窝征

C. 橘皮样外观   D. 乳头内陷

E. 癌性溃疡形成

四、问答题

1. 简述乳房脓肿切开引流的注意事项。

2. 乳腺癌的主要临床表现有哪些?

参考答案

一、名词解释

1. 急性乳腺炎:由于细菌感染引起乳腺的急性化脓性感染。

2. 炎性乳腺癌:是乳腺癌的一种特殊类型,局部皮肤可呈发红、水肿、增厚、粗糙、表面温度升高等炎症样表现,特点是发展迅速、预后差,称为炎性乳癌。

二、填空题

1. 乳汁淤积   细菌入侵

2. 放射状   输乳管

3. 乳房胀痛   乳房肿块

4. 外上   单发无痛性肿块

三、选择题

(一)单项选择题

1. B   2. E   3. A   4. D   5. E   6. C   7. A   8. A   9. C   10. E

(二)多选选择题

1. ABCD   2. BCD   3. ABCDE

四、问答题

答案见内容精要。

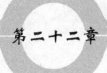

第二十二章

胸部损伤

内容精要

一、概述

胸部损伤是胸壁、胸腔和胸腔内脏器损伤的总称。常见的胸部损伤有肋骨骨折、气胸和血胸。胸部损伤是一种常见的损伤,占全身创伤的1/4。

（一）分类

1.闭合性损伤　其特点是壁层胸膜保持完整,胸膜腔不与外界相通。

2.开放性损伤　其特点是胸膜腔与外界相通。

（二）临床表现

①胸痛;②呼吸困难;③咯血;④休克;⑤体征。

（三）诊断

1.外伤史及临床表现。

2.X射线检查　是胸部损伤的重要检查方法。

3.诊断性穿刺　怀疑有气胸或者血胸时。

（四）治疗

二、肋骨骨折

（一）概述

肋骨骨折是最常见的胸部损伤。以第4～第7肋多见,老年人因骨质疏松而较易发生肋骨骨折。

（二）病因

1.病因　①直接暴力;②间接暴力;③病理肋骨骨折。

2.反常呼吸运动　多根双处或多根多处肋骨骨折,尤其前侧局部胸壁因失去完整的肋骨支持而软化,吸气时软化区的胸壁内陷,而不随其余胸廓外展;呼气时则相反,称为"反常呼吸运动",这类胸廓又称为连枷胸。

（三）临床表现

1. 胸痛

2. 呼吸困难　①疼痛;②反常呼吸。

3. 查体　肿胀、畸形、反常呼吸、压痛、骨擦音、胸部挤压试验阳性。

（四）诊断

1. 外伤史及临床表现

2. 胸部 X 射线片是肋骨骨折重要的检查方法,肋软骨骨折不显示。

（五）治疗

处理的原则是镇痛、清理呼吸道分泌物、固定胸廓和防治并发症。

1. 闭合性单处肋骨骨折　多能自行愈合。

2. 闭合性多根多处肋骨骨折　包扎固定法,牵引固定法。

3. 开放性肋骨骨折　清创、固定。胸膜穿破者,胸腔闭式引流。应用抗生素,以防感染。

三、气胸

胸膜腔由胸膜壁层和脏层构成,是不含空气的密闭的潜在性腔隙。任何原因使胸膜破损后,胸膜腔积气,称为气胸。

按病理生理变化又分为闭合性（单纯性）、开放性（交通性）和张力性（高压性）三类。

（一）闭合性气胸

1. 定义　形成气胸后,肺裂口自行封闭,或积气压迫使其封闭,胸膜腔与大气不通,不再继续漏气。

2. 临床表现和诊断

（1）小量气胸　肺萎陷<30%者,可无症状。

（2）大量气胸　胸闷、胸痛、气促,气管健侧移位、叩诊鼓音、呼吸音减弱或消失。

（3）X 射线　肺萎陷及胸膜腔积气,可有少量积液。

3. 治疗

（1）小量气胸且患者无明显症状不必特殊治疗,鼓励吸氧。

（2）大量气胸应行胸膜腔穿刺,抽尽积气。

（二）开放性气胸

1. 定义　胸膜腔与外界相通,空气可经胸壁伤口或软组织缺损处随呼吸自由进出胸膜腔,称为开放性气胸。多见于锐器或火器弹片伤及胸壁。

2. 临床表现

（1）症状　气促、呼吸困难、发绀、休克。

（2）体征　呼吸时可听见空气进出伤口的吹风声、伤侧叩诊鼓音、呼吸音减弱或消失、气管纵隔向健侧移位。

（3）X 射线　伤侧肺明显萎陷、气胸、气管和心脏等纵隔移位。

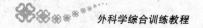

3. 治疗

（1）紧急处理　立即封闭伤口,抽气减压,暂时缓解呼吸困难。

（2）入院处理

（三）张力性气胸

1. 定义　气管、支气管或肺损伤处形成活瓣,气体随吸气进入胸膜腔并积累增多,胸膜腔压力高于大气压,又称为高压性气胸。多见于肺大泡的破裂或较大较深的肺裂伤或支气管破裂。

2. 临床表现

（1）严重呼吸困难、烦躁、意识障碍、大汗淋漓、发绀。

（2）气管明显移向健侧、颈静脉怒张、皮下气肿。

（3）脉搏细速、血压降低。

3. 诊断

（1）伤侧胸廓饱满,叩诊呈鼓音,呼吸活动度降低。

（2）呼吸音消失。

（3）X 射线胸片。

（4）胸腔穿刺有高压气体外推针筒。

4. 治疗

（1）紧急处理　伤侧第 2 肋间锁骨中线迅速用粗针头穿刺胸膜腔减压,并外接单向活瓣装置。

（2）外科处理　胸腔闭式引流(正常 3~7 d 愈合,按拔管指征拔管)。

（3）一般治疗　抗感染治疗。

四、心脏损伤

根据致伤原因可分为钝性心脏损伤和穿透性心脏损伤。

心包压塞时出现 Beck 三联征,表现为:①静脉压增高;②心搏微弱,心音遥远而微弱;③动脉压降低。

五、胸膜腔闭式引流术

（一）目的

1. 排除胸膜腔内的液体及气体,并预防其反流。

2. 重建胸膜腔内负压,使肺复张。

3. 平衡压力,预防纵隔移位(全肺切除)。

（二）适应证

1. 张力性气胸。

2. 外伤性中量以上血胸。

3. 内科治疗无效的脓胸,尤其是伴有支气管胸膜瘘或食管胸膜瘘者。

4. 开胸术后。

（三）定位

1. 液血胸　腋中/后线第 6 ~ 第 8 肋间。
2. 气胸　锁骨中线第 2 肋间。
3. 脓胸　脓腔最低点。

练习题

一、名词解释

1. 连枷胸　2. 张力性气胸　3. 闭合性气胸　4. 开放性气胸

二、填空题

1. 肋骨骨折的治疗重点是_____、_____、_____。
2. 气胸可分为_____、_____和_____三种。
3. 肋骨最常见的骨折部位是_____。
4. 胸腔闭式引流时，气胸引流位置在_____，液胸、血胸引流位置在_____。

三、选择题

（一）单项选择题

（1 ~ 3 题共用题干）

患者，男，25 岁。既往体健，半小时前从 4 m 高处摔下，左胸疼痛，呼吸困难，急诊。神清合作、轻度发绀，左前胸壁 10 cm×10 cm 皮下瘀血，胸壁浮动，可触及骨摩擦，两肺未闻及湿啰音，胸片见左侧第 4 肋、第 5 肋、第 6 肋各有两处骨折，肋膈角稍钝。

1. 此时患者的呼吸困难主要原因不是____。
   A. 胸壁软化　　　　　　　　　B. 纵隔扑动
   C. 静脉血回心障碍　　　　　　D. 精神过度紧张
   E. 缺氧、二氧化碳潴留

2. 此时应采取的急诊处理是____。
   A. 吸痰　　　　　　　　　　　B. 气管切开
   C. 胸壁包扎固定、止疼　　　　D. 气管内插管
   E. 呼吸机辅助呼吸

3. 2 h 后，呼吸困难加重，咳嗽，颈、胸部出现皮下气肿，左侧呼吸音消失，胸片显示左肺被压缩约 85%，未见液平面，此时应____。
   A. 立即开胸探查　　　　　　　B. 行胸腔闭式引流
   C. 气管内插管　　　　　　　　D. 呼吸机辅助呼吸
   E. 气管切开

4. 闭合性肋骨骨折的治疗要点是____。
   A. 止痛、防治并发症　　　　　B. 胸腔穿刺

C. 胸腔闭式引流　　　　　　　　　　　D. 开胸探查

E. 气管插管或气管切开

5. 能出现反常呼吸的肋骨骨折是＿＿＿。

　　A. 两根肋骨骨折　　　　　　　　　　B. 两根以上肋骨骨折

　　C. 双侧肋骨单根骨折　　　　　　　　D. 多根多处肋骨骨折

　　E. 多发性肋软骨骨折

6. 患者,女,30 岁。农民,房屋倒塌压在上半身 30 min,呼吸困难,体格检查见神志
清,血压 18/14 kPa(130/86 mmHg),脉率 100 次/min,呼吸 30 次/min,两眼结膜充
血,颈静脉怒张,前胸皮肤瘀斑,腹软,无压痛,尿常规正常。最可能的诊断
是＿＿＿。

　　A. 早期创伤性休克　　　　　　　　　B. 创伤性窒息

　　C. 挤压综合征　　　　　　　　　　　D. 开放性气胸

　　E. 眼结膜损伤

(7 ~ 9 题共用题干)

患者,男,30 岁。30 min 前被刀刺伤右前胸部,咳血痰,呼吸困难。血压 14/10 kPa
(107/78 mmHg),脉率 96 次/min,右前胸有轻度皮下气肿,右锁中线第 4 肋间可见 3 cm
长创口,随呼吸有气体进出伤口且有响声。

7. 该患者纵隔的位置是＿＿＿。

　　A. 右偏　　　　　　　　　　　　　　B. 左偏

　　C. 正中位　　　　　　　　　　　　　D. 在右侧与正中间摆动

　　E. 在左侧与正中间摆动

8. 此时应采取的急救措施是＿＿＿。

　　A. 吸氧　　　　　　　　　　　　　　B. 静脉穿刺输液

　　C. 摄胸部 X 射线片　　　　　　　　　D. 立即闭合胸部创口

　　E. 立即剖胸探查

9. 患者半小时后收入病房,呼吸困难,轻度发绀,右胸部皮下气肿明显加重,X 射线
胸片示右肺完全萎陷,纵隔向左侧偏移,右侧平膈肌水平可见液平面。正规处理
是＿＿＿。

　　A. 立即输血　　　　　　　　　　　　B. 准备行手术探查

　　C. 伤口清创并行胸腔闭式引流　　　　D. 用注射器穿刺排气

　　E. 继续观察

10. 胸部损伤后可在短期内迅速致死的是＿＿＿。

　　A. 多根肋骨骨折　　　　　　　　　　B. 闭合性气胸

　　C. 张力性气胸　　　　　　　　　　　D. 气血胸

　　E. 气胸

11. 患者胸部外伤 2 h,查体脉率 120/min,血压 12/8 kPa(90/60 mmHg),右胸可触到
骨擦感和皮下气肿,叩诊鼓音,呼吸音消失,急救处理是＿＿＿。

　　A. 输血、补液、抗休克　　　　　　　B. 立即胸腔排气

C. 胶布固定   D. 应用升压药

E. 氧气吸入

12. 患者胸部受伤,急诊入院,经吸氧,呼吸困难无好转,有发绀,休克。查体左胸饱满,气管向右移位,左侧可触及骨擦音,叩之鼓音,听诊呼吸音消失,皮下气肿明显,诊断首先考虑是____。

A. 肋骨骨折   B. 张力性气胸

C. 肋骨骨折并张力性气胸   D. 血心包

E. 闭合性气胸

13. 在闭合性气胸时,当肺压缩小于多少时,若无症状,可暂予观察____。

A. 40%   B. 20%

C. 30%   D. 15%

E. 发生于 50 岁以上男性的肺癌

14. 进行性血胸,最主要的治疗措施是____。

A. 吸氧   B. 使用升压药

C. 胸腔闭式引流   D. 输血、输液

E. 剖胸止血

15. 血胸的治疗,每次抽血量不宜超过____。

A. 500 ml   B. 700 ml

C. 800 ml   D. 900 ml

E. 1 000 ml

16. 患者,男,20 岁。1 h 前被刀刺伤来诊,血压 8/6 kPa(60/50 mmHg),面色苍白,呼吸困难,颈静脉怒张,呼吸音尚好,心音遥远,创口在左锁骨中线第 4 肋间,最可能的诊断是____。

A. 肺损伤   B. 开放气胸

C. 心包积血   D. 血胸

E. 张力气胸

(二)多项选择题

1. 下列哪些情况应行急诊开胸探查手术____。

A. 胸膜腔内进行性出血   B. 闭合性单处肋骨骨折

C. 心脏大血管损伤   D. 胸内存留较大异物

E. 严重肺裂伤或气管、支气管损伤

2. 闭合性单处肋骨骨折的治疗原则是____。

A. 镇痛   B. 用宽胶布或弹性胸带固定胸廓

C. 清理呼吸道分泌物   D. 防治并发症

E. 开胸肋骨骨折内固定

3. 胸腔闭式引流术的适应证为____。

A. 中量、大量气胸,开放性气胸,张力性气胸

B. 胸腔穿刺术治疗下气胸增加者

    C.要使用机械通气或人工通气的气胸或血气胸者

    D.拔出胸腔引流管后气胸或血胸复发者

    E.闭合性气胸肺压缩 10%

四、问答题

1.胸膜腔进行性出血的指征有哪些?

2.试述 Beck 三联征。

五、病例分析

    患者,男性,28 岁。10 min 前左上胸部被汽车撞伤,胸痛,憋气。既往体健,无特殊记载。血压 10/6 kPa(80/50 mmHg),脉率 148 次/min,呼吸 40 次/min。痛苦状,呼吸急促,吸氧下呼吸紧迫反而加重,伴口唇青紫,颈静脉怒张不明显。气管移向右侧。左胸廓饱满,呼吸运动较右胸弱。左胸壁有骨擦音(第 4~第 6 肋),局部压痛明显。皮下气肿,上自颈部、胸部直至上腹部均可触及皮下积气感。左胸叩鼓,呼吸音消失,未闻及啰音;右肺呼吸音较粗,未闻及啰音。左心界叩诊不清,心律齐,心率 148 次/min,心音较弱,未闻及杂音。腹部平软,无压痛或肌紧张,肠鸣音正常,肝脾未及。下肢无水肿,四肢活动正常,未引出病理反射。

    根据以上病例,试写出诊断、鉴别诊断、进一步检查及治疗原则。

参考答案

一、名词解释

    1.连枷胸:多根多处肋骨骨折后,局部胸壁失去了肋骨的支撑而软化,出现反常呼吸运动,即吸气时软化胸壁内陷,呼气时胸壁外凸。这类胸壁称为连枷胸。

    2.张力性气胸:又称为高压性气胸,常见于较大肺气泡的破裂或较大较深的肺裂伤或支气管破裂,其裂口与胸膜腔相通,且形成活瓣。

    3.闭合性气胸:气胸形成后,胸膜腔内积气压迫裂口,使之封闭,或者破口自动闭合不再继续漏气。

    4 开放性气胸:外伤使胸膜腔与外界相通,气体可随呼吸自由进出胸膜腔,称为开放性气胸。

二、填空题

1.镇静　止痛　防治并发症

2.闭合性气胸　开放性气胸　张力性气胸

3.4~7 肋

4.锁骨中线第 2 肋间　腋中线与腋后线间第 6~第 8 肋间

三、选择题

(一)单项选择题

1.D　2.C　3.B　4.A　5.D　6.B　7.E　8.D　9.C　10.C　11.B　12.C　13.C

14. E　15. E　16. C

（二）多项选择题

1. ACDE　2. ABCD　3. ABCD

四、问答题

1. ①症状进行性加重,血压持续下降,经输血、补液后血压仍不回升,或短暂升高又迅速下降;②红细胞、血红蛋白、血细胞比容等持续降低。③胸膜腔闭式引流血量连续 3 h,每小时超过 200 ml;④胸膜腔穿刺或引流因血液迅速凝固抽不出血液,但胸部 X 射线连续检查胸膜腔积液阴影不断增大。

2. Beck 三联征:①静脉压增高;②心搏微弱,心音遥远;③动脉压降低。

五、病例分析

（1）诊断　初步诊断是左侧多发肋骨骨折,张力性气胸,伴有休克。

（2）鉴别诊断　主要应与其他胸部闭合性损伤相鉴别。

1）闭合性气胸　症状相对较轻,多半无发绀或休克等。

2）血胸　如有血胸,则有伤侧胸部叩浊等胸腔积液的体征。

3）多根多处肋骨骨折　本例无浮动胸壁,无反常呼吸等多根多处肋骨骨折的临床表现。

4）心包堵塞（心包积血）　如有心包堵塞,则可有颈静脉怒张、舒张压上升、脉压缩小等。

（3）进一步检查

1）摄胸部 X 射线正位片和侧位片。

2）立即胸穿,闭式引流,抽气,放置胸腔闭式引流瓶。

3）ECG（心电图）,持续监测血压,做血气分析。

（4）治疗原则

1）纠正休克,输血补液,保持呼吸道通畅,吸氧。

2）胸腔穿刺,闭式引流,密切观察病情,必要时开胸探查。

3）用抗生素防治感染,同时行对症处理,包括镇痛、局部阻滞麻醉和固定胸廓等。

第二十四章

肺部疾病的外科治疗

内容精要

一、肺癌

肺癌绝大多数起源于支气管黏膜上皮,故称为支气管肺癌。

(一)病因

吸烟、环境污染、职业因素、肺部既往疾患、遗传易感性。

(二)分类

1. 按解剖部位分类

(1)中央型肺癌　段支气管及以上,靠近肺门者。

(2)周围型肺癌　段支气管以下,位于肺的边缘。

2. 按组织学分类

(1)鳞状细胞癌　最常见,占50%以上,多为中心型,以淋巴转移为主,血行转移发生晚。

(2)小细胞癌(未分化细胞癌)　多为中心型,恶性程度高,预后最差,血行转移早。

(3)腺癌　多为周围型,多见于女性,早期发生血行转移。

(4)大细胞癌　少见,恶性程度高,转移较早,预后很差。

(三)转移

①直接扩散;②淋巴结转移:最常见;③血行转移:晚期表现;④种植转移。

(四)临床表现

1. 由原发肿瘤引起的症状

(1)咳嗽　刺激性干咳:最常见的表现。

(2)咯血　持续痰中带血、喘鸣、胸闷、气急、体重下降、发热。

2. 肿瘤局部扩展引起的症状

(1)呼吸困难、吞咽困难、声音嘶哑、胸痛、上腔静脉阻塞综合征。

(2)位于肺尖部的肺癌,称为上沟癌,压迫颈部交感神经可出现 Horner 综合征。

Horner 综合征:肺尖癌压迫或侵犯颈交感神经节时,出现患侧眼球凹陷,上睑下垂、瞳孔缩小、眼裂狭窄、患侧上半胸部皮肤温度升高、无汗等。

(3)上腔静脉综合征。

3.肺外表现(副癌综合征)

(1)肥大性肺性骨关节病,杵状指(趾)。

(2)男性乳房发育。

(3)Cushing 综合征。

(五)诊断

早期诊断具有重要意义。

1.X 射线检查　是诊断肺癌的重要手段

2.CT　对早期肺癌及判断有无淋巴结转移很有价值。

3.痰细胞学检查。

4.支气管镜检查　对中心型肺癌做出病理诊断有重要意义。

5.经胸壁穿刺活检。

6.转移灶活组织检查。

(六)鉴别诊断

①结核球;②支气管肺炎;③肺脓肿;④纵隔淋巴肉瘤。

(七)治疗原则

1.治疗原则　肺癌首先的治疗方案是手术治疗,然后是综合治疗。

2.常用措施　手术治疗、放射治疗、化学治疗、中医中药治疗、免疫治疗。

练 习 题

一、名词解释

1.Horner 综合征　2.肺上沟瘤

二、填空题

1.肺癌最常见的类型是_____,预后最差的类型是_____。

2 肿瘤压迫喉返神经时常引起的症状是_____。

3.肺癌最常见的症状是_____。

4.诊断肺癌最重要的方法是_____。

三、选择题

(一)单项选择题

1.患者,男,50 岁。咳嗽伴声音嘶哑 3 个月,右锁骨上窝触及一个肿大的淋巴结,质硬无压痛。提示该患者的诊断是____。

A.喉炎　　　　　　　　　　　　　B.肺癌

C.胃癌　　　　　　　　　　　　　D.鼻咽癌

E.肺结核

(2~4 题共用题干)

64 岁男性患者,反复咳嗽、咯痰。痰中带血 2 周。体温38.3 ℃,白细胞 $12×10^9/L$,胸片显示右肺门肿块影,伴远端大片状阴影,抗炎治疗时阴影不吸收。

2. 有助于尽快明确诊断的检查首选____。

    A. CT   B. 磁共振成像

    C. 胸腔镜   D. 纤维支气管镜检查

    E. 核素扫描

3. 最有可能的诊断是____。

    A. 肺炎   B. 肺化脓症

    C. 肺癌   D. 肺结核

    E. 支气管扩张

4. 首先考虑的治疗方案是____。

    A. 抗炎治疗   B. 抗炎止血治疗

    C. 手术治疗   D. 抗结核治疗

    E. 门诊随访

5. 在下列肺癌类型中哪一种最为常见____。

    A. 腺癌   B. 鳞癌

    C. 大细胞癌   D. 细支气管泡癌

    E. 小细胞癌

(6~7 题共用题干)

患者,男,67 岁。咳嗽,痰中带血丝 2 个月,发热 10 d,胸片显示右肺上叶片状阴影,呈肺炎样征象。

6. 患者 1 个月后出现右面部无汗,瞳孔缩小,上睑下垂、眼球内陷。复查胸片显示右胸顶部致密块影,诊断最可能是____。

    A. 转移性肺癌   B. 中央型肺癌

    C. 粟粒性肺结核   D. 纵隔淋巴肉瘤

    E. Pancoast 肿瘤

7. 患者出现的以上症状,是由于肿瘤侵犯或压迫了____。

    A. 膈神经   B. 喉返神经

    C. 臂丛神经   D. 上腔静脉

    E. 颈交感神经

8. 肺癌常见的症状是____。

    A. 脓性痰   B. 白色泡沫样痰

    C. 血痰   D. 胸闷、气短

    E. 肺部有干啰音

9. 患者,男,49 岁。刺激性咳嗽 5 个月,视物不清 10 d。胸片显示左肺上叶尖段边缘直径 8 cm 不规则块状阴影。此病变造成的颈交感神经综合征不包括____。

    A. 面部无汗   B. 瞳孔缩小

    C. 眼球内陷   D. 声音嘶哑

    E. 上眼睑下垂

10. 患者,男,65 岁。低热,咳嗽且痰中带血丝 3 个月。胸片显示左肺上叶不张,少量胸膜腔积液。为了确诊,进一步检查应首选____。

    A. 胸部 CT   B. 剖胸探查

    C. 胸腔镜检查   D. 支气管镜检查

    E. 经胸壁穿刺活组织检查

（二）多项选择题

1. 肺癌的肺外表现包括____。

    A. 膈肌麻痹   B. Horner 综合征

    C. 重症肌无力   D. 男性乳房发育

    E. 声嘶

2. 下列哪些是肺癌晚期表现____。

    A. 咳嗽   B. 声嘶

    C. 咯血   D. 恶病质

    E. 远处转移

3. 肺癌早期症状是____。

    A. 声音嘶哑   B. 刺激性干咳

    C. 痰中带血   D. 上腔静脉回流受阻

    E. 胸痛

参考答案

一、名词解释

1. Horner 综合征:肿瘤压迫颈交感神经以后,引起同侧眼睑下垂、瞳孔缩小、眼球内陷、面部无汗的现象。

2. 肺上沟瘤:上肺叶顶部肺癌也称为 Pancoast 瘤,可以侵入纵隔压迫位于胸部上口的器官或组织,如第 1 肋骨、锁骨下动脉和锁骨下静脉、臂丛神经、颈交感神经等产生一系列症状。

二、填空题

1. 鳞癌　小细胞肺癌

2. 声音嘶哑

3. 刺激性干咳

4. X 射线

三、选择题

（一）单项选择题

1. B　2. D　3. C　4. C　5. B　6. E　7. E　8. C　9. D　10. D

（二）多项选择题

1. ABCDE　2. BDE　3. BCE

第二十五章 食管疾病

内容精要

食管癌

（一）病因

病因目前不明。吸烟、饮酒、进食过快过热过硬、喜食腌菜、隔夜剩菜是目前已提出的公认病因，但具体情况尚未明了。

（二）病理

1. 食管分段　食管分为颈、胸、腹三段。胸部又分为上、中、下三段。

2. 食管癌病理形态　①髓质型；②缩窄型；③蕈伞型；④溃疡型。

（三）临床表现

1. 早期症状　不明显，无吞咽困难，可有三感一痛。

（1）三感　①咽下食物时有哽噎感；②食物通过时有停滞感；③食管内有异物感。

（2）一痛　胸骨后烧灼样、针刺样或牵拉摩擦样疼痛。

2. 典型症状（中晚期）　进行性吞咽困难：难咽干的食物→半流质→水和唾液不能咽下。

3. 外侵症状　①侵犯食管外组织时可出现持续胸背痛；②侵犯喉返神经时可出现声音嘶哑；③压迫颈交感神经节时可出现 Horner 综合征；④侵入主动脉时可出现大呕血；⑤侵入气管时可出现食管气管瘘。

（四）转移途径

①直接浸润；②淋巴转移；③血行转移。

（五）诊断

1. 辅助检查　对于 40 岁以上有吞咽困难的患者，应怀疑为食管癌，常用的检查方法有：①食管吞钡造影；②内镜检查：确诊最有效；③胸部和（或）上腹部 CT；④拉网查脱落细胞；早期病例阳性率可达 90%～95%。

2. 早期食管癌 X 射线表现　①食管黏膜皱襞紊乱、粗糙或中断；②小的充盈缺损；③局限性管壁僵硬，蠕动中断；④小龛影。

3.中晚期食管癌 X 射线表现 ①充盈缺损严重;②可见不规则龛影;③食管壁僵硬、扭曲、成角等。

（六）鉴别诊断

1.早期没有吞咽困难时 ①食管炎;②食管憩室;③食管静脉曲张。

2.中晚期有吞咽困难者 ①贲门失弛症;②食管良性狭窄;③食管良性肿瘤。

（七）治疗

以手术为主的综合治疗,包括手术、放射治疗、化学治疗、免疫治疗、中医中药及生物治疗等。

练习题

一、填空题

1.食管癌的典型症状是_____。

2.食管癌根据病理形态,临床上可分为_____、_____、_____、_____四种类型。

二、选择题

（一）单项选择题

1.女,25 岁,间歇性吞咽困难 3 年,X 射线钡餐检查显示食管下端呈鸟嘴样狭窄,何种疾病可能性最大____。

 A.食管下段癌   B.贲门失弛症

 C.食管炎   D.食管瘢痕性狭窄

 E.食管平滑肌瘤

（2~3 题共用备选答案）。

 A.腺癌   B.鳞状细胞癌

 C.印戒细胞癌   D.黏液腺癌

 E.小细胞未分化癌

2.女性的肺癌大多是____。

3.食管癌大多是____。

4.患者,男,55 岁。进行性吞咽困难 3 个月,体重下降 5 kg,查体无阳性所见。该患者首选检查方式是____。

 A.胸部 CT   B.食管超声波检查

 C.食管拉网   D.食管镜检查活检

 E.胸部 MRI

5.患者出现声音嘶哑时,提示肿瘤已侵犯____。

 A.声带   B.气管隆嵴

 C.迷走神经   D.喉返神经

E. 喉上神经

6. 食管癌患者有持续性胸背痛,多表示____。

    A. 肿瘤部有炎症   B. 肿瘤已侵犯食管外组织

    C. 有远处血行转移   D. 肿瘤

    E. 食管气管瘘

7. 如食管癌患者的进行性吞咽困难症状突然消失,则提示____。

    A. 食管癌穿孔   B. 食管痉挛解除

    C. 部分肿瘤坏死脱落   D. 食管水肿消退

    E. 病情好转

8. 食管癌好发部位是____。

    A. 颈部食管   B. 胸部食管上段

    C. 胸部食管中段   D. 胸部食管下段

    E. 腹部食管

9. 早期食管癌的病变范围是____。

    A. 限于黏膜层   B. 侵入或浸透肌层

    C. 远处淋巴结转移   D. 其他器官转移

    E. 病变长度超过 5 cm

10. 食管炎与早期食管癌的鉴别,主要方法是____。

    A. 胸骨后灼痛   B. 食管钡透黏膜紊乱

    C. 脱落细胞检查   D. 免疫诊断方法

    E. 试验治疗

11. 患者,男性,54 岁。进行性吞咽困难已半年,食管钡透见中段食管有 6 cm 的狭窄,管壁僵硬,黏膜破坏,最适宜的治疗方法是____。

    A. 放射疗法   B. 化学疗法

    C. 激光疗法   D. 放射疗法和手术切除

    E. 胃造瘘术

(二)多项选择题

1. 食管癌的诊断依据是____。

    A. 钡餐 X 射线见食管黏膜线增粗、迂曲或中断

    B. 进食后上腹疼痛

    C. 食管镜下见到菜花样肿物

    D. 左锁骨上肿大淋巴结内有癌细胞

    E. 有吞咽困难病史

2. 应与食管癌相鉴别的疾病是____。

    A. 贲门失弛症   B. 食管憩室

    C. 食管平滑肌瘤   D. 食管异物

    E. 食管瘢痕狭窄

四、问答题

1. 食管癌早期和中晚期临床表现有哪些?
2. 食管癌患者钡餐 X 射线检查早期和中晚期有什么表现?

参考答案

一、填空题

1. 进行性吞咽困难

2. 髓质型　蕈伞型　溃疡性　缩窄型

二、选择题

（一）单项选择题

1. B　2. A　3. B　4. D　5. D　6. B　7. C　8. C　9. A　10. C　11. D

（二）多项选择题

1. ACDE　2. ABCE

三、问答题

1. 早期三感一痛——进食的哽噎感、烧灼感、异物感和针刺样疼痛;中晚期进行性吞咽困难。

2. X 射线表现早期:①食管黏膜皱襞紊乱、迂曲、中断;②局部小的充盈缺损,边缘毛糙;③管壁局部僵硬。中晚期:①充盈缺损严重;②可见不规则龛影;③ 食管壁僵硬、扭曲、成角等。

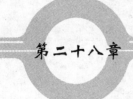

第二十八章 腹外疝

内容精要

一、概述

腹外疝是指腹腔内脏器或组织连同腹膜壁层经腹壁薄弱区向体表突出形成的肿块。

（一）病因

①腹壁强度降低；②腹内压力增高。

（二）病理解剖

由疝环、疝囊、疝内容物、疝外被盖等组成。

（三）腹外疝的临床类型及特征

1. 易复性疝　除腹股沟区有肿块和偶尔有胀痛外，并无其他症状。

2. 难复性疝　主要特点是疝块不能完全回纳。滑动疝：腹部脏器下移构成腹股沟疝疝囊壁的一部分，属于难复性疝，有消化不良和便秘等症状。

3. 嵌顿性疝　通常发生在斜疝，腹内压力骤增是其主要原因。临床上表现为疝块突然增大，并伴有明显疼痛。嵌顿的内容物仅为部分肠壁，称为 Richter 疝（肠管壁疝）。若嵌顿的内容为小肠憩室，则称为 Littre 疝。

4. 绞窄性疝　症情严重。但在肠袢坏死穿孔时，疼痛可因疝块压力骤降而暂时有所缓解。

二、腹股沟疝

腹股沟疝分为腹股沟斜疝和直疝，斜疝疝囊经腹股沟管突出，可进入阴囊；直疝常见于年老体弱者，疝内容物经腹股沟三角突出形成。

（一）腹股沟解剖

1. 腹股沟管　腹股沟管是腹股沟斜疝必经之路，是相当于腹内斜肌、腹横肌弓状下缘与腹股沟韧带之间的空隙，由深向浅斜行。由两口四壁组成。腹股沟管内男性有精索，女性有子宫圆韧带穿行。

2. 直疝三角　又称为直疝三角。由三边组成：外侧边是腹壁下动脉，内侧边是腹直肌外缘，底边是腹股沟韧带。直疝在此形成。

（二）临床表现

1.腹股沟斜疝有易复性、难复性、嵌顿性、绞窄性等类型,临床最多见,好发于男性,右侧较多。

2.腹股沟直疝在腹股沟内侧端、耻骨结节上外方出现一半球形肿块,并不伴有疼痛或其他症状。

（三）诊断与鉴别诊断

1.诊断　①主要诊断依据靠临床表现。②影像学检查:立位 B 型超声或 CT 检查。

2.鉴别诊断　应与睾丸鞘膜积液、交通性鞘膜积液、精索鞘膜积液、隐睾等疾病鉴别。

（四）治疗

1.非手术治疗　一岁以下婴幼儿可暂不手术,采用棉线束带或绷带压住腹股沟管深环,防止疝块突出。年老体弱或伴有其他严重疾病而禁忌手术者,可用疝带阻止疝块突出。

2.手术治疗　一般均应尽早施行手术治疗。手术方法可归纳如下。

（1）传统的疝修补术　①疝囊高位结扎术:婴幼儿效果较好。②加强或修补腹股沟管管壁:加强或修补腹股沟管前壁的方法以 Ferguson 法最常用。加强或修补腹股沟管后壁的常用方法有 4 种:①Bassini 法;②Halsted 法;③McVay 法;④Shouldice 法。

（2）无张力疝修补术　包括 3 种:①平片无张力疝修补术;②疝环填充式无张力疝修补术;③巨大补片加强内脏囊手术。

（3）经腹腔镜疝修补术。

3.嵌顿性和绞窄性疝的处理原则

（1）手法复位　略。

（2）手术治疗　在扩张或切开疝环、解除疝环压迫的前提下:①若肠管尚未坏死,则可将其送回腹腔,按一般易复性疝处理。②若肠管确已坏死,应切除该段肠管。手术处理中的关键是判断疝内容物的生命力。

三、股疝

疝囊通过股环、经股管向卵圆窝突出的疝,称为股疝,多见于 40 岁以上妇女。最易发生嵌顿。最常用的手术是 McVay 法疝修补术。

练习题

一、名词解释

1.腹外疝　2.腹股沟斜疝

二、填空题

1.典型的腹外疝由_____、_____、_____和_____等组成。

2. 引起腹外疝的主要原因是_____和_____。

3. 腹股沟疝最有效的治疗方法是_____。

4. 嵌顿性和绞窄性疝手术的关键在于_____。

三、选择题

(一)单项选择题

1. 嵌顿疝与绞窄疝的鉴别要点是____。

    A. 深(内)环口的大小   B. 有无休克

    C. 不能还纳的时间   D. 有无肠梗阻

    E. 有无血循环障碍

2. 鉴别腹股沟斜疝与直疝最有价值的临床特点是____。

    A. 疝块的形状

    B. 疝块的位置

    C. 回纳疝块后压住深(内)环,增加腹压是否脱出

    D. 是否容易嵌顿

    E. 发生年龄

3. 腹外疝最易嵌顿的是____。

    A. 斜疝   B. 直疝

    C. 股疝   D. 切口疝

    E. 脐疝

4. 腹外疝最重要的发病原因是____。

    A. 慢性咳嗽   B. 长期便秘

    C. 排尿困难   D. 腹壁有薄弱点或腹壁缺损

    E. 经常从事可导致腹内压增高的工作

5. 发生嵌顿最重要的原因是____。

    A. 疝环小,腹压剧增   B. 疝内容物大,疝囊小

    C. 疝内容物与疝囊粘连   D. 疝囊颈部水肿

    E. 疝内容物弹性差

6. 男性,70 岁,腹股沟区突出半球形包块,易还纳,未进入阴囊,透光试验阴性,考虑为____。

    A. 鞘膜积液   B. 隐睾

    C. 股疝   D. 斜疝

    E. 直疝

7. 患者,孙某。青壮年男性,右侧腹股沟区肿块,可下降至阴囊,平卧后消失,可能是____。

    A. 腹股沟斜疝   B. 腹股沟直疝

    C. 股疝   D. 睾丸鞘膜积液

    E. 隐睾

8. 患儿,男,5 岁。右侧可复性腹股沟斜疝,最佳手术治疗方法应选择____。
    A. 单纯疝囊高位结扎　　　　　　B. 佛格逊法修补
    C. 巴西尼法修补　　　　　　　　D. 麦克凡法修补
    E. 疝成形术

9. 嵌顿疝内容物中的肠管是小肠憩室,称为____。
    A. 闭孔疝　　　　　　　　　　　B. Richter 疝
    C. Litter 疝　　　　　　　　　　D. 腹股沟滑动性疝
    E. 腹股沟疝

10. 对老年复发性腹股沟疝最理想的手术方法是____。
    A. Bassini 法　　　　　　　　　B. 内环修补法
    C. McVay 法　　　　　　　　　　D. Ferguson 法
    E. 单纯疝囊高位结扎术

(二) 多项选择题

1. 引起腹外疝的原因包括____。
    A. 腹壁强度下降　　　　　　　　B. 严重贫血
    C. 慢性腹泻　　　　　　　　　　D. 腹内压增高
    E. 下肢水肿

2. 符合绞窄性肠梗阻表现的是____。
    A. 出现明显的腹膜刺激征　　　　B. 呕吐物为血性
    C. 疼痛逐渐加重　　　　　　　　D. 出现明显的休克表现
    E. 有血液循环障碍

3. 在腹股沟疝手术治疗中加强或修补腹股沟管后壁的常用方法有____。
    A. Ferguson 法　　　　　　　　　B. Bassini 法
    C. Halsted 法　　　　　　　　　　D. Shouldice 法
    E. McVay 法

四、问答题

1. 简述腹外疝的临床类型及特征。
2. 如何区别腹股沟斜疝与直疝?

参考答案

一、名词解释

1. 腹外疝:腹内脏器或组织经腹壁或盆壁的薄弱点或缺损向体表突出、形成腹外疝。
2. 腹股沟斜疝:当腹内压增高时,腹腔脏器或组织经腹股沟管突出,可进入阴囊而形成的疝。

二、填空题

1. 疝环　疝囊　疝外被盖　疝内容物

2.腹壁强度下降　腹内压增高

3.手术修补

4.正确判断疝内容物的生命力

三、选择题

(一)单项选择题

1.E　2.C　3.C　4.D　5.A　6.E　7.A　8.A　9.C　10.C

(二)多选选择题

1.AD　2.ABCDE　3.BCDE

四、问答题

答案见内容精要。

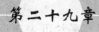

第二十九章

腹部损伤

内容精要

一、分类

1. 开放性损伤　有腹膜破损者为穿透伤(多伴内脏损伤),无腹膜破损者为非穿透伤(偶尔伴内脏损伤)。

2. 闭合性损伤　可能仅局限于腹壁,也可同时兼有内脏损伤。

二、临床表现

1. 开放性损伤　多由锐器或其他所致,有腹壁皮肤破损者。

2. 闭合性损伤　主要是钝性伤所致,腹壁皮肤完整。

3. 腹内脏器损伤　出现下列之一者,提示有腹内脏器损伤。

(1)早期出现休克征象者。

(2)有持续性腹部剧痛伴恶心、呕吐等消化道症状者。

(3)有明显腹膜刺激征者。

(4)有气腹表现者。

(5)腹部出现移动性浊音者。

(6)有便血、呕血或尿血者。

(7)直肠指检发现前壁有压痛或波动感,或指套染血者。

空腔器官破裂以弥漫性腹膜炎表现为主,实质器官和血管破裂以腹腔内出血表现为主。

三、诊断

(一)诊断步骤

①有无脏器损伤;②什么脏器受到损伤;③是否有多发性损伤;④若为开放损伤,应考虑是否为穿透伤。

(二)辅助检查

1. 诊断性腹腔穿刺术和腹腔灌洗术　抽到液体后,应观察其性状(血液、胃肠内容

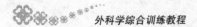

物、混浊腹水、胆汁或尿液),借以推断哪类脏器受损。疑有胰腺损伤时,可测定其淀粉酶含量。

2.影像学检查

(1)X射线检查 腹腔游离气体为胃肠道破裂的证据,立位腹部平片可表现为膈下新月形阴影。

(2)B型超声检查 主要用于诊断肝、脾、胰、肾的损伤。

(3)CT检查 对实质脏器损伤及其范围、程度有重要的诊断价值。

3.其他检查 选择性血管造影;MRI检查;腹腔镜诊断腹内损伤等。

四、治疗

(一)救治原则

1.原则上是分清轻重缓急,救命第一,首先处理对生命威胁最大的损伤。

2.腹部损伤时先处理出血性损伤,后处理穿破性损伤。

3.对于穿破性损伤,应先处理污染重的损伤,后处理污染轻的损伤。

4.有内脏突出体表者,切忌马上还纳腹腔,以免引起感染。

(二)非手术治疗

①禁食和胃肠减压。②营养支持。③防治感染和休克。④对症处理:未诊断明确者为了防止掩盖病情,应禁用镇静和止痛药。

(三)手术治疗

1.清创术 开放性损伤时应对伤口正确处理,对腹壁伤口正确清创。若有内脏脱出,应先清洗后还纳腹腔再清创。

2.剖腹探查术 在观察期间出现以下情况时,应及时进行手术探查。

(1)腹痛和腹膜刺激征有进行性加重或范围扩大者。

(2)肠鸣音逐渐减弱、消失或出现明显腹胀者。

(3)全身情况有恶化趋势,出现口渴、烦躁、脉率增快或体温及白细胞计数增加者。

(4)红细胞计数进行性下降者。

(5)血压由稳定转为不稳定甚至下降者。

(6)胃肠出血者。

(7)积极救治休克而情况不见好转或继续恶化者。

五、常见内脏损伤

(一)脾损伤

最常见,脾破裂大多为外伤引起,最有价值的是左上腹部有外伤史。

1.分型 按病理解剖脾破裂可分为中央型破裂(破损在脾实质深部)、被膜下破裂(破损在脾实质周边部分)和真性破裂(破损累及被膜)三种。临床所见脾破裂,约85%是真性破裂。

3.处理 多应行全脾切除术。应坚持"抢救生命第一,保留脾第二"的原则,尽量保留脾(特别是儿童)。

（二）肝损伤

1. 表现　因肝破裂后可能有胆汁溢入腹腔,故腹痛和腹膜刺激征常较脾破裂伤者更为明显。

2. 治疗　控制出血,尽快手术。①肝单纯缝合。②肝动脉结扎术。③肝切除术。

练习题

一、名词解释

1. 腹部创伤　2. 开放性腹部创伤

二、填空题

1. 腹部损伤按受伤后腹膜腔是否与外界相通,可分为 ＿＿＿＿＿＿ 和 ＿＿＿＿＿＿＿ 两类。

2. 腹内实质器官伤的主要表现为 ＿＿＿＿＿＿ ;腹内空腔器官伤的主要表现为 ＿＿＿＿＿＿ 。

3. 按脾损伤的病理解剖可分为 ＿＿＿＿＿＿ 、 ＿＿＿＿＿＿ 和 ＿＿＿＿＿ 三类。

三、选择题

（一）单项选择题

1. 腹部空腔脏器破裂的主要临床表现是＿＿＿。

　　A. 胃肠道症状　　　　　　　　　B. 弥漫性腹膜炎表现

　　C. 全身感染症状　　　　　　　　D. 休克表现

　　E. 肠麻痹

2. 腹部实质脏器和血管破裂的主要临床表现是＿＿＿。

　　A. 恶心、呕吐　　　　　　　　　B. 腹膜刺激征

　　C. 腹腔内出血　　　　　　　　　D. 气腹征

　　E. 腹痛、腹胀

3. 腹部脏器中最容易受损伤的器官是＿＿＿。

　　A. 肝　　　　　　　　　　　　　B. 脾

　　C. 胰　　　　　　　　　　　　　D. 肾

　　E. 膀胱

4. 腹部闭合性损伤时,不支持腹腔内脏损伤诊断的是＿＿＿。

　　A. 早期出现休克　　　　　　　　B. 腹膜刺激征

　　C. 有气腹征　　　　　　　　　　D. 移动性浊音(+)

　　E. 肠鸣音活跃

5. 区别空腔脏器破裂与实质脏器破裂的最重要依据是＿＿＿。

　　A. 外伤史　　　　　　　　　　　B. 腹痛程度

C.腹膜刺激征轻重   D.有无移动性浊音

E.腹腔穿刺液性状

6.诊断腹腔内脏损伤最有价值的方法是____。

A.超声波检查   B.腹腔穿刺腹腔灌洗术

C.腹部压痛   D.X射线检查

E.同位素扫描

7.腹部损伤行腹腔穿刺抽到不凝血液,应考虑诊断为____。

A.空腔脏器破裂   B.实质脏器破裂

C.后腹膜血肿   D.误穿入腹腔血管

E.前腹壁血肿

8.腹部外伤合并失血性休克时,主要处理原则为____。

A.快速补充液体   B.给予大量止血药物

C.主要是输血以补足血容量   D.应用大量抗生素控制感染

E.在积极治疗休克的同时手术探查止血

9.腹部闭合性损伤诊断的关键在于确定有无____。

A.休克   B.内脏损伤

C.腹壁损伤   D.腹膜后血肿

E.颅脑损伤

10.腹部闭合性损伤患者,最有价值的症状或体征是____。

A.腹部压痛   B.腹膜刺激征

C.肠鸣音亢进   D.肠鸣音减弱

E.恶心,呕吐

(二)多项选择题

1.腹部损伤患者,下列提示内脏损伤的有____。

A.早期有休克征象者   B.有明显腹膜刺激征者

C.直肠指检阴性   D.腹痛逐渐减轻

E.有气腹征者

2.腹腔内实质性脏器损伤时____。

A.失血性休克征象   B.可有移动性浊音

C.早期典型腹膜刺激征   D.腹腔穿刺抽出不凝血

E.X射线发现膈下游离气体

3.腹部损伤患者,下列提示空腔内脏损伤的有____。

A.肝硬化病史   B.有明显腹膜刺激征者

C.出血性休克   D.腹腔穿刺抽出不凝血

E.X射线检查有气腹征者

四、问答题

1.简述腹部创伤的手术探查指证。

2.腹部损伤的非手术治疗措施有哪些?

3.患者孙某,38 岁。车祸造成腹部损伤,体温 37.4 ℃、血压 16/9 kPa(120/70 mmHg)、脉率 100 次/min、呼吸 20 次/min。目前生命体征暂时基本稳定,预行保守治疗。在此期间出现哪些表现时提示有腹内脏器损伤且要手术治疗?

参考答案

一、名词解释

1.腹部创伤:是指因各种致伤因素作用于腹部,导致腹壁、腹腔内脏器和组织的损伤。

2.开放性腹部损伤:由锐器或火器所致,有腹壁皮肤破损者。

二、填空题

1.开放性 闭合性。

2.出血 腹膜炎。

3.中央型破裂 被膜下破裂 真性破裂。

三、选择题

(一)单项选择题

1.B 2.C 3.B 4.E 5.E 6.B 7.B 8.E 9.B 10.B

(二)多选选择题:

1.ABE 2.ABD 3.BC

四、问答题

1.答案见内容精要。

2.腹部损伤的非手术治疗措施:①禁食和胃肠减压。②营养支持。③防治感染和休克。④对症处理:未诊断明确者为了防止掩盖病情,应禁用镇静和止痛药。

3.答案见内容精要。

第三十章

急性腹膜炎

内容精要

一、急性化脓性腹膜炎

（一）病因及分类

1. 按发病机制分为原发性腹膜炎和继发性腹膜炎。
2. 按照病变范围分为弥漫性腹膜炎和局限性腹膜炎。

（二）急性化脓性腹膜炎的病理生理

腹膜充血、水肿，浆液性渗出液，细菌和凝固的纤维蛋白，使渗出液变混浊而成为脓液。

（三）急性化脓性腹膜炎的临床表现和诊断

1. 临床表现

（1）腹痛　腹膜炎患者主要的症状。

（2）恶心、呕吐　呕吐物多是胃内容物。发生麻痹性肠梗阻时可吐出黄绿色胆汁。

（3）全身症状　出现感染中毒症状，表现为高热、脉速、呼吸浅快、大汗、口干。严重者可出现代谢性酸中毒及休克。

（4）腹部体征　腹膜刺激征（腹部压痛、腹肌紧张和反跳痛）是腹膜炎者标志性体征，

2. 诊断　根据病史及典型体征、白细胞计数及分类、腹部 X 射线检查、超声或 CT 检查结果等，应综合分析。

（四）急性化脓性腹膜炎的治疗

1. 非手术治疗措施包括　①体位：半卧位；②禁食：胃肠减压；③补液：纠正水、电解质酸碱平衡失调，防治休克；④抗感染：选择针对性强的二联以上抗生素；⑤止痛：对诊断明确治疗方案已定者可用止痛药。

2. 手术治疗　主要的治疗方法。

（1）手术适应证　①经上述非手术治疗 6～8 h 后，腹膜炎症状及体征不缓解反而加重者。②腹腔内原发病严重，如胃肠道穿孔或胆囊坏疽、绞窄性肠梗阻、腹腔内脏器损伤破裂、胃肠道手术后短期内吻合口漏所致的腹膜炎。③腹腔内炎症较重，有大量积液，出现中毒症状，尤其是有休克表现者。④腹膜炎病因不明确，且无局限趋势者。

（2）原发病的处理。

（3）彻底清洁腹腔。

（4）充分引流。

3. 术后处理　继续禁食、胃肠减压、补液、应用抗生素和营养支持治疗,保证引流管通畅,选用有效的抗生素。

二、腹腔脓肿

腹腔脓肿常见的有膈下脓肿、盆腔脓肿、肠间隙脓肿三种,主要总结膈下脓肿、盆腔脓肿的诊断要点和治疗。

（一）膈下脓肿的诊断和治疗

1. 诊断　急性腹膜炎或腹腔内脏器的炎性病变治疗过程中,或腹部手术数日后出现发热、腹痛者,均应考虑本病,并进行进一步检查。

2. 治疗

（1）经皮穿刺置管引流术　适用于与体壁较靠近的、局限性单房脓肿。

（2）切开引流术　根据脓肿所在的部位来选择适当的切口,常用的有两种。

1）经前腹壁肋缘下切口　适用于肝右叶上、肝右叶下位置靠前及膈左下靠前的脓肿。

2）经后腰部切口　适用于肝右叶下、膈左下靠后的脓肿。

（二）盆腔脓肿的诊断和治疗

1. 诊断　有腹腔感染病史,出现体温升高、典型的直肠或膀胱刺激症状,里急后重。

（1）直肠指检可发现肛管括约肌松弛,在直肠前壁可触及向直肠腔内膨起、有触痛、有时有波动感的肿物。

（2）下腹部超声及经直肠或阴道超声检查均有助于明确诊断。必要时可进行 CT 检查。

2. 治疗

（1）盆腔脓肿较小或尚未形成时,可以采用非手术治疗。应用抗生素,辅以热水坐浴、温热盐水灌肠及物理透热等疗法。

（2）脓肿较大者须手术治疗。

练习题

一、名词解释

1. 急性化脓性腹膜炎　2. 原发性腹膜炎

二、填空题

1. 按照腹膜炎的发病机制可将急性化脓性腹膜炎分为_____和_____两类。

2. 急性化脓性腹膜炎最主要的症状是_____;最主要的体征是_____。

3．引起原发性腹膜炎常见的致病菌是＿＿＿＿＿＿＿＿和＿＿＿＿＿＿＿＿。引起继发性腹膜炎常见的致病菌是＿＿＿＿＿＿＿＿。

4．腹膜刺激征表现为＿＿＿＿＿＿＿＿、＿＿＿＿＿＿＿＿和＿＿＿＿＿＿＿＿三大表现。

5．急性化脓性腹膜炎常出现的腹腔脓肿为＿＿＿＿＿＿＿＿、＿＿＿＿＿＿＿＿和＿＿＿＿＿＿＿三种。

三、选择题

（一）单项选择题

1．腹膜刺激征的临床表现是＿＿＿＿。
　　A．压痛、反跳痛、肌紧张　　　　　　B．压痛、反跳痛
　　C．反跳痛、肌紧张　　　　　　　　　D．压痛、反跳痛、墨菲征
　　E．压痛、肌紧张、移动浊音阳性

2．急性化脓性腹膜炎最主要的症状是＿＿＿＿。
　　A．明显腹痛　　　　　　　　　　　　B．恶心、呕吐
　　C．便秘、腹泻　　　　　　　　　　　D．腹膜刺激征
　　E．电解质紊乱

3．急性化脓性腹膜炎的常见病因，下列哪项是错误的＿＿＿＿。
　　A．溃疡病急性穿孔　　　　　　　　　B．急性阑尾炎穿孔
　　C．肠管损伤破裂　　　　　　　　　　D．呼吸道感染
　　E．腹内脏器炎症的扩散

4．原发性腹膜炎与继发性腹膜炎的主要区别点是＿＿＿＿。
　　A．儿童患者或成人患者　　　　　　　B．第一次发病或多次发病
　　C．致病细菌的种类不同　　　　　　　D．腹腔有无原发病灶
　　E．患者全身抵抗力的强弱

5．急性腹膜炎最危重的病情是＿＿＿＿。
　　A．高热、脉快　　　　　　　　　　　B．严重脱水
　　C．代谢性酸中毒　　　　　　　　　　D．感染性休克
　　E．多系统器官功能衰竭

6．有利于腹膜炎渗液流至盆腔，减少毒素吸收的措施是＿＿＿＿。
　　A．禁食、禁饮、输液　　　　　　　　B．胃肠减压
　　C．应用抗生素　　　　　　　　　　　D．安置半卧位
　　E．保持腹腔引流通畅

7．急性腹膜炎最重要的体征是＿＿＿＿。
　　A．腹式呼吸消失　　　　　　　　　　B．肝浊音界缩小
　　C．肠鸣音减弱　　　　　　　　　　　D．移动性浊音阳性
　　E．压痛、反跳痛、肌紧张

8．腹腔手术后停止胃肠减压的主要依据是＿＿＿＿。
　　A．术后2～3 d　　　　　　　　　　　B．肛门排气后

C.无胃液抽出 D.无腹胀、呕吐

E.肠鸣音恢复

（二）多项选择题

1.下列哪些情况可导致继发性腹膜炎____。

A.腹腔内脏器穿孔 B.腹腔内炎性疾病

C.腹腔手术污染 D.腹部外伤内脏破裂

E.腹壁挫伤

2.关于急性化脓性腹膜炎的治疗,下列正确的是____。

A.患者取半卧位 B.禁食禁饮,胃肠减压

C.纠正水、电解质紊乱 D.应用抗生素控制感染

E.不需要手术治疗

四、问答题

1.急性弥漫性腹膜炎非手术治疗措施有哪些?

2.简述急性化脓性腹膜炎的临床表现。

五、分析题

王某,男性,52 岁,既往有消化性溃疡 10 年。突发上腹部刀割样疼痛 2 h 来诊,查体:血压 16/9.3 kPa(120/70 mmHg)、心率 84 次/min。全腹压痛、反跳痛,以剑突下为甚,肠鸣音消失,移动性浊音阳性,白细胞 $9.0×10^9$/L。该患者最可能的诊断是什么,应如何进一步确诊,治疗如何?

参考答案

一、名词解释

1.急性化脓性腹膜炎:指腹膜受到细菌感染、化学性刺激或损伤所引起的腹膜急性炎症性病变,主要表现为急性腹痛、恶心呕吐、腹膜刺激征和全身感染症状,称为急性化脓性腹膜炎。

2.原发性腹膜炎:又称为自发性腹膜炎,腹腔内无原发性病灶。致病菌多为溶血性链球菌、肺炎链球菌或大肠埃希菌。细菌通过血行播散、上行性感染、直接扩散、透壁性感染进入腹腔而引起的腹膜炎。

二、填空题

1.原发性腹膜炎 继发性腹膜炎

2.持续性剧烈腹痛 腹膜刺激征

3.溶血性链球菌 肺炎双球菌 大肠埃希菌

4.腹部压痛 反跳痛 腹肌紧张

5.膈下脓肿 盆腔脓肿 肠间隙脓肿

三、选择题

(一)单项选择题

1. A　2. D　3. D　4. D　5. E　6. D　7. E　8. B

(二)多项选择题

1. ABCD　2. ABCD

四、问答题

答案见内容精要。

五、分析题

(1)该患者最可能的诊断:消化性溃疡急性穿孔、腹膜炎。

(2)为了进一步明确诊断,应行:①立位腹部透视,看是否有膈下游离气体。②腹腔穿刺,抽出胃肠液可确诊。③若腹膜炎症状不见好转,则应行剖腹探查术。

(3)在充分术前准备下行手术治疗,根据病情可行穿孔修补术或胃大部切除术。

第三十一章

胃、十二指肠外科疾病

内容精要

一、胃溃疡、十二指肠溃疡的外科治疗

胃溃疡、十二指肠溃疡的手术适应证:①急性穿孔;②急性大出血;③瘢痕性幽门梗阻;④胃溃疡恶变及可疑者;⑤经内科系统治疗无效的顽固性溃疡。

(一)胃溃疡、十二指肠溃疡急性穿孔

1. 临床表现与诊断要点 突发上腹部剑突下刀割样疼痛、迅速波及脐周乃至全腹。全腹压痛、反跳痛,腹肌紧张呈"板样"强直。叩诊肝浊音界缩小或消失。诊断要点为:①多有长时期的胃、十二指肠溃疡病史。②全腹有明显压痛,反跳痛,肌紧张,以上腹部为重(呈板状)。③肝浊音界缩小或消失。④肠鸣音弱、少或消失。⑤X射线立位检查80%患者可见膈下游离气体。

2. 治疗原则

(1)非手术疗法。

(2)手术疗法 ①单纯穿孔缝合术;②胃大部切除术。③高选择性迷走神经切断术或选择性迷走神经切断术。

(二)胃溃疡、十二指肠溃疡大出血

1. 临床表现与诊断要点 突然发生急性大呕血或柏油样便,而导致失血性休克症状和失血性贫血表现。纤维胃镜不仅可诊断,而且可采用电凝、激光、注射药物进行局部止血治疗。

2. 治疗原则 大多数经内科治疗可以止血,5%～10%应进行外科手术以止血。

(1)非手术治疗 ①输血补液,补充血容量。②用冷生理盐水洗胃。③内窥镜下注射肾上腺素,激光凝固或选择性动脉注射血管收缩剂等治疗。

(2)手术治疗 ①胃大部切除术。②切除溃疡有困难者应给予旷置,但要贯穿结扎溃疡底出血动脉或其主干。

(三)瘢痕性幽门梗阻

1. 临床表现与诊断要点 出现腹痛和呕吐,呕吐是幽门梗阻的突出症状,呈进行性加重。呕吐物多为隔夜宿食,呕吐后自觉舒适。腹部可见隆起的胃型和蠕动波。

2. 治疗原则

(1) 非手术治疗法 ①胃肠减压。②洗胃以减轻胃壁水肿。③保持水、电解质平衡及酸碱平衡。④全身营养支持治疗。

(2) 手术治疗 瘢痕所致幽门梗阻和非手术治疗无效的幽门梗阻应视为手术适应证。用的手术方法有:①胃空肠吻合术。②胃大部切除术。③迷走神经切断术。④高选择性迷走神经切断术。

(四) 胃溃疡、十二指肠溃疡的主要手术方式

1. 胃大部切除术

(1) 手术适应证 ①胃溃疡、十二指肠溃疡伴发急性穿孔、大出血或瘢痕性幽门梗阻。②慢性胃、十二指肠溃疡反复发作,经严格内科治疗效果不佳的顽固性溃疡。③手术后复发性溃疡。

(2) 手术的类型 胃大部切除术:切除胃远端 2/3 ~ 3/4 (包括胃体、胃窦、幽门及十二指肠球部)。①Billroth Ⅰ式胃大部切除术(胃吻合术、十二指肠吻合术);②Billroth Ⅱ式胃大部切除术(胃吻合术、空肠吻合术)。

(3) 胃溃疡切除胃肠重建的基本要求 胃切除范围不应少于 60%。

2. 迷走神经切断术

(1) 迷走神经干切断术。

(2) 选择性迷走神经切断术。

(3) 高选择性迷走神经切断术。

(五) 胃溃疡、十二指肠溃疡术后并发症

1. 术后胃出血 术后 24 h,胃管抽出暗红或咖啡色胃液。多因结扎或缝合过紧、组织坏死、结扎线脱落所致。

2. 胃排空障碍。

3. 胃壁缺血坏死、吻合口破裂或瘘。

4. 十二指肠残端破裂。

5. 术后梗阻 Billroth Ⅱ式术后多见,分为 3 种情况。①吻合口梗阻,呕吐食物的主要特点是不含胆汁;②空肠输入段梗阻,慢性不完全梗阻患者呕吐物主要为胆汁,而急性完全性梗阻呕吐物不含胆汁;③空肠输出段梗阻时呕吐物为食物和胆汁。

6. 碱性反流性胃炎。

7. 倾倒综合征 多因高渗食物或液体快速进入肠腔所致,表现为进食后半小时胃肠道症状为上腹饱胀不适、恶心呕吐、肠鸣频繁、绞痛继而腹泻。

8. 溃疡复发。

9. 残胃癌 指胃的良性疾病施行胃大部切除术后的残胃,至少 5 年发生的原发性癌,称为残胃癌。

二、胃癌

(一) 病理分型

1. 早期胃癌 凡病变仅侵及黏膜或黏膜下层,无论病灶大小、有无淋巴结转移者。

2. 进展期胃癌(中、晚期胃癌)　指胃癌癌肿已超过黏膜下层,侵及肌层或更深者(浆膜下、浆膜)。浸润肌层为中期,超出肌层者为晚期。

（二）诊断要点

①长期溃疡病史。②上腹疼痛:初为隐痛。③食欲缺乏。④消化道出血:多为小量呕血或黑便。⑤进行性贫血。⑥胃镜检查结合黏膜活检可以确诊。

（三）治疗要点

1. 手术治疗　①根治性切除术。②姑息性切除。

2. 化学药物治疗　FAM 方案(氟尿嘧啶、阿霉素、丝裂霉毒);MFC 方案(丝裂霉素、氟尿嘧啶、阿糖胞苷);也可长期口服呋喃氟尿嘧啶。

3. 其他治疗　免疫、基因药物、中医中药等。

练习题

一、名词解释

1. 残胃癌　2. 早期胃癌

二、填空题

1. 幽门梗阻患者频繁呕吐,可发生低＿＿＿＿低＿＿＿＿性＿＿＿＿中毒。

2. 消化性溃疡手术的绝对适应证是＿＿＿＿＿＿＿＿。

3. 瘢痕性幽门梗阻的突出表现是＿＿＿＿＿＿＿＿。

4. 胃溃疡、十二指肠溃疡的主要手术方式是＿＿＿＿＿＿＿＿。

5. 胃癌的病理分型包括＿＿＿＿＿＿＿＿和＿＿＿＿＿＿＿＿两种。

三、选择题

（一）单项选择题

1. 胃溃疡、十二指肠溃疡外科手术治疗的绝对适应证是＿＿＿＿。

  A. 溃疡病穿孔   B. 应激性溃疡

  C. 瘢痕性幽门梗阻   D. 胃后壁溃疡

  E. 溃疡病出血

2. 胃穿孔的 X 射线检查所见主要为＿＿＿＿。

  A. 双侧横膈抬高   B. 膈下游离气体

  C. 腹胀伴肠型   D. 晚间或下午呕吐大量宿食

  E. 食量减少

3. 胃溃疡首选的手术方式是＿＿＿＿。

  A. 高选择性胃迷走神经切断术   B. 胃大部切除术(Billroth Ⅰ式)

  C. 胃大部切除术(Billroth Ⅱ式)   D. 胃大部切除术(溃疡旷置)

  E. 胃吻合术、空肠吻合术

4. 胃大部切除术后早期并发症是＿＿＿＿。

    A. 吻合口溃疡   B. 胃排空延迟

    C. 贫血   D. 碱性反流性胃炎

    E. 残胃癌

5. 患者，男，40 岁。因消化道大出血入院，经治疗病情稳定，出血停止，为了明确出血原因，首选的检查是____。

    A. 选择性腹腔动脉造影   B. B 型超声检查

    C. 纤维胃镜检查   D. 肝功能化验

    E. 钡餐检查

6. 胃溃疡、十二指肠溃疡大出血者的溃疡一般位于____

    A. 胃大弯   B. 胃底后壁

    C. 胃体后壁   D. 胃小弯或十二指肠后壁

    E. 十二指肠球部前壁

（二）多选选择题

1. 胃、十二指肠溃疡的手术治疗适应证包括____。

    A. 大量出血经内科治疗无效者   B. 急性穿孔

    C. 瘢痕性幽门梗阻   D. 胃溃疡有癌变者

    E. 内科治疗无效的顽固性溃疡

2. 胃大部切除术后的常见并发症有____。

    A. 术后胃出血   B. 碱性反流性胃炎

    C. 残胃癌   D. 倾倒综合征

    E. 碱性反流性食管炎

四、问答题

1. 简述胃溃疡、十二指肠溃疡的手术治疗指征。

2. 简述胃溃疡、十二指肠溃疡急性穿孔的诊断要点。

参考答案

一、名词解释

1. 残胃癌：指胃的良性疾病施行胃大部切除术后的残胃，至少 5 年发生的原发性癌，称为残胃癌。

2. 早期胃癌：凡病变仅侵及黏膜或黏膜下层，无论病灶大小、有无淋巴结转移。

二、填空题

1. 氯 钾 碱

2. 瘢痕性幽门梗阻

3. 呕吐

4. 胃大部切除术

5. 早期胃癌 进展期胃癌

三、选择题

（一）单项选择题

1. C　2. B　3. B　4. B　5. C　6. D

（二）项选择题

1. ABCD　2. ABCD

四、问答题

答案见内容精要。

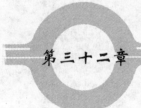

第三十二章
肠疾病

内容精要

各种原因引起的肠内容物通过肠道障碍者,称为肠梗阻。

一、概述

(一)病因和分类

按肠梗阻发生的原因分为3类:①机械性肠梗阻,最常见;②动力性肠梗阻;③血运性肠梗阻。按肠壁有无血运障碍分为:①单纯性肠梗阻;②绞窄性肠梗阻。

(二)病理生理

1. 局部改变　①单纯性机械性肠梗阻,梗阻以上肠蠕动增加。②急性完全性梗阻时,肠管迅速膨胀,肠壁变薄,肠管可缺血坏死而溃破穿孔。③慢性肠梗阻多为不完全梗阻,由于长期肠蠕动增强,故肠壁呈代偿性肥厚。

2. 全身性病理生理改变　①体液丧失。②感染和中毒。③休克及多器官功能障碍。

(三)临床表现

1. 症状　共同症状是:①腹痛;②呕吐,梗阻部位越高,呕吐出现越早、越频繁;③腹胀,高位肠梗阻腹胀不明显,低位肠梗阻及麻痹性肠梗阻腹胀显著,遍及全腹;④停止自肛门排气排便。

2. 体征　肠梗阻患者体格检查时可见患者呈脱水征,腹部膨隆肠型、肠蠕动波和腹胀等。触诊可发现腹部包块或腹膜炎体征。腹部叩诊呈鼓音,腹腔有较多渗液时,可叩出移动性浊音。听诊有伴随肠蠕动的气过水声或高亢金属音。

3. 辅助检查

(1)实验室检查　可有血红蛋白及血细胞比容因缺水血液浓缩而增高,绞窄性肠梗阻时呕吐物和粪便中有红细胞或隐血阳性,血象检查白细胞计数和中性粒细胞明显增高。

(2)X射线检查　直立位腹部平片可显示肠袢胀气,空肠黏膜的环状皱襞在肠腔充气时呈"鱼骨刺"样改变,结肠可显示结肠袋,肠腔充气的肠袢是在梗阻以上的部位。

(四)诊断

必须明确以下几个问题。

1. 是否为肠梗阻。

2. 是机械性还是动力性梗阻　机械性肠梗阻具有上述典型临床表现,早期腹胀可不显著。麻痹性肠梗阻无阵发性绞痛等肠蠕动亢进的表现,相反为肠蠕动减弱或消失,腹胀显著。

3. 是单纯性还是绞窄性梗阻　有下列表现者,应考虑绞窄性肠梗阻的可能。

(1)腹痛发作急骤,起始即为持续性剧烈疼痛。

(2)病情发展迅速,早期出现休克。

(3)有明显腹膜刺激征,体温上升、脉率增快、白细胞计数增加。

(4)腹胀不对称,腹部有局部隆起或触及有压痛的肿块(胀大的肠袢)。

(5)呕吐物、胃肠减压抽出液、肛门排出物为血性,或腹腔穿刺抽出血性液体。

(6)经积极非手术治疗但症状、体征无明显改善。

(7)腹部 X 射线检查见孤立、突出胀大的肠袢,不因时间而改变位置。

4. 是高位还是低位梗阻　高位小肠梗阻的特点是呕吐发生早且频繁,腹胀不明显。低位小肠梗阻的特点是腹胀明显,呕吐出现晚而次数少,并可吐粪样物。

5. 是完全性还是不完全性梗阻　完全性梗阻呕吐频繁,如为低位梗阻腹胀明显,完全停止排便排气。不完全梗阻呕吐与腹胀都较轻。

6. 是什么原因引起梗阻。

(五)治疗

肠梗阻的治疗原则为纠正水、电解质、酸碱平衡失调,恢复肠道通畅。

1. 基础治疗

(1)禁食禁饮、胃肠减压。

(2)纠正水、电解质紊乱和酸碱失衡。

(3)防治感染和中毒　应用抗肠道细菌(包括抗厌氧菌)的抗生素。

3. 非手术治疗　主要适用于单纯性粘连性肠梗阻、麻痹性或痉挛性肠梗阻、蛔虫或粪块堵塞引起的肠梗阻及肠结核等炎症引起的不完全性肠梗阻等。治疗期间若症状、体征不见好转或反有加重,则应手术治疗。

2. 手术治疗　可归纳为 4 种:①解决引起梗阻的原因;②肠切除肠吻合术;③短路手术;④肠造口或肠外置术。

二、粘连性肠梗阻

1. 诊断　多有腹腔手术、创伤或感染病史,以往有慢性肠梗阻症状和多次急性发作者多为广泛粘连引起的梗阻。

2. 治疗　对单纯性肠梗阻、不完全性梗阻,特别是广泛性粘连者,一般选用非手术治疗。粘连性肠梗阻若经非手术治疗不见好转甚至病情加重,或怀疑为绞窄性肠梗阻,手术应及早进行。手术方法:①粘连带和小片粘连可施行简单的切断和分离;②若一组肠袢紧密粘连成团引起梗阻,又不能分离,可将此段肠袢切除进行一期肠吻合;倘若无法切除,则进行梗阻部分近端、远端肠吻合的短路手术。

三、肠蛔虫堵塞

1.临床表现　为脐周围阵发性腹痛和呕吐,可有便蛔虫或吐蛔虫的病史。腹部常可扪及条索状团块,可随肠管收缩而变硬。体温、白细胞计数多正常。

2.治疗　单纯性蛔虫堵塞采用非手术疗法,可口服生植物油,也可口服驱虫药。如经非手术治疗无效,或并发肠扭转,或出现腹膜刺激征时,应施行手术切开肠壁取虫。术后应继续驱虫治疗。

四、肠扭转

1.临床表现

(1)小肠扭转　急性小肠扭转多见于青壮年。常有饱食后剧烈活动等诱发因素。突然发作剧烈腹部绞痛,多在脐周围,常为持续性疼痛阵发性加重。腹部 X 射线检查符合绞窄性肠梗阻的表现。

(2)乙状结肠扭转　多见于男性老年人,常有便秘习惯。临床表现除腹部绞痛外,有明显腹胀。腹部 X 射线平片显示马蹄状巨大的双腔充气肠祥,钡剂灌肠 X 射线检查见扭转部位钡剂受阻,钡影尖端呈"鸟嘴"形。

2.治疗　①扭转复位术。②肠切除术:适用于已有肠坏死的病例,小肠应进行一期切除吻合。乙状结肠一般切除坏死肠段后将断端行肠造口术,以后再二期手术行肠吻合术。

五、肠套叠

1.临床表现　肠套叠是小儿肠梗阻的常见病因。最多见者为回肠末端套入结肠。三大典型症状是腹痛、血便和腹部肿块。空气或钡剂灌肠 X 射线检查,可见空气或钡剂在结肠受阻,受阻端钡影呈"杯口"状或"弹簧状"阴影。

2.治疗　早期可用空气(或氧气、钡剂)灌肠复位。套叠不能复位,病期已超过48 h,怀疑有肠坏死,空气灌肠复位后出现腹膜刺激征及全身情况恶化等,均应行手术治疗。

练习题

一、名词解释

1.肠梗阻　2.肠套叠　3.绞窄性肠梗阻

二、填空题

1.肠梗阻按病因分为＿＿＿＿＿＿、＿＿＿＿＿＿、＿＿＿＿＿＿三大类。

2.肠梗阻的治疗原则是＿＿＿＿＿＿,＿＿＿＿＿＿。

3.肠套叠的三大典型症状是＿＿＿＿＿＿、＿＿＿＿＿＿、＿＿＿＿＿＿。

三、选择题

（一）单项选择题

1. 肠梗阻的诊断中最重要的是确定_____。
   A. 梗阻原因
   B. 肠壁血运有无障碍
   C. 肠梗阻部位高低
   D. 梗阻程度
   E. 肠梗阻发生速度

2. 在鉴别单纯性肠梗阻与绞窄性肠梗阻时,最有意义的化验检查项目是_____。
   A. 血气分析
   B. 血红蛋白测定
   C. 血白细胞计数
   D. 尿常规检查
   E. 呕吐物隐血试验

3. 肠梗阻的四大共同表现是_____。
   A. 腹痛、肠型、呕吐、便闭
   B. 便闭、呕吐、腹胀、腹痛
   C. 便闭、腹痛、腹胀、肠音亢进
   D. 便闭、腹痛、肠音减弱、腹胀
   E. 腹痛、便闭、肠型、腹胀

4. 下列哪项不是肠套叠症状_____。
   A. 果酱样血便
   B. 阵发性腹痛
   C. 早期出现高热
   D. 腹部可触及腊肠样肿块
   E. 恶心呕吐

5. 下列肠梗阻的基础疗法中哪项不对_____。
   A. 不论需要手术与否均要采用
   B. 胃肠减压是治疗肠梗阻的重要手段之一
   C. 纠正水、电解质、酸碱失衡是重要措施
   D. 同时应防治感染和中毒
   E. 准备手术治疗者不必采用

6. 粘连性肠梗阻常见于_____。
   A. 腹腔脏器先天性发育异常
   B. 胎粪性腹膜炎
   C. 腹腔手术后
   D. 胆囊、胆管疾病后
   E. 肝脏化脓性疾病后

7. 在急性肠梗阻的保守治疗过程中,关键性的措施是_____。
   A. 胃肠减压
   B. 纠正水、电解质、酸碱平衡失调
   C. 缓解肠痉挛性疼痛
   D. 输血
   E. 抗生素应用

（二）多选选择题

1. 肠梗阻的治疗原则包括_____。
   A. 一般患者不必要进行胃肠减压
   B. 纠正全身生理的紊乱
   C. 解除梗阻
   D. 非手术治疗患者不必手术
   E. 恢复肠道功能

2. 下列关于肠梗阻的治疗,正确的是____。

    A. 胃肠减压   B. 纠正水、电解质平衡紊乱

    C. 防治感染和中毒   D. 严密观察,若症状加重,应立即手术

    E. 对绞窄性肠梗阻应采取手术治疗

3. 小肠梗阻最易产生____。

    A. 呼吸性酸中毒   B. 代谢性酸中毒

    C. 呼吸性碱中毒   D. 代谢性碱中毒

    E. 严重失水

四、问答题

1. 肠梗阻患者出现哪些表现时,应考虑绞窄性肠梗阻的可能?

2. 简述肠梗阻的治疗原则。

3. 试述肠梗阻的全身病理生理改变。

参考答案

一、名词解释

1. 肠梗阻:任何原因引起的肠内容物通过肠道障碍者,称肠梗阻。

2. 肠套叠:指一段肠管套入其相连的肠管腔内,称肠套叠。

3. 绞窄性肠梗阻:是肠梗阻的严重类型,合并有血液循环障碍。

二、填空题

1. 机械性肠梗阻   动力性肠梗阻   血运性肠梗阻。

2. 纠正全身生理紊乱   解除梗阻。

3. 腹痛   血便   腹部肿块。

三、选择题

(一)单项选择题

1. B   2. E   3. B   4. C   5. E   6. C   7. B

(二)多项选择题

1. BCD   2. ABCDE   3. BD

四、问答题

1. 答案见内容精要。

2. 肠梗阻的治疗原则:①纠正全身生理功能紊乱;②解除梗阻;③恢复肠道功能。

3. 试述肠梗阻的全身病理生理改变。

(1)局部改变   梗阻以上蠕动增强,肠管扩张,梗阻以下肠管瘪陷、空虚。

(2)全身改变   ①水、电解质、酸碱平衡紊乱;②感染和脓毒症;③休克;④呼吸、循环功能衰竭。

第三十三章

阑尾炎

内容精要

一、概述

阑尾尖端指向有六种类型

1. 回肠前位　相当于 0～3 点钟位,尖端指向左上。

2. 盆位　相当于 3～6 点钟位,尖端指向盆腔。

3. 盲肠后位　相当于 9～12 点钟位,在盲肠后方、髂肌前,尖端向上,位于腹膜后。此种阑尾炎的临床体征轻,易误诊,手术显露及切除有一定难度。

4. 盲肠下位　相当于 6～9 点钟,尖端向右下。

5. 盲肠外侧位　相当于 9～10 点钟,位于腹腔内,盲肠外侧。

6. 回肠后位　相当于 0～3 点钟,但在回肠后方。

二、急性阑尾炎

(一)病因

急性阑尾炎是外科常见病,是最多见的急腹症。

1. 阑尾管腔阻塞。

2. 细菌入侵。

(二)临床病理分型

根据急性阑尾炎的临床过程和病理解剖学变化,可分为四种病理类型。

1. 急性单纯性阑尾炎。

2. 急性化脓性阑尾炎。

3. 坏疽性及穿孔性阑尾炎。

4. 阑尾周围脓肿。

(三)急性阑尾炎的转归

1. 炎症消退。

2. 炎症局限化。

3. 炎症扩散。

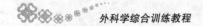

（四）临床表现

依靠病史、临床症状、体检所见和实验室检查。

1.症状

（1）腹痛。

（2）胃肠道症状。

（3）全身症状。

2.体征

（1）右下腹压痛。

（2）腹膜刺激征象。

（3）右下腹包块。

（4）可作为辅助诊断的其他体征。

3.实验室检查　大多数急性阑尾炎患者的白细胞计数和中性粒细胞比例增高。白细胞计数增加到$(10 \sim 20) \times 10^9/L$,可发生核左移。

4.影像学检查

（五）鉴别

1.胃溃疡穿孔、十二指肠溃疡穿孔。

2.右侧输尿管结石。

3.妇产科疾病。

4.急性肠系膜淋巴结炎。

5.其他急性胃肠炎时,恶心、呕吐和腹泻等消化道症状较重,无右下腹固定压痛和腹膜刺激体征。

（六）治疗

1.非手术治疗　略。

2.手术治疗　绝大多数急性阑尾炎一旦确诊,应早期施行阑尾切除术。

三、慢性阑尾炎

（一）主要病变

1.阑尾壁不同程度的纤维化及慢性炎性细胞浸润。

2.黏膜层和浆肌层可见以淋巴细胞和嗜酸性粒细胞浸润为主,替代了急性炎症时的多形核白细胞,还可见到阑尾管壁中有异物巨细胞。

（二）主要体征

1.阑尾部位的局限性压痛,这种压痛经常存在,位置也较固定。

2.左侧卧位检体时,部分患者在右下腹可触及阑尾条索。

3.X射线钡剂灌肠透视检查,可见阑尾不充盈或充盈不全,阑尾腔不规则。

4.72 h后透视复查阑尾腔内仍有钡剂残留,即可诊断为慢性阑尾炎。

练习题

一、名词解释

1.腰大肌试验　2.结肠充气试验　3.麦氏点

二、填空题

1.急性阑尾炎的临床或病理类型,可分为_____、_____、_____和_____四种类型。

2._____是急性阑尾炎发生的主要原因。

三、单项选择题

1.急性阑尾炎病理转归中,属于感染扩散的是____。

  A.化脓性门静脉炎　　　　　　　　　B.阑尾周围脓肿

  C.坏疽性阑尾炎　　　　　　　　　　D.形成炎症包块

  E.穿孔性阑尾炎

2.急性阑尾炎典型的症状是____。

  A.腹泻　　　　　　　　　　　　　　B.发热

  C.恶心呕吐　　　　　　　　　　　　D.转移性右下腹痛

  E.穿孔

3.急性阑尾炎最重要的体征是____。

  A.右下腹固定性压痛　　　　　　　　B.右下腹肌紧张

  C.发热、白细胞增多　　　　　　　　D.右下腹反跳痛

  E.左下腹反跳痛

4.急性化脓性阑尾炎的治疗最好采取____。

  A.中药治疗　　　　　　　　　　　　B.大剂量使用抗生素

  C.手术切除阑尾　　　　　　　　　　D.理疗

  E.输液疗法

5.引起急性阑尾炎的最重要病因是____。

  A.胃肠道功能紊乱　　　　　　　　　B.急性腹膜炎扩散

  C.阑尾腔梗阻　　　　　　　　　　　D.全身性感染

  E.蛔虫

6.盲肠后位急性阑尾炎的特殊体征常为____。

  A.闭孔内肌试验阳性　　　　　　　　B.结肠充气试验阳性

  C.腰大肌试验阳性　　　　　　　　　D.右下腹压痛与肌紧张

  E.无症状

7.急性阑尾炎患者出现右下腹反跳痛和肌紧张时,提示炎症已波及____。

  A.阑尾黏膜　　　　　　　　　　　　B.阑尾黏膜下层

  C.壁腹膜　　　　　　　　　　　　　D.脏腹膜

E.门静脉

8.阑尾解剖位置的体表投影大多数在_____。

A.通过脐横线与右锁骨中线的交点

B.两侧髂前上棘连线与右锁骨中线交点

C.右腹股沟中点与脐连线的中外 1/3 处

D.右髂前上棘至脐连线的中外 1/3 处

E.以上都不是

9.急性阑尾炎的典型临床表现包括_____。

A.转移性右下腹痛,恶心、呕吐,右下腹压痛

B.突发右下腹绞痛,板状腹,右下腹压痛

C.右下腹绞痛,向会阴部放射,恶心、呕吐

D.突发腹痛,恶心、呕吐,右下腹压痛、反跳痛

E.以上都不是

10.急性阑尾炎患者出现高热、寒战、黄疸时,应考虑到可能为_____。

A.急性胆囊炎   B.急性传染性肝炎

C.急性胰腺炎   D.化脓性门静脉炎

E.以上都不是

11.处理阑尾断端不宜采用的是_____。

A.单纯结扎   B.结扎加荷包缝合包埋

C.单纯荷包缝合包埋   D.断端直接用苯酚烧灼

E.必须严格执行三棒消毒法

12.阑尾残端安全处理的最好方法是_____。

A.结扎   B.结扎和包埋

C.单纯包埋   D.挤压

E.缝扎

13.患者,女,54 岁。诊断为急性坏疽性阑尾炎伴弥漫性腹膜炎入院,行阑尾切除术。术后第 5 天腹胀、腹痛、发热,体温 39 ℃,大便 4~6 次/d,呈水样。肛门有下坠感,腹部有轻压痛,未触及肿块。首先应考虑的并发症是_____。

A.急性肠炎   B.阑尾残株炎

C.门静脉炎   D.盆腔脓肿

E.急性胰腺炎

14.患者,男,18 岁。因急性阑尾炎穿孔行阑尾切除术,术后 3 d 切口红肿,有脓性分泌物,将缝线拆除后引出 20 ml 脓液,10 d 后再次缝合而愈合,该患者切口愈合类型应记为_____。

A.Ⅱ/乙   B.Ⅱ/丙

C.Ⅲ/甲   D.Ⅲ/丙

E.以上都不对

四、问答题

急性阑尾炎的临床表现是什么?

参考答案

一、名词解释

1.腰大肌试验:左侧卧位将右下肢向后过伸,引起右下腹痛为阳性。表明阑尾炎患者阑尾位置深在盲肠后近腰大肌前方、盲肠后位或腹膜后位。阑尾位置较深。

2.结肠充气试验:又称为 Rovsing 征,检查者先用一手压降结肠,再以另一手压近侧结肠,并逐步向近侧结肠移动,将结肠内气体赶向盲肠和阑尾,引起右下腹痛为阳性。该试验为急性阑尾炎体征,但阴性不能排除诊断。

3.麦氏点:又称为 McBurney 点,阑尾根部的体表投影,通常以脐与右侧髂前上棘连线的中、外 1/3 交点为标志。麦氏点的压痛及反跳痛是临床上急性阑尾炎的重要体征。

二、填空题

1.急性单纯性阑尾炎　化脓性阑尾炎　坏疽或穿孔性阑尾炎　阑尾周围脓肿

2.阑尾发生梗阻(堵塞)

三、单项选择题

1.A　2.D　3.A　4.C　5.C　6.C　7.C　8.D　9.A　10.D　11.D　12.B　13.D　14.D

四、问答题

1.(1)腹痛(转移性腹痛)。

(2)胃肠道症状(恶心、呕吐)。

(3)有早期乏力等全身症状。炎症严重时出现中毒症状,心率增快,体温达 38 ℃左右。

(4)阑尾穿孔时体温会更高,达 39 ℃或 40 ℃。如发生门静脉炎时,可出现寒战、高热和轻度黄疸。

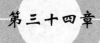

第三十四章

结肠、直肠肛管疾病

内容精要

一、概述

(一)常见检查体位

①左侧卧位;②膝胸位;③截石位;④蹲位;⑤弯腰前俯位。

(二)直肠指诊时应注意

1. 右手戴手套或指套涂以润滑液,首先进行肛门周围指诊,肛管有无肿块、压痛,皮下有无疤状物,有无外痔等。

2. 测试肛管括约肌的松紧度,正常时直肠仅能伸入一指并感到肛门环缩。在肛管后方可触到肛管直肠环。

3. 检查肛管直肠壁有无触痛、波动、肿块及狭窄,触及肿块时要确定大小、形状、位置、硬度及能否推动。

4. 直肠前壁距肛缘 4 ~ 5 cm,男性可扪及直肠壁外的前列腺,女性可扪及子宫颈,不要误诊为病理性肿块。

5. 根据检查的具体要求,必要时进行双合诊检查。

6. 抽出手指后,观察指套,有无血迹或黏液,若有血迹而未触及病变,则应行乙状结肠镜检查。

二、结肠癌

(一)病理与分型

1. 肿块型　略。

2. 浸润型　略。

3. 溃疡型　略。

4. 显微镜下组织学分类较常见者如下所示。

(1)腺癌　占结肠癌的大多数。

(2)黏液癌　预后较腺癌差。

(3)未分化癌　易侵入小血管和淋巴管,预后最差。

（二）临床表现

①排便习惯与粪便性状的改变；②腹痛；③腹部肿块；④肠梗阻症状；⑤全身症状。

（三）治疗

1. 手术治疗

（1）术前准备　略。

（2）结肠癌根治性手术　①右半结肠切除术；②横结肠切除术；③左半结肠切除术；④乙状结肠切除术。

（3）结肠癌合并急性梗阻的手术。

2. 化学药物治疗　略。

三、直肠息肉

（一）疾病类型

1. 腺瘤性息肉。

2. 炎性息肉。

3. 增生性息肉。

4. 错构瘤性。

（二）临床表现

1. 除幼年性息肉多发生于 5～10 岁小儿外，其他直肠息肉多发生在 40 岁以上，年龄越大，发生率越高。

2. 直肠是息肉的多发部位，并常常合并有结肠息肉。

（三）治疗

1. 内镜下电灼弧冷冻切除。

2. 手术切除。

3. 炎性息肉的治疗应以治疗原发病为主。

四、直肠癌

（一）病理分型

可分为肿块型、浸润型、溃疡型三型。

（二）临床表现

1. 早期直肠癌大多数无症状。

2. 进展期癌（中晚期）的患者出现腹痛、大便带血、大便变细及腹泻等症状。

（1）直肠癌生长到一定程度时可以出现便血症状。当肿瘤表面破溃、形成溃疡，肿瘤组织坏死感染，可出现脓血、黏液血便。

（2）排便异常。

（3）肠梗阻征象。

（4）肿瘤晚期　肿瘤侵犯膀胱、尿道时，可出现尿频、尿急、尿痛，排尿困难等；肿瘤侵犯阴道时,可出现直肠阴道瘘,阴道流出粪液;肿瘤侵犯骶骨及神经时,可出现骶尾部及会阴部剧烈疼痛;肿瘤侵犯压迫输尿管时,可出现腰部胀痛;肿瘤还可压迫髂外血管而出现下肢水肿。

(5)肿瘤远处转移(肝脏、肺等)时,相应脏器可出现症状。如转移至肺时,可出现干咳、胸痛等。

(6)患者可出现不同程度的乏力、体重下降等症状。

(三)诊断

1.直肠指检 略。

2.内镜检查 略。

3.影像学检查 略。

4.癌胚抗原的检测 略。

(四)治疗

1.手术治疗

(1)根治性手术 ①腹会阴直肠癌根治术;②经腹直肠前切除术;③经腹直肠癌切除、人工肛门、远端封闭手术。

(2)局部性手术。

(3)姑息性手术。

2.化学治疗 略。

3.放射治疗 略。

4.其他治疗 略。

五、直肠肛管周围脓肿

(一)定义

直肠肛管周围脓肿是指直肠肛管周围软组织内或其周围间隙发生的急性化脓性感染,并形成脓肿。

(二)临床表现

1.肛门周围脓肿。

2.坐骨肛管间隙脓肿。

3.骨盆直肠间隙脓肿。

(三)治疗

1.非手术治疗 略。

2.手术治疗 略。

六、痔

(一)分类和病理

按照解剖部位可以分为3类:①内痔;②外痔;③混合痔。

（二）临床表现

1.排便时出血　略。

2.痔块脱出　略。

3.疼痛　略。

4.检查　略。

（三）治疗

治疗原则：无症状时给予必要的预防措施；出现症状时重点在减轻、消除症状。

1.一般治疗　略。

2.内痔栓塞疗法　略。

3.胶圈套扎法　略。

4.手术治疗　略。

七、肛裂

（一）定义

1.以肛门周期性疼痛，即排便时阵发性刀割样疼痛，便后数分钟缓解，随后又持续剧烈疼痛可达数小时，伴有习惯性便秘，便时出血为主要表现的疾病。

2.因肛裂、前哨痔、乳头肥大常同时存在，故称为肛裂"三联征"。

（二）临床表现

1.肛裂患者有典型的临床表现，即疼痛、便秘和出血。

2.疼痛多剧烈，有典型的周期性，排便时由于肛裂内神经末梢受刺激，故立刻感到肛管烧灼样或刀割样疼痛，称为排便时疼痛。

3.便后数分钟可缓解，称为间歇期；随后因肛门括约肌收缩痉挛而再次剧痛，此期可持续半到数小时，临床称为括约肌挛缩痛。

4.直至括约肌疲劳、松弛后疼痛缓解，但再次排便时又发生疼痛。

5.以上称为肛裂疼痛周期。因害怕疼痛不愿排便，久而久之可引起便秘，粪便更加干硬，便秘又可加重肛裂，形成恶性循环。

6.排便时常在粪便表面或便纸上见到少量血迹或滴鲜血，少见大量出血。

（三）治疗

1.非手术治疗　①调整饮食；②坐浴；③口服药物。

2.手术治疗　①肛裂切除术；②内括约肌切开术。

3.其他疗法　如激光、电灼治疗等。

练习题

一、名词解释

1.痔　2.肛管直肠环　3.直肠脱垂

二、填空题

1. 结肠肿瘤大体型态分型_____、_____、_____。

2. 结肠癌组织学分型_____、_____、_____。

3. 右半结肠切除术切除范围是_____。

三、单项选择题

1. 怀疑肛管直肠肿瘤时,最简单而重要的检查是____。

    A. 直肠指诊　　　　　　　　　　B. 乙状结肠镜检查

    C. 直肠镜检查　　　　　　　　　　D. X 射线气钡灌肠

    E. 手术探查

2. 有关结肠癌的描述,正确的是____。

    A. 溃疡型癌多见于右半结肠,一般预后良好

    B. 肿块型癌多发生在乙状结肠,易引发肠梗阻

    C. 肿块型癌多发生在升结肠,易发生肠梗阻

    D. 浸润型癌多发生在左半结肠,易引起肠腔狭窄

    E. 以上都不对

3. 结肠癌最主要的转移途径是____。

    A. 淋巴转移　　　　　　　　　　B. 血行转移

    C. 直接浸润　　　　　　　　　　D. 种植转移

    E. 以上都不是

4. 结肠癌血行转移最常见的器官是____。

    A. 肝　　　　　　　　　　　　　B. 肺

    C. 骨　　　　　　　　　　　　　D. 脾

    E. 肾

5. 结肠癌最早出现的症状是____。

    A. 排便习惯及粪便性状的改变　　B. 腹痛

    C. 腹部肿块　　　　　　　　　　D. 肠梗阻

    E. 恶心

6. 结肠癌最常见的组织类型是____。

    A. 腺癌　　　　　　　　　　　　B. 黏液癌

    C. 未分化癌　　　　　　　　　　D. 类癌

    E. 鳞癌

7. 肠癌穿透肠壁但无淋巴结转移的 Dukes 分期是____。

    A. A1 期　　　　　　　　　　　B. A2 期

    C. A3 期　　　　　　　　　　　D. B 期

    E. C 期

8. 为了保证手术成功,结肠癌最重要的术前准备是____。

    A. 了解肿瘤大小　　　　　　　　B. 了解肿瘤数量

C. 了解肿瘤有无转移　　　　　　　　D. 清洁肠道

E. 消毒

9. 目前公认的在诊断大肠癌和术后检测方面有意义的肿瘤标记物是____。

　　A. CEA　　　　　　　　　　　　　B. AFP

　　C. CA199　　　　　　　　　　　　D. PSA

　　E. ATP

10. 肛裂"三联征"是指____。

　　A. 内痔、外痔、肛裂　　　　　　　　B. 肛裂、内痔、前哨痔

　　C. 内痔、外痔、前哨痔　　　　　　　D. 肛裂、前哨痔、相应位置的肛乳头肥大

　　E. 头痛、呕吐、视乳头水肿

11. 直肠指检,扪到质软可推动的圆形肿块,指套染有新鲜血迹者应考虑____。

　　A. 内痔　　　　　　　　　　　　　B. 肛瘘

　　C. 外痔　　　　　　　　　　　　　D. 直肠息肉

　　E. 肛裂

12. 直肠指检,肠壁上扪到高低不平硬块,肠腔狭窄,指套染有脓血和黏液者应考虑____。

　　A. 内痔　　　　　　　　　　　　　B. 肛瘘

　　C. 外痔　　　　　　　　　　　　　D. 直肠癌

　　E. 肛裂

13. 直肠指检,扪到条索状,伴有轻压痛,挤压时外口有脓性分泌物流出者应考虑____。

　　A. 内痔　　　　　　　　　　　　　B. 肛瘘

　　C. 外痔　　　　　　　　　　　　　D. 直肠息肉

　　E. 肛裂

14. 患者,女,40岁,近一个月粪便中有黏液或脓血,每日大便五到六次,肛门坠胀,最需要的检查为____。

　　A. 大便常规　　　　　　　　　　　B. 大便隐血实验

　　C. 直肠指诊检查　　　　　　　　　D. 纤维结肠镜检查

　　E. X射线钡剂灌肠

15. 儿童患者诉便血,排便时肛门内有物脱出,应首先考虑到____。

　　A. 内痔脱垂　　　　　　　　　　　B. 外痔血栓形成

　　C. 肛乳头肥大　　　　　　　　　　D. 直肠息肉

　　E. 直肠脱垂

四、问答题

1. 直肠肛管周围脓肿的分类是什么?

2. 内痔的分度是什么?

参考答案

一、名词解释

1.痔:痔是齿线两侧直肠上、下静脉丛的曲张静脉引起的团块,并因而产生出血、栓塞或团块脱出。痔是常见病,随年龄增长而发病率增高,常因有症状而影响劳动。

2.肛管直肠环:为外科学肛管,即直肠穿过盆膈后至肛门缘的一段肠管,以齿状线为界分为上、下两部,长 3～4 cm。

3.直肠脱垂:是指直肠壁部分或全层向下移位。

二、填空题

1.肿块型结肠癌　浸润型结肠癌　溃疡型结肠癌

2.腺癌　黏液癌　未分化癌

3.回肠末端 15～20 cm　盲肠　升结肠及横结肠的右半,连同所属系膜及淋巴结。

三、单项选择题

1.A　2.D　3.A　4.A　5.A　6.A　7.D　8.D　9.A　10.D　11.D　12.D　13.B　14.C　15.D

四、问答题

1.(1)肛门周围脓肿。

(2)坐骨肛管间隙脓肿。

(3)骨盆直肠间隙脓肿。

(4)可能有肛管括约肌间隙脓肿、直肠后间隙脓肿、高位肌间脓肿、直肠壁内脓肿(黏膜下脓肿)。

2.Ⅰ度:便时带血、滴血或喷射状出血,便后出血可自行停止,无痔脱出。Ⅱ度:常有便血,排便时有痔脱出,排便后自行还纳。Ⅲ度:偶尔有便血,排便或久站、咳嗽、劳累、负重时痔脱出,要用手还纳。Ⅳ度:偶尔有便血,痔块长期在肛门外,不能还纳或还纳后又立即脱出。

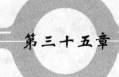

第三十五章

肝脏疾病

内容精要

一、细菌性肝脓肿

(一)细菌入侵途径

1. 胆管。

2. 肝动脉。

3. 门静脉。

(二)临床表现

1. 起病较急,主要症状是寒战、高热、肝区疼痛和肝大。

2. 体温常可高达 39 ~ 40 ℃,伴恶心、呕吐、食欲缺乏和周身乏力。

3. 肝区钝痛多属于持续性,有的可伴右肩牵涉痛,右下胸及肝区叩击痛,肿大的肝有压痛。

4. 如脓肿在肝前下缘比较表浅部位时,可伴有右上腹肌紧张和局部明显触痛。

5. 巨大的肝脓肿可使右季肋呈现饱满状态,有时甚至可见局限性隆起,局部皮肤可出现凹陷性水肿。

6. 严重时或并发于胆管梗阻者,可出现黄疸。

(三)实验室检查

1. 白细胞计数增高,明显左移;有时出现贫血。

2. B 型超声检查可明确其部位和大小,其阳性诊断率可达 96% 以上,为首选的检查方法。

3. X 射线胸腹部检查:右叶脓肿可使右膈肌升高;肝阴影增大或有局限性隆起;有时出现右侧反应性胸膜炎或胸腔积液。

4. 左叶脓肿,X 射线钡餐检查有时可见胃小弯受压、推移现象。必要时可进行 CT 检查。

(四)诊断

根据病史、临床表现,以及 B 型超声和 X 射线检查,即可诊断本病。

（五）治疗

1. 全身支持治疗。

2. 抗生素治疗。

3. 中医药治疗。

4. 引流治疗。

二、阿米巴性肝脓肿

（一）临床特点

1. 来源于肠道阿米巴原虫感染。

2. 阿米巴原虫从结肠溃疡经门静脉进入肝脏。

3. 绝大多数是单发,多位于右半肝。

（二）治疗

1. 首先考虑非手术治疗。

2. 外科治疗

（1）B 型超声引导下穿刺置管引流。

（2）切开引流。

三、肝包虫病

肝棘球蚴病又称为肝包虫病,系绦虫的蚴或包囊感染所致。细粒棘球绦虫寄生在狗体内,是终宿主,人、羊和牛是中间宿主。

（一）临床表现

多数患者无症状。最常见的症状是右上腹钝痛,偶尔有腹胀、消化不良和呕吐。常见的体征是肝大。

1. 包虫囊破裂。

2. 感染。

3. 过敏症。

（二）治疗

1. 手术治疗为首选。手术原则:清除内囊,防止囊液外溢,消灭外囊残腔以预防感染。

2. 药物治疗,通常难以达到治愈的效果,适用于有广泛播散和手术危险性大的患者。

3. 经 B 型超声引导下穿刺抽液,注射 25% 的乙醇,重新抽吸,也可获得良好疗效。

四、原发性肝癌

（一）病因病理

本病病因尚未明确

1. 肝炎病毒。

2. 黄曲霉素。

3. 饮水污染。

4. 嗜酒。

5. 其他因素。

（二）临床表现

1. 肝肿瘤分良性和恶性两种。

2. 原发性肝癌是我国常见的恶性肿瘤之一，高发于东南沿海地区。

3. 我国肝癌患者的中位年龄为 40～50 岁，男性比女性多见。

4. 肝区疼痛。

5. 全身和消化道症状早期常不易引起注意，主要表现为乏力、消瘦、食欲缺乏、腹胀等。

6. 肝肿大为中、晚期肝癌最常见的主要体征。肝大呈进行性，质地坚硬，边缘不规则，表面凹凸不平的结节或巨块。

（三）诊断与鉴别诊断

1. 血清甲胎蛋白的检测　是诊断肝细胞癌最常用和最有价值的指标。

2. 影像学检查。

3. 鉴别诊断　①继发性肝癌；②肝血管瘤；③肝脓肿；④肝增生结节。

（四）治疗与预后

1. 手术切除　手术切除后 5 年生存率可达 40% 以上。

2. 其他外科治疗　略。

3. 介入治疗　略。

4. 其他治疗　略。

练习题

一、名词解释

原发性肝癌

二、填空题

1. 肝脓肿最常见的病因为_____。

2. 细菌性肝脓肿的治疗原则为_____，_____，_____，_____。

三、单项选择题

1. 细菌性肝脓肿的主要感染途径是____。

    A. 胆管　　　　　　　　　　　　B. 肝动脉

    C. 门静脉　　　　　　　　　　　D. 淋巴管

    E. 肝静脉

2. 阿米巴性肝脓肿的主要感染途径是____。

A. 肝动脉   B. 肝静脉

C. 门静脉   D. 淋巴管

E. 血管

3. 与原发性肝癌的发生关系最密切的是____。

A. 肝炎后肝硬化   B. 乙醇性肝硬化

C. 血吸虫性肝硬化   D. 肝良性肿瘤

E. 肝恶性肿瘤

4. 原发性肝癌最常见的播散部位是____。

A. 肝   B. 肺

C. 扁骨   D. 颅脑

E. 左锁骨上淋巴结

5. 原发性肝癌的首选治疗方法是____。

A. 栓塞治疗   B. 全身化学治疗

C. 手术治疗   D. 无水乙醇注射

E. 住院观察

6. 原发性肝癌患者的首发症状多为____。

A. 肝区疼痛   B. 发热

C. 黄疸   D. 消瘦

E. 肝肿

7. 诊断直径小于 2 cm 的肝癌,最好的定位方法是____。

A. 同位素扫描   B. 选择性腹腔动脉造影

C. B 型超声   D. CT

E. 穿刺

8. 患者,男,34 岁。右上腹疼痛不适,不畏寒、发热,黄疸,血 AFP 阳性,B 型超声检查:右肝见一直径 4 cm 占位病变。最有效的治疗方法是____。

A. 手术切除   B. 化学治疗

C. 放射治疗   D. 免疫治疗植

E. 住院观察

9. 患者,男,45 岁。突起寒战,高热,右上腹痛,体温 39 ~40 ℃,为弛张热,肝大,右上腹触痛伴肌紧张,白细胞增多,核左移,胸腹部透视见右膈升高,运动受限,超声示液平,同位素扫描见肝占位病变,应先考虑____。

A. 肝癌   B. 急性肝炎

C. 阿米巴性肝脓肿   D. 细菌性肝脓肿

E. 肝硬化

10. 对肝癌的临床诊断最具特异性的是____。

A. 肝区疼痛   B. 进行性肝大,质硬

C. 恶病质   D. 梗阻性黄疸

E. 以上都不是

11. 细菌性肝脓肿的主要治疗是____。

    A. 抗生素治疗   B. 穿刺抽脓,脓腔注入抗生素

    C. 切开引流   D. 理疗

    E. 抗休克

12. 细菌性肝脓肿,细菌进入肝脏最常见的途径是____。

    A. 肝动脉   B. 胆管

    C. 门静脉   D. 外伤伤口

    E. 胰腺

13. 患者,女,50岁。因体检发现甲胎蛋白升高 600 mg/dl,入院体检:神志清,腹平软,肝脾未触及,B型超声示:"小肝癌",患者肝脏肿块大小应为____。

    A. ≤5.5 cm   B. ≤5 cm

    C. ≤4.5 cm   D. ≤3 cm

    E. ≤6.5 cm

四、问答题

简述甲胎蛋白测定在原发性肝癌诊断中的意义。

参考答案

一、名词解释

原发性肝癌:原发自肝细胞或胆管上皮细胞癌。

二、填空题

1. 胆源性

2. 全身支持疗法　抗生素治疗　穿刺置管引流　切开引流

三、选择题

1. A　2. C　3. A　4. A　5. C　6. A　7. B　8. A　9. D　10. B　11. C　12. B　13. B

四、问答题

(1)放射免疫法测定持续血清甲胎蛋白≥400 μg/L,并能排除妊娠、活动性肝病、生殖腺胎胚源性肿瘤等,即可考虑肝癌的诊断。

(2)临床上约30%的肝癌患者甲胎蛋白为阴性。

(3)如同时应用小扁豆凝集素亲和交叉免疫电泳自显影法检测甲胎蛋白异质体,可使肝癌的阳性率明显提高。

(4)对于甲胎蛋白为阴性的患者,并不能排除肝癌,应结合B型超声、CT等检查确定诊断。

第三十六章

门静脉高压症与上消化道出血

内容精要

一、门脉高压症概述

(一)解剖特点

1. 正常人全肝血流量每分钟约为 1 500 ml,其中门静脉血占有 60%～80%,平均为 75%;门静脉血流量每分钟约为 1 100 ml。

2. 肝动脉血占全肝血流量的 20%～40%,平均为 25%;肝动脉血流量每分钟约为 350 ml。

3. 由于肝动脉的压力大,血的含氧量高,故门静脉和肝动脉对肝的供氧比例则几乎相等。

4. 门静脉系与腔静脉系之间存在四个交通支。

(1)胃底、食管下段交通支门静脉血流经胃冠状静脉、胃短静脉,通过食管胃底静脉与奇静脉、半奇静脉的分支吻合,流入上腔静脉。

(2)直肠下端、肛管交通支门静脉血流经肠系膜下静脉、直肠上静脉与直肠下静脉、肛管静脉吻合,流入下腔静脉。

(3)前腹壁交通支门静脉(左支)的血流经脐旁静脉与腹上深静脉、腹下深静脉吻合,分别流入上、下腔静脉。

(4)腹膜后交通支在腹膜后,有许多肠系膜上、下静脉分支与下腔静脉分支相互吻合。

(5)在这四个交通支中,最主要的是胃底、食管下段交通支。这些交通支在正常情况下都很细小,血流量都很少。

(二)病理生理

1. 脾大、脾功能亢进。

2. 交通支扩张。

3. 腹水。

(三)临床表现和诊断

1. 主要是脾肿大、脾功能亢进、呕血或黑便、腹水或非特异性全身症状(如疲乏、嗜睡、厌食)。

2. 曲张的食管、胃底静脉一旦破裂,立刻发生急性大出血,呕吐鲜红色血液。

3. 由于肝功能损害可引起凝血功能障碍,又因脾功能亢进可引起血小板减少,因此出血不易自止。

4. 由于大出血可引起肝组织严重缺氧,故容易导致肝昏迷。

(四)辅助检验

1. 血象脾功能亢进时,血细胞计数减少,以白细胞计数降至 $3 \times 10^9/L$ 以下和血小板计数减少至 $(70 \sim 80) \times 10^9/L$ 以下最为明显。出血、营养不良、溶血或骨髓抑制都可以引起贫血。

2. 肝功能检查常反映在血浆白蛋白降低而球蛋白增高,白蛋白、球蛋白比例倒置。

(五)诊断

主要根据肝炎和血吸虫病等肝病病史和脾肿大、脾功能亢进、呕血或黑便、腹水等临床表现,一般诊断并不困难。

(六)治疗

外科治疗门静脉高压症主要是预防和控制食管胃底曲张静脉破裂出血。

1. 食管胃底曲张静脉破裂出血。手术治疗应强调有效性、合理性和安全性,并应正确掌握手术适应证和手术时机。

2. 严重脾肿大,合并明显的脾功能亢进最多见于晚期血吸虫病,也见于脾静脉栓塞引起的左侧门静脉高压症。对于这类患者,单纯行脾切除术效果良好。

3. 肝硬化引起的顽固性腹水有效的治疗方法是肝移植。

二、上消化道出血

消化道大出血是常见病,随着年龄的增加,发病率也有所增加。上消化道大出血又称急性上消化道出血,表现为呕血,血色鲜红(新近出血)或呈棕褐色(稍前的出血),黑粪症并发有恶臭(血在肠道被分解)。

(一)病因

上消化道包括食管、胃、十二指肠、空肠上段(也有学者主张以 Treitz 韧带为界)和胆管。但临床所见,出血几乎都发生在 Treitz 韧带的近端。50 ~ 100 ml 的出血量,常表现为黑粪症,出血 1 000 ml 时即有便血。

1. 胃、十二指肠溃疡。

2. 门静脉高压症。

3. 出血性胃炎 又称为糜烂性胃炎或应激性溃疡,约占 5%。

4. 胃癌。

5. 胆管出血。

(二)辅助检查

1. 鼻胃管或三腔管检查。

2.内镜检查。

3.选择性腹腔动脉或肠系膜上动脉造影。

4.X射线钡餐检查。

5.核素检查。

（三）治疗

1.初步处理。

2.病因治疗。

3.经积极的初步处理后,血压、脉象仍不稳定者,应考虑早期行剖腹探查。

三、脾切除的适应证

（一）解剖特点

1.重要的免疫器官。

2.丰富的血液循环。

（二）适应证

1.脾破裂　略。

2.门静脉高压症　略。

3.血液系统疾病

（1）先天性溶血性贫血。

（2）血小板减少性紫癜。

（3）白血病。

4.感染性疾病　略。

5.类脂沉积病　略。

6.脾疾病

（1）游走脾。

（2）脾囊肿。

（3）脾动脉瘤　是最常见的内脏动脉瘤。

（4）脾肿瘤。

（5）脾脓肿　多来自血性感染。

练习题

一、名词解释

1.下消化道大出血　2.上消化道出血　3.门脉高压症

二、填空题

1.门静脉高压的临床表现为_____、_____、_____、_____。

2.门静脉的压力为_____。

三、单项选择题

1. 引起上消化道出血的原因不包括____。
   A. 胃溃疡、十二指肠溃疡　　　　B. 慢性胃炎
   C. 门静脉高压症　　　　　　　　D. 出血性胃炎
   E. 胃穿孔

2. 上消化道大出血的临床表现为大量呕血和便血,一般来说,呕血还是便血取决于____。
   A. 出血部位　　　　　　　　　　B. 出血速度
   C. 年龄　　　　　　　　　　　　D. 出血速度和量
   E. 以上都不是

3. 门静脉高压症患者行分流术或断流术的主要目的是____。
   A. 改善肝功能
   B. 预防和控制食管胃底静脉曲张破裂出血
   C. 治疗腹水
   D. 治疗肝性脑病
   E. 改善肾功能

4. 门静脉高压症的主要病因是____。
   A. 门静脉血栓形成　　　　　　　B. 门静脉主干畸形
   C. 肿瘤压迫门静脉　　　　　　　D. 肝硬化
   E. 肝癌

5. 门静脉与腔静脉之间的交通支临床上最有重要意义是____。
   A. 胃底、食管的下段交通支　　　B. 直肠下端、肛管交通支
   C. 腹壁交通支　　　　　　　　　D. 腹膜后交通支
   E. 十二指肠交通支

6. 门静脉高压者食管静脉曲张破裂出血时最有效的止血方法是____。
   A. 垂体后叶加压素静脉滴注　　　B. 立即输新鲜全血
   C. 应用各种止血药物　　　　　　D. 三腔管气囊压迫
   E. 不必治疗

7. 患者,男,35 岁。因上消化道大出血而入院,经治疗病情稳定,出血停止,为了明确出血原因,首选的检查应是____。
   A. 选择性腹腔动脉造影　　　　　B. B 型超声
   C. 纤维胃镜　　　　　　　　　　D. 肝功能化验
   E. 手术探查

8. 患者,男,40 岁。因消化道大出血入院,经治疗病情稳定,出血停止,为了明确出血原因,首选的检查是____。
   A. 选择性腹腔动脉造影　　　　　B. B 型超声检查
   C. 纤维胃镜检查　　　　　　　　D. 肝功能化验
   E. 肾功能化验

9. 患者,男,40 岁。突发上消化道出血约 2 000 ml。体查:神志模糊,皮肤巩膜黄染,腹胀,全腹浊音,无压痛及反跳痛,血压 9/5 kPa(66/45 mmHg),脉率 132 次/min。胃镜发现食管下端曲张静脉出血。该患者的首选治疗方案为____。

A. 手术治疗　　　　　　　　　　　B. 三腔二囊管压迫

C. 先内科保守治疗,好转后再手术　　D. 局部栓塞止血

E. 输血治疗

参考答案

一、名词解释

1. 下消化道大出血:又称急性下消化道出血,95% 来自结肠。鲜血进入肠道与肠内容混合呈棕色,表示出血量少,多来自肛管、直肠或乙状结肠,可在门诊检查。

2. 上消化道出血:指出血点位于屈氏韧带以上的消化道(包括食管、胃及十二指肠等部位)出血。

3. 门脉高压症:是指由门静脉回流受阻导致门静脉压力增高所导致的病症,临床表现为脾大、脾功能亢进、腹水、食管胃底静脉曲张破裂出血。

二、填空题

1. 脾大　脾功能亢进　腹水　食管胃底静脉曲张破裂出血

2. 1 ~ 2 kPa(13 ~ 24 cmH$_2$O)

三、单项选择题

1. B　2. D　3. B　4. D　5. A　6. D　7. C　8. C　9. B

第三十七章

胆管疾病

内容精要

一、概述

胆管系统组成为肝内胆管和肝外胆管。肝外胆管是指左肝管、右肝管及肝总管、胆囊管、胆总管。

(一)特殊检查方法

1. 超声检查

(1)诊断胆管结石　B型超声检查是一种安全、快速、简便、经济而准确的检查方法，是诊断胆管疾病的首选。

(2)鉴别黄疸原因　根据胆管有无扩张、扩张部位和程度，可对黄疸进行定位和定性诊断，其准确率为93%～96%。

(3)诊断其他胆管疾病　B型超声检查还可诊断胆囊炎、胆囊及胆管肿瘤、胆管蛔虫、先天性胆管畸形等其他胆管疾病。

(二)放射学和磁共振成像检查

1. 腹部平片。

2. 静脉法胆管造影。

3. 经皮肝穿刺胆管造影。

4. 内镜逆行胰胆管造影(ERCP)。

(三)胆管镜检查

适用于:

1. 疑有胆管内结石残留。

2. 疑有胆管内肿瘤。

3. 疑有胆总管下端及肝内胆管主要分支开口狭窄。术中可通过胆管镜利用网篮、冲洗等取出结石,还可行活体组织检查。

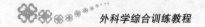

二、急性结石性胆囊炎

(一)病因和病理特点

1.胆囊结石主要是胆固醇结石。

2.胆汁的主要成分为胆固醇、胆酸盐和卵磷脂等。

3.胆囊炎的主要原因是结石引起胆囊管梗阻。

4.最常见的致病菌为大肠埃希菌。

(二)临床表现

1.没有阻塞胆总管时主要表现为上腹不适、饱胀感,进食油腻食物后可诱发。

2.结石堵塞时,可出现胆囊胀大。

3.体检可见墨菲征阳性。

(三)诊断

1.典型胆绞痛发作是诊断的主要依据。

2.经 B 型超声检查可确诊。

(四)治疗

1.急性期的非手术治疗　略。

2.胆囊切除术　存在以下情况可考虑手术治疗:

(1)合并慢性胆囊炎、胆囊增大或萎缩。

(2)结石直径超过 3 cm。

(3)曾发生过胆源性胰腺炎。

(4)伴有胆囊息肉超过 1 cm。

3.胆囊造瘘　略。

4.溶石治疗　略。

5.排石治疗　略。

三、肝外胆管结石与急性胆管炎

(一)病理

病理改变主要为结石导致胆管梗阻而引起胆汁淤滞,并伴细菌的滞留继发感染。

(二)临床表现

1.肝外胆管结石可以无症状。

2.合并急性胆管炎时,典型的表现为 Charcot 三联征(腹痛、寒战高热、黄疸)。

3.腹部体检有胆囊肿大,右上腹压痛、肌紧张和反跳痛等腹膜刺激征。

(三)治疗

1.急性胆管炎的治疗原则

(1)一般治疗

1)禁食。

2）纠正水、电解质平衡紊乱和酸碱平衡失调。

3）解痉止痛。

4）使用利胆药物。

5）使用敏感抗生素。

6）护肝及纠正凝血功能异常。

（2）胆管引流

2.胆管结石的手术治疗原则和方法

（1）胆总管切开探查、取石。

（2）胆肠吻合术。

（3）Oddi 括约肌成形术。

3.内镜治疗　略。

四、急性梗阻性化脓性胆管炎

急性梗阻性化脓性胆管炎（AOSC）是急性胆管炎的严重阶段，也称为急性重症胆管炎。

（一）病因病理

胆管结石是最常见的原因。

（二）临床表现

1.除 Charcot 三联征外，还可出现休克和神经中枢受抑制的表现，称为 Reynolds 五联征。

2.体检可触及肿大的肝脏，有压痛或叩痛。

（三）治疗

1.非手术治疗

（1）补充足够的平衡盐液。

（2）纠正水电解质平衡紊乱和酸碱平衡失调。

（3）应用抗生素。

（4）加强支持和对症治疗。

（5）吸氧、降温，营养支持。

（6）注意保护重要器官功能。

2.手术治疗　略。

五、胆管肿瘤

（一）胆囊良性肿瘤

1.胆囊息肉　略。

2.胆囊腺瘤　略。

（二）胆囊癌

首选手术切除。

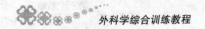

(三)胆管癌

影像学检查首选 B 型超声。

练习题

一、名词解释

1. Reynolds 五联征　2. AOSC　3. Murphy 征　4. Charcot 三联征

二、填空题

1. 胆囊的容量为_____。

2. 胆囊三角由_____、_____、_____组成。

3. 胆结石按组成成分分为 3 类,分别为_____、_____、_____。

4. 胆石症最主要的危险是_____。

三、单项选择题

1. 以下哪项不是胆囊的生理功能_____。

  A. 浓缩胆汁　　　　　　　　　　B. 排出胆汁

  C. 分泌胆汁　　　　　　　　　　D. 储存胆汁

  E. 以上都不是

2. 胆总管及以上胆管扩张提示_____。

  A. 同侧肝管梗阻　　　　　　　　B. 对侧肝管梗阻

  C. 肝门部胆管梗阻　　　　　　　D. 胆总管下端或壶腹部梗阻

  E. 以上都不是

3. 无结石性胆囊炎发生的主要原因是_____。

  A. 胆管蛔虫引起感染　　　　　　B. 胆汁淤滞

  C. 致病菌随血行扩散　　　　　　D. 迷走神经功能亢进

  E. 胆汁中胆固醇含量增加

4. 患者,女,40 岁。中上腹痛伴黄疸,发热 1 d 后入院。体检:神志清楚,巩膜黄染,右上腹及中上腹压痛,肢冷,血压 9.6/5 kPa(72/37 mmHg),脉率 140 次/min,B 型超声示胆总管1.5 cm伴结石。诊断为急性梗阻性化脓性胆管炎,下列哪项治疗原则是错误的_____。

  A. 手术解除胆管梗阻,减压引流胆管　　B. 切除胆囊并进行胆肠内引流

  C. 积极抗休克治疗　　　　　　　　　　D. 使用肾上腺皮质激素

  E. 以上都不是

5. 急性重症胆管炎并发休克,最重要的治疗措施是_____。

  A. 大量使用有效抗生素　　　　　B. 应用升压药物

  C. 补充血容量　　　　　　　　　D. 解除胆管梗阻,通畅引流

  E. 纠正水、电解质平衡紊乱

6. 胆总管探查术,安放"T"管引流,术后拔除"T"管的时间最短为_____。

A. 术后 8 d   B. 术后 10 d

C. 术后 12 d   D. 术后 14 d

E. 术后 18 d

7. 以 Charcot 三联征为典型表现的疾病是____。

　　A. 急性憩室炎   B. 急性出血性胰腺炎

　　C. 急性胆管炎   D. 十二指肠憩室

　　E. 胃溃疡

8. 胆囊切除手术中,不适合胆总管探查指征的是____。

　　A. 胆总管有扩张   B. 有梗阻性黄疸史

　　C. 胆囊水肿   D. 术中胆管造影示胆管结石

　　E. 胆总管触到结石

9. 下列需要急行胆管减压的疾病是____。

　　A. 急性胆囊炎   B. 胆囊结石

　　C. 肝内胆管结石   D. 急性梗阻性化脓性胆管炎

　　E. 胆囊结石嵌顿

10. 女性,50 岁黄疸患者,B 型超声检查显示肝内胆管直径约 1 cm,应进一步选择的

　　检查是____。

　　A. 静脉胆管造影   B. 核素扫描

　　C. 经皮肝穿刺胆管造影   D. 十二指肠低张造影

　　E. 腹腔动脉造影

四、问答题

急性结石性胆囊炎的鉴别诊断是什么?

参考答案

一、名词解释

1. Reynolds 五联征:是指急性梗阻性化脓性胆管炎时,继发化脓性感染所致。

2. AOSC:又称为急性梗阻性化脓性胆管炎,泛指由阻塞引起的急性化脓性胆管感染,是胆管外科患者死亡的最重要、最直接的原因,多数继发于胆管结石和胆管蛔虫症。

3. Murphy 征:即在右肋缘下胆囊区触诊时,嘱患者深呼吸;至胆囊被触及时,患者感到疼痛而停止呼吸。

4. Charcot 三联征:右上腹剧烈疼痛、寒战高热和黄疸为 Charcot 三联症,提示急性化脓性胆管炎。

二、填空题

1. 40 ml

2. 胆囊管　肝总管　肝下缘

3. 胆固醇结石　胆色素结石　混合结石

4. 胆管感染

三、选择题

1. C 2. D 3. B 4. D 5. D 6. D 7. C 8. C 9. D 10. C

四、问答题

（1）与消化性溃疡穿孔鉴别。

（2）与急性胰腺炎鉴别。

（3）与高位阑尾炎鉴别。

（4）与肝脓肿或右膈下脓肿鉴别。

（5）与肝曲结肠癌鉴别。

（6）与右侧肺炎或胸膜炎鉴别。

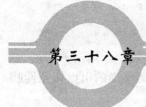

第三十八章

胰腺疾病

内容精要

一、急性胰腺炎

(一)病因

1. 按病理分类　可分为水肿性和出血坏死性。

2. 致病危险因素　急性胰腺炎有多种致病危险因素,国内以胆管疾病为主,占50%以上,称胆源性胰腺炎。在西方主要与过量饮酒有关,约占60%。

3. 早期始动因素

(1)导致胰酶异常激活的因素　①胆汁反流;②十二指肠液反流;③胰管阻塞。

(2)过量饮酒。

(3)胰酶循环障碍。

4. 后期始动因素

(1)感染因素。

(2)导致多器官功能障碍综合征。

(二)病理

基本病理改变是胰腺呈不同程度的水肿、充血、出血和坏死。

1. 急性水肿性胰腺炎。

2. 急性出血坏死性胰腺炎。

(三)临床表现

①腹痛;②腹胀;③恶心、呕吐;④发热;⑤黄疸;⑥在腰部、季肋部和下腹部皮肤出现大片青紫色癣斑,称为Grey-Turner征;若出现在脐周,则称为Cullen征。

(三)诊断

1. 实验室检查　胰酶测定。

2. 影像学诊断

(1)腹部B型超声　是首选的影像学诊断方法。

(2)胸部、腹部X射线片。

(3)增强CT扫描。

(4) MRI 可提供与 CT 相同的诊断信息。

（四）治疗

根据急性胰腺炎的分型、分期和病因选择恰当的治疗方法。

1.非手术治疗 适用于急性胰腺炎全身反应期、水肿性及尚无感染的出血坏死性胰腺炎。

（1）禁食、胃肠减压。

（2）补液、防治休克。

（3）镇痛解痉。

（4）抑制胰腺分泌。

（5）营养支持。

（6）抗生素的应用。

（7）中药治疗。

2.手术治疗 略。

二、慢性胰腺炎

（一）特点

1.各种原因所致的胰实质和胰管的不可逆慢性炎症。

2.其特征是反复发作的上腹部疼痛伴不同程度的胰腺内分泌、外分泌功能减退或丧失。

（二）病因

本病主要病因是长期酗酒,在我国则以胆管疾病为主。

（三）临床表现

①腹痛最常见;②消瘦;③脂肪泻;④糖尿病;⑤恶心呕吐。

（四）治疗

1.非手术治疗

（1）饮食控制 略。

（2）治疗糖尿病 略。

（3）缓解疼痛 略。

（4）营养支持 略。

2.手术治疗

（1）治疗原则 解除胰管梗阻,解除或缓解疼痛和处理胆管疾病。

（2）手术方式 略。

三、胰腺假性囊肿

（一）特点

1.胰腺假性囊肿是胰腺炎的并发症,也可由外伤引起。

2.其形成是由于胰管破裂,胰液流出积聚在网膜囊内,刺激周围组织及器官的浆膜形成纤维包膜,囊内壁无上皮细胞,故称为假性囊肿。

3.囊肿多位于胰体尾部。

(二)临床表现

1.假性囊肿本身所引起的症状　略。

2.囊肿压迫周围脏器所引起的症状　略。

3.消耗性症状　略。

4.体格检查　略。

(三)治疗

1.囊肿外切除术　略。

2.外引流术　略。

3.内引流术　略。

四、胰腺癌和壶腹周围癌

(一)胰腺癌

1.胰腺癌是一种较常见的恶性肿瘤,其发病率有明显增高的趋势。

2.病理胰腺癌包括胰头癌、胰体尾部癌。90%的胰腺癌为导管细胞腺癌,少见黏液性囊腺癌和腺泡细胞癌。

(二)壶腹周围癌

1.壶腹周围癌主要包括壶腹癌、胆总管下端癌和十二指肠腺癌。

2.壶腹周围癌的组织类型主要是腺癌,其次是乳头状癌、黏液癌等。

练习题

一、名词解释

1.慢性胰腺炎　2.Grey-Turner 征　3.急性胰腺炎

二、填空题

胰头癌最常见的临床表现主要为_____、_____、_____。

三、单项选择题

1.血清淀粉酶在发病后开始升高的时间是____。

　　A.3～4 h　　　　　　　　　　　B.6～8 h

　　C.10～12 h　　　　　　　　　　D.16～20 h

　　E.20～30 h

2.胰腺癌常好发于____。

　　A.胰体部、胰尾部　　　　　　　B.全胰腺

　　C.胰尾部　　　　　　　　　　　D.胰头部、胰颈部

E. 壶腹部

3. 急性胰腺炎时炎症波及整个胰腺,主要表现为____。

    A. 一般情况差

    B. 呕吐

    C. 腹部压痛

    D. 剧烈全上腹痛并呈束带状向两侧腰背部放射

    E. 恶心

4. 急性胰腺炎病情严重的重要指标是____。

    A. 血白细胞$>15\times10^9$/L   B. 血糖超过 200 mg/dl,尿糖阳性

    C. 血淀粉酶>256 U(温氏法)   D. 血钙<1.75 mmol/L(7 mg/dl)

    E. 血淀粉酶持续升高

5. 关于急性水肿性胰腺炎,下列哪项是错误的____。

    A. 部分患者可见轻度黄疸   B. 持续性腹痛,阵发性加重

    C. 常继发于胆管疾病   D. 多数患者可发生休克

    E. 可出现自身消化症状

6. 在中国,急性胰腺炎最常见的诱发因素是____。

    A. 暴饮暴食   B. 酗酒

    C. 胆管结石病   D. 胃肠炎

    E. 甲状旁腺功能亢进

7. 有关胰头癌的临床表现,下列哪项是正确的____。

    A. 黄疸是其首发症状

    B. 上腹痛和上腹饱胀不适是其首发症状

    C. 上腹痛和上腹饱胀不适是其最主要症状和体征

    D. 晚期才出现消瘦、乏力、体重下降

    E. 可以有消化道症状

8. 慢性胰腺炎的主要病因为____。

    A. 急性胰腺炎   B. 胰管梗阻

    C. 胆管疾病   D. 胰腺外伤

    E. 水肿

9. 患者,男,65 岁。进行性黄疸 3 个月,伴中上腹持续性胀感,夜间平卧时加重,消瘦显著。查体:慢性消耗性面容。皮肤、巩膜黄染。腹平坦,脐右上方深压痛,未触及块状物,Courvoisier 征阳性。首先考虑的诊断是____。

    A. 慢性胆囊炎   B. 胆石症

    C. 原发性肝癌   D. 胃癌

    E. 胰头癌

10. 患者,男,40 岁。晚餐后 5 h 开始上腹疼痛,向左肩、腰、背部放射及恶心、呕吐、腹胀。现已 37 h。有胆结石史。呼吸 24 次/min,体温 38.9 ℃,血压 12/10 kPa (90/75 mmHg)。巩膜可疑黄染,全腹压痛,以上腹部显著,伴肌紧张和反跳痛,

移动性浊音阳性,血白细胞 $16×10^9/L$,中性粒细胞 89%。为了确定诊断,最有价值的检查是____。

A. 测定血淀粉酶　　　　　　　　B. 测定尿淀粉酶

C. 腹腔穿刺液检查并测定淀粉酶　　D. 腹部超声检查

E. 腹部 X 射线检查

参考答案

一、名词解释

1. 慢性胰腺炎:是各种原因所致的胰实质和胰管的不可逆性慢性炎症,其特征是反复发作的上腹部疼痛伴不同程度的胰腺内分泌、外分泌功能减退或丧失。

2. Grey-Turner 征:急性胰腺炎严重患者可因外溢的胰液经腹膜后途径渗入皮下溶解脂肪而造成出血,在腰部、季肋部和腹部皮肤出现大片青紫色瘀斑。

3. 急性胰腺炎:消化酶被激活后对胰腺和周围组织自身消化所引起的急性炎症。

二、填空题

腹痛　黄疸　消瘦

三、单项选择题

1. A　2. D　3. D　4. D　5. D　6. C　7. B　8. C　9. E　10. D

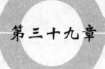

第三十九章

周围血管和淋巴血管疾病

内容精要

一、概述

通常分为间歇性和持续性两类。

（一）症状

1. 运动性疼痛　血管疾病引起的间歇性疼痛有三种类型：①间歇性疼痛；②体位性疼痛；③温度差性疼痛。

2. 持续性疼痛　严重的血管疾病，在静息状态下仍有持续疼痛，又称为静息痛。分类：①动脉性静息痛；②静脉性静息痛；③炎症及缺血坏死性静息痛。

（二）体征

1. 浮肿静脉或淋巴回流障碍时，组织液积聚于组织间隙，引起肢体浮肿。

2. 感觉异常主要有肢体沉重、浅感觉异常或感觉丧失等表现。

二、动脉闭塞

（一）下肢动脉硬化闭塞症

1. 定义　动脉硬化性闭塞症（ASO）是一种全身性疾病，发生在大动脉、中动脉，涉及腹主动脉及其远侧的主干动脉时，引起下肢慢性缺血的临床表现。

2. 临床表现

（1）症状的轻重与病程进展、动脉狭窄及侧支代偿的程度相关。

（2）早期症状为患肢冷感、苍白，进而出现间歇性跛行。

（二）血栓闭塞性脉管炎

1. 定义　血栓闭塞性脉管炎（TAO）又称为 Buerger 病，是血管的炎性、节段性和反复发作的慢性闭塞性疾病。

2. 临床表现　首先侵袭四肢中小动静脉，以下肢多见，好发于男性青壮年。

三、下肢静脉曲张

静脉疾病比动脉疾病更为常见，好发于下肢。主要分为两类：①下肢静脉逆流性疾病,如下肢慢性静脉功能不全,包括原发性下肢静脉曲张和原发性下肢深静脉瓣膜功能不全;②下肢静脉回流障碍性疾病,如下肢深静脉血栓形成。

（一）原发性下肢静脉曲张

系指仅涉及隐静脉,浅静脉伸长、迂曲而呈曲张状态,多见于从事持久站立工作、体力活动强度高,或久坐少动者。

1. 原发性下肢静脉曲张的诊断

（1）原发性下肢深静脉瓣膜功能不全　略。

（2）下肢深静脉血栓形成后遗综合征　略。

（3）动静脉瘘　略。

2. 治疗

（1）非手术疗法　患肢穿医用弹力袜或用弹力绷带,借助远侧高而近侧低的压力差,使曲张静脉处于萎瘪状态。此外,还应避免久站、久坐,间歇抬高患肢。非手术疗法仅能改善症状,适用于:①症状轻微又不愿手术者;②妊娠期发病,鉴于分娩后症状有可能消失,可暂行非手术疗法;③手术耐受力极差者。

（2）硬化剂注射和压迫疗法　略。

3. 并发症

（1）血栓性浅静脉炎。

（2）溃疡形成踝周及足靴区易在皮肤损伤破溃后引起经久不愈的溃疡,愈合后常复发。

（3）曲张静脉破裂出血。

（二）原发性下肢深静脉瓣膜功能不全

是指深静脉瓣膜不能紧密关闭,引起血液逆流,但无先天性或继发性原因,有别于深静脉血栓形成后瓣膜功能不全及原发性下肢静脉曲张。

（三）深静脉血栓形成

深静脉血栓形成是指血液在深静脉腔内不正常凝结,阻塞静脉腔,导致静脉回流障碍,如未予及时治疗,急性期可并发肺栓塞(致死性或非致死性),后期则因血栓形成后综合征,影响生活和工作能力。

练习题

一、名词解释

Buerger 病

二、填空题

Buerger 病在一期的特征性表现为_____。

三、单项选择题

1. 关于下肢静脉曲张的表现,描述错误的是____。

A. 下肢酸胀或疼痛   B. 小腿浅静脉隆起扩张

C. 皮肤色素沉着、脱屑   D. 呈间歇性跛行

E. 可以出现发热

2. 下肢静脉曲张是指____。

A. 大腿内外侧静脉曲张   B. 下肢内侧和小腿后侧静脉曲张

C. 大腿内侧及小腿外侧静脉曲张   D. 全下肢内后侧静脉曲张

E. 以上都不是

3. 决定大隐静脉曲张患者能否手术的检查是____。

A. 浅静脉瓣膜功能试验   B. 交通静脉瓣膜功能试验

C. 深静脉通畅试验   D. 肢体抬高试验

E. 浅静脉畅通实验

4. 下肢静脉曲张的临床表现是____。

A. 大腿内侧及小腿外侧静脉曲张   B. 大腿内外侧静脉曲张

C. 全下肢内后侧静脉曲张   D. 下肢内侧和小腿后侧静脉曲张

E. 整个下肢静脉曲张

5. 血栓闭塞性脉管炎的特征是____。

A. 没有间歇性跛行   B. 游走性血栓性浅静脉炎

C. 累及内脏   D. 肢体皮肤正常

E. 皮肤温度的升高

6. 血栓闭塞性脉管炎局部缺血期的主要表现为____。

A. 间歇性跛行   B. 肌肉萎缩

C. 足背动脉搏动消失   D. 休息痛

E. 发热

参考答案

一、名词解释

Buerger 病：又称为血栓闭塞性脉管炎，是血管的炎性、节段性和反复发作的慢性闭塞性疾病。

二、填空题

间歇性跛行

三、单项选择题

1. D   2. B   3. C   4. D   5. D   6. A

第四十一章

泌尿系统损伤

内容精要

一、概述

（一）泌尿系统损伤的特点

解剖位置深、一般不易损伤；血流供给丰富、易于出血；多合并有胸腹脏器损伤而被掩盖；尿道损伤、肾损伤、膀胱损伤、输尿管损伤；后果严重，应及时引流出血及外渗尿。

（二）病理表现

出血、尿外渗、感染；晚期形成尿囊肿、肾积水、肾血管性高血压、尿道狭窄或尿瘘。

（三）分类

①开放性：男性尿道损伤、肾损伤。②闭合性：膀胱损伤、输尿管损伤。

二、肾损伤

（一）分类

①开放伤；②闭合伤。

（二）致伤原因

①直接暴力；②间接暴力。

（三）诊断

1. 有腰腹部外伤史。

2. 临床表现 ①休克：创伤、出血。②血尿：最常见、最重要，肉眼血尿多见。注意血尿的程度并不一定与创伤程度一致。受伤后活动过早或并发感染时可出现继发血尿。③腰部肿块：血和尿外渗至肾周围组织。④疼痛及肌紧张：血块阻塞输尿管时可出现肾绞痛。外渗血尿引起腹膜刺激征。⑤发热。

3. 检查 ①尿液：血尿为依据，不能排尿时应导尿。②X射线检查。③腹部平片：腰大肌影消失，可见金属异物。④排泄性尿路造影：了解双肾功能。

三、输尿管损伤

1. 原因 医源性损伤（插管、肿瘤切除、子宫切除、阑尾切除）较多见。

2. 诊断　术后 7～10 d 出现。

3. 处理　恢复输尿管的连续性,保存伤侧肾功能。

四、膀胱损伤

（一）分类及致伤原因

①闭合伤。②开放伤。③医源性损伤。④盆腔手术,输卵管结扎及疝修补有误伤膀胱的可能。⑤自发性破裂。

（二）诊断

①外伤史。②休克、血尿和排尿困难、腹痛。③尿瘘:膀胱破裂与体表伤口、直肠或阴道相通。④导尿及灌注试验。⑤X 射线检查。

（三）治疗

①注意有无复合伤,是否有骨盆骨折、尿外渗。②抗休克。③抗感染。④保守治疗。⑤膀胱挫伤:若无排尿困难,则不必留置导尿。⑥膀胱破裂:探查腹腔。缝合裂口,膀胱造瘘,腹膜外引流。

五、尿道损伤

（一）分类及致伤原因

①闭合伤;②开放伤。

（二）诊断

1. 外伤史　骑跨伤—球部伤。骨盆骨折—膜部伤。

2. 临床表现　①休克:骨盆骨折。②尿道流血:与排尿无关。后尿道伤少量血尿。③排尿困难:尿潴留。不可强解尿。④尿外渗:球部→会阴浅袋;膜部→膀胱周围。⑤疼痛、肿胀瘀斑。

（三）治疗

治疗原则是纠正休克,引流尿液,恢复尿道连续性,引流尿外渗,预防感染和尿道狭窄。

练习题

一、名词解释

1. 肾挫伤　2. 尿瘘

二、填空题

1. 泌尿系统损伤以＿＿＿＿损伤最多见,＿＿＿＿次之,＿＿＿＿损伤最少见。

2. 在解剖上男性尿道以＿＿＿＿为界,分为前、后两段。

三、单项选择题

1. 最常见的泌尿系统损伤是____。

   A. 肾损伤   B. 输尿管损伤

   C. 膀胱损伤   D. 男性尿道损伤

   E. 女性尿道损伤

2. 肾损伤的主要症状是____。

   A. 全血尿   B. 疼痛

   C. 腰腹部包块   D. 休克

   E. 发热

3. 能显示肾损伤部位和程度的检查是____。

   A. 尿常规   B. 尿乳酸脱氢酶

   C. 血常规   D. 血压

   E. B超

4. 肾修补术或肾部分切除术后应卧床休息____。

   A. 1周   B. 2周

   C. 3周   D. 4周

   E. 5周

5. 骨盆骨折引起膀胱破裂,首先需要处理的是____。

   A. 修补膀胱破裂处   B. 清除外渗的尿液和血液

   C. 纠正休克   D. 充分引流膀胱周围尿液

   E. 处理骨盆骨折

6. 膀胱破裂的急救处理,下列哪项不妥____。

   A. 迅速建立静脉输液通道   B. 给予镇静或止痛治疗

   C. 严密观察   D. 稳定患者情绪

   E. 鼓励患者多饮水

7. 患者,男,50岁。骑跨在树干上,会阴部受伤,受伤后排尿困难及尿潴留,会阴部及阴囊肿胀,瘀斑伴剧痛,可能性最大的诊断是____。

   A. 会阴部软组织损伤   B. 尿道球部损伤

   C. 尿道膜部损伤   D. 膀胱破裂

   E. 骨盆骨折

8. 患者,男,骨盆骨折后,下腹胀痛,排尿困难,检查:下腹膨隆,压痛明显,叩诊浊音。此时应考虑为____。

   A. 肠破裂   B. 后尿道损伤

   C. 膀胱破裂   D. 前尿道损伤

   E. 输尿管损伤

9. 患者,男,30岁。因车祸致骨盆骨折,不能自行排尿,膀胱充盈,导尿管不能插入膀胱,多为____。

   A. 膀胱破裂   B. 后尿道断裂

C. 尿道球部损伤　　　　　　　　D. 尿道悬垂部损伤

E. 直肠损伤

10. 尿道损伤急性尿潴留患者,错误的处理是_____。

A. 镇静或止痛　　　　　　　　B. 鼓励患者用力排尿

C. 试插导尿管导尿　　　　　　D. 可行耻骨上膀胱穿刺

E. 可行耻骨上膀胱造瘘

四、问答题

1. 肾损伤的主要临床表现有哪些?

2. 肾损伤患者在保守治疗期间发生哪些情况应实行手术治疗?

参考答案

一、名词解释

1. 肾挫伤:肾实质局部形成瘀斑或包膜下血肿。

2. 尿瘘:膀胱破裂与体表伤口、直肠或阴道相通。

二、填空题

1 男性尿道　肾、膀胱　输尿管

2 尿生殖膈

三、单项选择题

1. D　2. D　3. E　4. B　5. C　6. E　7. B　8. B　9. B　10. B

四、问答题

1. 休克:创伤、出血。血尿:最常见、最重要,肉眼血尿多见。注意血尿的程度并不一定与创伤程度一致。受伤后活动过早或并发感染可出现继发血尿。腰部肿块:血和尿外渗至肾周围组织。疼痛及肌紧张:血块阻塞输尿管可引起肾绞痛。外渗血尿引起腹膜刺激征、发热。

2. 抗休克无好转,甚至加重,血尿逐渐加重,血红蛋白、红细胞压积降低,腰部肿块增大,可能有合并伤。

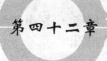
内容精要

一、肾积脓

肾化脓性感染导致肾组织广泛破坏或尿路梗阻后肾盂、肾盏积水继发感染而形成的脓性囊腔称为肾积脓。

二、急性细菌性膀胱炎

(一)病因与病理

女性患者多见。以大肠杆菌为主。男性常继发于急性细菌性前列腺炎、结石、下尿路梗阻。感染途径:上行性感染、下行性感染、直接感染。

(二)临床表现

①严重的膀胱刺激征:尿频、尿急、尿痛。②脓尿和终末血尿,甚至全程血尿。③无发热或仅有低热。④合并急性肾盂肾炎、急性前列腺炎时有高热。

(三)治疗

1.支持治疗　休息,多饮水,注意营养,热水坐浴,应用解痉药物。
2.抗菌治疗　根据培养、药敏试验选用抗菌药。

三、男性生殖系统感染

(一)概述

1.原因　①直接感染诱发感染的因素。②梗阻因素。③机体抗病能力减弱。④医源性因素。⑤肾实质病变。
2.感染途径　上行感染、血行感染、淋巴感染。
3.泌尿感染诊治原则　收集尿液:中段尿、导尿、穿刺;菌落计数>105 时提示感染;菌落计数<104 时提示污染。抗菌药物的应用:使用高效、尿液浓度高、对肾功能影响小的药物。

(二)慢性前列腺炎

1.诊断要点

（1）疼痛　后尿道可有烧灼感、蚁行感，会阴部、肛门部疼痛可放射至腰骶部、腹股沟、耻骨上区、阴茎、睾丸等，偶尔可向腹部放射。

（2）泌尿系统症状　炎症累及尿道，患者可有轻度尿频、尿急、尿痛，个别患者尚可出现终末血尿，清晨排尿之前或大便时尿道口可有黏液或脓性分泌物排出。

（3）性功能障碍。

（4）神经衰弱症状。

2. 治疗要点

（1）一般治疗　增强信心，消除思想顾虑，节制性欲，但不宜强制性禁欲。宜忌酒及刺激性食物，热水坐浴每晚1次，局部理疗。

（2）前列腺按摩。

（3）抗菌药物。

四、泌尿、男性生殖系统结核

（一）病因和病理

1. 原发灶　肺

2. 传播途径　血液传播

3. 分类　病理型肾结核、临床型肾结核。肾皮质（病理型肾结核）：干酪样坏死、空洞。肾髓质（临床型肾结核）：结节、溃疡及纤维化。

（二）临床表现

①尿频、尿急、尿痛；②血尿；③脓尿；④腰痛；⑤腰部肿块；⑥全身：晚期低热、盗汗、消瘦及贫血等。

（三）诊断

1. 病史　略。

2. 慢性膀胱炎症状，抗生素治疗无效。

3. 尿液酸性，有脓细胞，普通培养无菌生长。

4. 附睾、精索、精囊、前列腺发现硬结或阴囊有窦道。

5. 血尿、脓尿，尿沉渣抗酸杆菌连查3次。

6. 24 h 尿结核杆菌培养。

7. 膀胱镜检　充血水肿、结核结节及溃疡，三角区明显。

8. X 射线　平片显示钙化影。早期肾盏边缘呈鼠咬状，空洞形成。肾自截时表现为肾不显影。输尿管狭窄或僵直。

（四）治疗

1. 全身抗结核　术前抗结核用药1个月，至少2周。保留肾组织的手术，术前用药3~6个月；术后用药1年以上。

2. 手术　肾切除术、肾部分切除术和肾病灶清除术。肾切除：对侧肾功能正常。肾积水先造瘘。肾部分切除：结核病灶局限于一极。病灶清除：闭合性结核脓肿，与肾盏不相通。肾盂输尿管成形术。

练习题

一、名词解释

肾积脓

二、填空题

1. 泌尿系统结核的原发病灶大多在_____,其次是_____和_____。
2. 泌尿系统结核手术治疗的一般原则是_____。

三、单项选择题

1. 下列哪一种肾脏感染性疾病应手术处理 ____。

  A. 急性肾盂肾炎   B. 慢性肾盂肾炎

  C. 急性肾周围炎   D. 肾皮质炎

  E. 肾积脓

2. 急性细菌性膀胱炎的致病菌大多为____。

  A 金黄色葡萄球菌   B 大肠杆菌

  C 支原体   D 变形杆菌

  E 衣原体

3. 泌尿、男生殖系统感染的致病菌是____。

  A. 革兰阴性杆菌   B. 革兰阳性杆菌

  C. 革兰阴性球菌   D. 革兰阳性球菌

  E. 炭疽杆菌

4. 上尿路感染包括____。

  A. 肾盂肾炎、输尿管炎   B. 膀胱炎

  C. 尿道炎   D. 前列腺炎(急、慢性)

  E. 精囊炎

5. 明确泌尿系统感染首先取决于____。

  A. 排尿困难   B. 会阴部疼痛

  C. 尿内发现大量红细胞   D. 尿内找到细菌或出现白细胞

  E. 尿道外口红肿

6. 可诊断为有尿路感染的菌落计数至少为____。

  A. 104/ml   B. 105/ml

  C. 104 ~ 105/ml   D. 108/ml

  E. 1 010/ml

7. 女性尿路感染的途径是____。

  A. 直接感染   B. 淋巴感染

  C. 血行感染   D. 上行感染

  E. 下行感染

8. 下列泌尿系统疾病中,哪一种的病理改变主要在肾脏,而出现症状则主要由膀胱病变引起____。

    A. 肾脏鹿角形结石   B. 海绵肾

    C. 泌尿系统结核   D. 急性细菌性膀胱炎

    E. 多囊肾

9. 关于早期肾结核,下列叙述错误的是____。

    A. 早期肾结核病变局限在肾皮质,并无临床症状

    B. 尿中可以发现结核杆菌

    C. 影像学检查不能发现病变

    D. 尿常规检查可发现大量蛋白

    E. 病变发展到肾髓质时成为临床肾结核

10. 下列抗结核药物中,不属于杀菌药的是____。

    A. 异烟肼   B. 利福平

    C. 链霉素   D. 吡嗪酰胺

    E. 乙胺丁醇

11. 有尿频、尿急症状,尿普通培养无菌生长,尿常规检查 pH 值为 5,镜检大量脓球可能为____。

    A. 急性肾盂肾炎   B. 急性膀胱炎

    C. 泌尿系结核   D. 急性前列腺炎

    E. 急性尿道炎

12. 肾结核患者的突出表现是____。

    A. 膀胱刺激症状   B. 血尿

    C. 肾区疼痛和肿块   D. 明显结核中毒症状

    E. 脓尿

13. 泌尿系统结核患者的康复指导,不妥的是____。

    A. 嘱患者坚持用药 6 个月以上   B. 嘱患者高蛋白高热量饮食

    C. 嘱患者加强体育锻炼   D. 嘱患者定期复查尿常规

    E. 嘱患者定期复查肝肾功

四、问答题

1. 急性细菌性膀胱炎的治疗是什么?

2. 慢性前列腺炎的症状有哪些?

参考答案

一、名词解释

肾积脓:肾化脓性感染导致肾组织广泛破坏或尿路梗阻后肾盂、肾盏积水继发感染而形成的脓性囊腔称为肾积脓。

二、填空题

1 肺 骨关节 肠道

2 手术前后使用足够的抗结核药物,术中尽量保存肾正常组织。

三、选择题

1. E 2. B 3. A 4. A 5. D 6. A 7. D 8. C 9. D 10. E 11. C 12. A 13. C

四、问答题

1.(1)一般治疗 急性膀胱炎患者应适当休息,多饮水以增加尿量,注意营养,忌食刺激性食物,热水坐浴可减轻症状。膀胱刺激症状明显的患者给予解痉药物以缓解症状。

(2)抗感染药物治疗 根据尿细菌培养、药物敏感试验结果选用有效的抗菌药物。

(3)病因治疗

2.(1)疼痛 后尿道可有烧灼感、蚁行感,会阴部、肛门部疼痛可放射至腰骶部、腹股沟、耻骨上区、阴茎、睾丸等,偶尔可向腹部放射。

(2)泌尿系统症状 炎症累及尿道,患者可有轻度尿频、尿急、尿痛,个别患者尚可出现终末血尿,清晨排尿之前或大便时尿道口可有黏液或脓性分泌物排出。

(3)性功能障碍。

(4)神经衰弱症状。

(5)继发症状 由于细菌毒素引起的变态反应,可出现结膜炎、虹膜炎、关节炎、神经炎等。

第四十三章 尿石症

内容精要

一、概述

（一）流行病学

性别和年龄、种族、职业、地理环境和气候、饮食和营养、水分的摄入、疾病。

（二）尿液的改变

形成尿结石的物质排出增加、尿 pH 值改变、尿量减少、尿中抑制晶体形成和聚集的物质减少，尿路感染时尿基质增加。

（三）尿石的成分与特征

1. 草酸钙结石　最常见，质硬、桑葚样、显影、棕褐色。
2. 磷酸钙和磷酸镁铵结石　易碎、不规则、鹿角形、平片可见分层现象。
3. 尿酸结石　质硬，颗粒状，纯尿酸结石不显影。

二、肾及输尿管结石

肾和输尿管结石主要在肾盂内形成，称为上尿路结石。输尿管结石大多数来源于肾结石，多为单侧，双侧同时发生者约占 10%。

（一）诊断要点

1. 疼痛　大部分患者出现腰痛或腹部疼痛。
2. 血尿　由于结石直接损伤肾和输尿管的黏膜，常在剧痛后出现镜下血尿或肉眼血尿，血尿的严重程度与损伤程度有关。
3. 脓尿　肾和输尿管结石并发感染时尿中出现脓细胞，临床可出现高热、腰痛，有的患者被诊断为肾盂肾炎，进行尿路 X 射线检查时才发现结石。
4. 查体　可发现患侧肾区有叩击痛，并发感染、积水时叩击痛更为明显，肾积水较重者可触及肿大的肾脏，输尿管末端结石有时可经直肠或阴道指检触及。
5. 化验检查　略。
6. X 射线检查　X 射线检查是诊断肾及输尿管结石的重要方法。
7. B 型超声　能发现不显影的结石。

8. CT扫描　也能诊断尿路结石,但不及X射线平片和尿路造影片直观。

(二)治疗要点

1. 非手术疗法　一般适合于结石直径小于1 cm、周边光滑、无明显尿流梗阻及感染者。

(1)肾绞痛的处理　应用阿托品、哌替啶或并用异丙嗪,针刺,应用钙离子通道阻滞剂等。

(2)大量饮水,中医中药,应用有效抗生素。

2. 手术疗法　结石引起尿流梗阻已影响肾功能、经非手术疗法无效、无体外冲击波碎石条件者,应考虑手术治疗。

3. 体外冲击波碎石　略。

三、膀胱及尿道结石

(一)膀胱结石

1. 诊断要点

(1)典型症状是排尿突然中断,伴剧烈疼痛且放射至会阴部或阴茎头,改变体位或姿势后疼痛缓解并继续排尿。还可出现排尿困难、血尿及尿频、尿急、尿痛等。

(2)X射线平片。

(3)B型超声检查。

(4)膀胱镜检查。

2. 治疗要点

(1)小的结石可经尿道自行排出,较大结石不能自行排出者可行膀胱内碎石术。

(2)碎石方法有体外冲击波碎石及液电冲击碎石、超声波石及碎石钳碎石。

(3)较大结石且无碎石设备者,可行耻骨上膀胱切开取石术,对合并有膀胱感染者,应同时积极给予抗感染治疗。

(二)尿道结石

1. 诊断要点

(1)主要症状有尿痛和排尿困难。排尿时出现疼痛,前尿道结石疼痛局限在结石停留处,后尿道结石疼痛可放射至阴茎头或会阴部。尿道结石常阻塞尿道而引起排尿困难,尿线变细、滴沥、甚至急性尿潴留。

(2)B型超声、X射线摄片可示结石阴影。尿道镜能直接窥视结石。

2. 治疗要点

(1)舟状窝内小的结石可用镊子取出,大的结石不能通过尿道外口时可用结石钳碎或经麻醉后切开尿道外口后取出。

(2)前尿道结石可在麻醉下于结石近侧压紧尿道,从尿道外口注入液体石腊,用钩针钩取,若不能取出,要用金属探条将结石推回到尿道球部,行尿道切开取石,后尿道结石应在麻醉下用金属探条将结石推回膀胱,再按膀胱结石处理。

练习题

一、填空题

1. 上尿路结石的主要表现是与活动有关的_____、_____。

2. 尿道结石的典型表现为_____伴_____。

二、单项选择题

1. 易引起尿酸盐结石的是____。
   A. 甲状旁腺功能亢进   B. 痛风
   C. 异物   D. 梗阻
   E. 感染

2. 临床常用于治疗含钙结石的药物是____。
   A. 枸橼酸钾   B. 别嘌呤醇
   C. 乙酰异轻肪酸   D. α-琉丙酰甘氨酸
   E. 抗生素

3. 肾结石、输尿管结石的血尿是____。
   A. 疼痛后出现的初血尿   B. 疼痛后出现的全血尿
   C. 无痛性间歇性全血尿   D. 无痛性间歇性初血尿
   E. 疼痛伴终末血尿

4. 诊断输尿管结石最简便的方法是____。
   A. 摄腹部平片   B. B型超声检查
   C. 尿常规检查   D. 排泄性尿路造影
   E. 逆性尿路造影

5. 上尿路结石最常见的典型症状是____。
   A. 肉眼血尿   B. 持续性腹痛
   C. 腰腹疼痛、血尿   D. 发热、腰痛
   E. 恶心、呕吐、出冷汗

6. 下面哪种血尿出现时应考虑肾、输尿管结石____。
   A. 无痛性血尿   B. 终末血尿
   C. 活动后血尿   D. 初期血尿
   E. 严重血尿伴血块

7. 活动后出现右肾绞痛伴血尿,应考虑____。
   A. 肾肿瘤   B. 肾炎
   C. 肾结核   D. 肾损伤
   E. 肾结石

8. 突发腰部绞痛伴血尿,最可能的病因是____。
   A. 肾下垂   B. 肾结石

C.肾积水   D.肾囊肿

E.肾脏损伤

9.某青年在运动过程中突然出现腰部绞痛、血尿,最大的可能是____。

A.尿道结石   B.膀胱结石

C.腰扭伤   D.上尿路结石

E.急性肾炎

10.泌尿系统排石疗法中最重要的处理是____。

A.防治感染   B.多饮水、适当运动

C.注射哌替啶、阿托品   D.碱化尿液或酸化尿液

E.药物治疗

11.下列体外冲击波碎石术前的处理中哪项错误____。

A.嘱患者术前3日禁豆、奶等食品   B.嘱患者碎石时勿移动体位

C.嘱患者术前晚服用缓泻剂   D.嘱患者术日晨应禁食

E.嘱患者术日晨多饮水

12.泌尿系统碎石术后的处理,不妥的是____。

A.鼓励患者多饮水   B.常规应用广谱抗生素1周

C.出现血尿一般不必特殊处理   D.过滤尿液以观察排石

E.两次治疗的间隔不得少于1周

13.膀胱结石的典型症状是____。

A.膀胱刺激症状   B.排尿困难

C.排尿突然中断   D.肉眼血尿

E.终末血尿

三、问答题

1.简述肾结石的临床表现及治疗原则。

2.简述输尿管结石的治疗原则。

参考答案

一、填空题

1 血尿　疼痛

2 急性尿潴留　会阴部剧痛

二、选择题

1.B　2.A　3.B　4.B　5.C　6.C　7.E　8.B　9.D　10.B　11.E　12.B　13.C

三、问答题

1.(1)临床表现　主要症状是疼痛和血尿,极少数患者可长期无自觉症状,待出现肾积水或感染时才被发现。

（2）治疗

1）肾绞痛的处理　应用阿托品、哌替啶或并用异丙嗪,针刺,应用钙离子通道阻滞剂等。

2）非手术疗法　非手术疗法一般适用于结石直径小于 1 cm、周边光滑、无明显尿流梗阻及感染者,对某些临床上不引起症状的肾内较大鹿角形结石,亦可暂行非手术处理。

3）体外冲击波碎石。

4）手术疗法

2.（1）非手术疗法

1）大量饮水　略。

2）中草药治疗　略。

3）针刺方法　略。

4）经常进行跳跃活动　略。

（2）体外冲击波碎石　略。

（3）手术疗法　略。

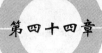

第四十四章

尿路梗阻

内容精要

一、概述

(一)分类

1. 按病因分类　机械性梗阻、动力性梗阻和医源性梗阻。

2. 据部位分类　上尿路梗阻及下尿路梗阻;肾盏梗阻、肾盂梗阻;输尿管梗阻;膀胱出口梗阻;尿道梗阻。

(二)原因

1. 泌尿系统结石。

2. 泌尿系统肿瘤。

3. 泌尿系统结核。

4. 泌尿系统畸形。

5. 损伤因素。

6. 炎症因素。

(三)临床表现

1. 上尿路梗阻为患侧腰痛。

2. 下尿路梗阻主要为进行性排尿困难,出现尿潴留及充盈性尿失禁。

3. 长期下尿路梗阻亦可导致两侧肾积水及肾功能不全。

(四)治疗

1. 消除引起尿路梗阻的原因。

2. 双侧尿路梗阻两侧肾功能尚可时,宜先对肾功能较差侧施行手术,如两侧肾功能均差时,应选择肾功较好的一侧先行手术。

3. 造瘘。

4. 肾切除术,如对侧肾正常,可将患侧肾切除。

二、肾积水

肾盂积水是由于尿路阻塞而引起的肾盂肾盏扩大伴有肾组织萎缩。

（一）诊断要点

1. **肾积水临床表现**

（1）原发病的症状，如结石有疼痛、肿瘤有血尿、尿道狭窄有排尿困难等。

（2）积水侧腰部胀痛。

（3）并发感染有畏寒、发热、脓尿。

（4）患侧腰部囊性包块。

（5）双侧梗阻出现慢性肾功能不全、尿毒症。

2. 腰痛、腰部囊性包块。

3. B 型超声显示肾体积增大，皮质变薄，实质内大小不等液性暗区。

4. X 射线静脉尿路造影显示肾积水。

5. 同位素肾图，梗阻型肾图。

6. 经输尿管逆行插管造影显示。

（二）治疗要点

1. 去除病因，解除梗阻。

2. 情况太差或病因复杂时可先经皮穿刺肾造瘘引流肾脏。

3. 严重肾积水或脓肾，对侧肾功能好则行肾切除。

三、良性前列腺增生

（一）病因

老龄和有功能的睾丸是发病的基础。随着年龄增长，睾酮、双氢睾酮及雌激素水平的改变和失去平衡是前列腺增生的重要病因。

（二）临床表现

1. **尿频**　早期症状，尤夜尿增多。

2. **进行性排尿困难**　起尿缓慢、排尿费力，射尿无力，尿线细小，尿流滴沥，分段排尿及排尿不尽等。

3. **尿潴留**　膀胱残余尿量不断增加，充盈性尿失禁、遗尿。受凉、饮酒、劳累等诱发腺体充血水肿发生急性尿潴留。

4. 其他症状。

（三）检查

1. **B 型超声**　测定前列腺大小，正常 2 cm×3 cm×4 cm。

2. **尿动力学**　最大尿流率（uroflometry）<15 ml/s，排尿不畅；<10 ml/s 则梗阻严重。

（四）治疗

1. **药物治疗**

（1）α_1 受体阻滞剂　特拉唑嗪。

（2）5 α 还原酶抑制剂　保列治（非那雄胺）、爱普列特。

（3）植物药类。

(4)激素　已烯雌酚、苯甲雌二醇、黄体酮。

(5)降低胆固醇药物。

2.手术治疗　略。

四、急性尿潴留

急性尿潴留是指由于膀胱颈部以下严重梗阻,突然不能排出尿液,尿液潴留于膀胱内。

（一）诊断要点

1.机械性梗阻　略。

2.动力性梗阻　略。

（二）治疗要点

1.病因明确可立即去除者,应立即去除病因,恢复排尿。

2.导尿。

3.麻醉或手术后的尿潴留,可用针灸治疗或穴位注射新斯的明。

4.尿管不能插入的患者,可行耻骨上膀胱穿刺抽出尿液,但应立即做进一步处理,否则有引起尿外渗的可能。患者未去除而需长时间引流者,应行膀胱造瘘。

练习题

一、名词解释

1.肾积水　2.急性尿潴留

二、填空题

1.泌尿系统梗阻的原因有_____、_____、_____。

2.诊断肾积水应查明_____、_____、_____、_____、_____。

三、单项选择题

1.动力性梗阻致急性尿潴留的病因是____。

    A.前列腺增生　　　　　　　　　B.尿道外伤

    C.尿道结石　　　　　　　　　　D.膀胱颈挛缩

    E.脊髓损伤

2.肾积水最理想的治疗是____。

    A.肾造瘘　　　　　　　　　　　B.肾切除

    C.去除病因,保留患肾　　　　　D.药物治疗

    E.输尿管支架治疗

3.关于双侧肾积水,一侧积水严重,一侧较轻的治疗,下列哪项正确____。

    A.可先治疗严重的一侧　　　　　B.先治疗较轻的一侧

    C.双侧积水同时手术治疗　　　　D.不必手术治疗,定期观察

E. 口服中药治疗

4. 前列腺增生最主要的症状是____。

    A. 进行性排尿困难   B. 尿频

    C. 血尿   D. 尿潴留

    E. 尿失禁

5. 患者,男,65 岁。排尿困难 2 年,尿线细、射程短、排尿时间延长。一天前因感冒后突发不能自行排尿,下腹区胀痛难忍,应先行____。

    A. 输液抗感染   B. 导尿

    C. 前列腺切除术   D. 针刺

    E. 理疗

6. 患者,男,60 岁。近期出现尿频、排尿等待、尿流变细、尿后滴沥等症状。首选的检查是____。

    A. 直肠指诊   B. B 型超声

    C. CT   D. 膀胱镜

    E. 尿流率

7. 良性前列腺增生最早出现的症状是____。

    A. 腹外病   B. 排尿困难

    C. 尿潴留   D. 尿频

    E. 内痔

8. 老年男性患者,出现进行性排尿困难,最常见的原因是____。

    A. 前列腺癌   B. 前列腺增生

    C. 膀胱颈纤维性增生   D. 膀胱结石

    E. 尿道结石

9. 前列腺增生致急性尿潴留,应首先采取的有效方法是____。

    A. 嘱其不要多饮水   B. 施行导尿术

    C. 膀胱穿刺排尿   D. 耻骨上膀胱造瘘术

    E. 安慰患者

10. 患者,男性,70 岁。进行性排尿困难 4 年,多次出现过急性尿潴留,目前排尿呈点滴状,前列腺明显增大,质软,弹性,残余尿 300 ml,患者有冠心病已数年,时有心律不齐和心绞痛发作,最好采用哪种治疗方法____。

    A. 用女性激素   B. 长期留置导尿管

    C. 耻骨上膀胱造瘘   D. 前列腺切除

    E. 双侧睾丸切除

四、问答题

1. 肾积水的临床表现有哪些?

2. 良性前列腺增生的临床表现及治疗有哪些?

参考答案

一、名词解释

1. 肾积水：尿液从肾盂排出受阻，造成肾内压力升高、肾盂肾盏扩张、肾实质萎缩，称为肾积水。

2. 急性尿潴留：指由于膀胱颈部以下严重梗阻，突然不能排出尿液，尿液潴留于膀胱内而不能排出。

二、填空题

1. 机械性梗阻 动力性梗阻 医源性梗阻。

2. 病因 部位 程度 是否感染 肾功能损害情况

三、单项选择题

1. E 2. C 3. A 4. A 5. B 6. A 7. D 8. B 9. B 10. C

四、问答题

1. 肾积水临床表现

(1) 原发病的症状，如结石有疼痛、肿瘤有血尿、尿道狭窄有排尿困难等。

(2) 积水侧腰部胀痛。

(3) 并发感染有畏寒、发热、脓尿。

(4) 患侧腰部囊性包块。

(5) 双侧梗阻出现慢性肾功能不全、尿毒症。

2. 良性前列腺增生的临床表现 尿频，进行性排尿困难，尿潴留，血尿。

良性前列腺增生的治疗

(1) 药物治疗

1) α_1受体阻滞剂 特拉唑嗪。

2) 5α还原酶抑制剂 保列治(非那雄胺)、爱普列特。

3) 植物药类。

4) 激素 已烯雌酚、苯甲雌二醇、黄体酮。

5) 应用降低胆固醇的药物。

(2) 手术治疗 残余尿量>50 ml；曾出现急性尿潴留；并发膀胱结石症状严重，药物治疗无效。手术方法：前列腺切除术，有经尿道，耻骨上经膀胱，经耻骨后及经会阴，经尿道前列腺电切术应用广泛，但有前列腺电切综合征、尿道及膀胱颈狭窄及尿失禁等并发症。

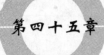

第四十五章

泌尿系统、男性生殖系统肿瘤

内容精要

一、肾肿瘤

（一）肾癌

肾癌是源于肾实质的恶性肿瘤，又称为肾细胞癌，是肾最常见的肿瘤。

1. 诊断要点

（1）血尿　表现为无痛性间歇性全程肉眼血尿。

（2）肾区肿块　肿瘤较大时上腹部或腰部可触及质地较硬的肿块，无压痛。

（3）肾区疼痛　初期多为腰部钝痛或隐痛，血块引起输尿管梗阻时可发生肾绞痛。

（4）肾外表现　肿瘤坏死、出血、毒性物质吸收可成为致热原，可引起持续性或间歇性低热。还可见血沉块、贫血、红细胞增多症、高血钙症等。

（5）B 型超声检查

（6）CT 扫描

2. 治疗要点

（1）手术治疗　肾癌一经确诊，应尽早行肾切除。

（2）放射治疗和化学治疗　效果不理想。

（3）免疫治疗。

（二）肾母细胞瘤

肾母细胞瘤又称为肾胚胎瘤，是幼儿时的腹内常见肿瘤。在幼儿的各种恶性肿瘤中，本病约占 1/4，最多见于 3 岁以下的儿童，3～5 岁发病率显著降低，5 岁以后则少见，成人罕见。

1. 诊断要点

（1）幼儿腹部发现包块，短期内明显增大，首先应考虑到肾胚胎瘤。

（2）检查时腹部包块表面较平坦，质硬。

（3）B 型超声、CT 扫描检查可明确肿块与肾脏关系及肿块是囊性还是实性。

（4）腹部平片可见肿块阴影及钙化、骨化情况。

2. 治疗要点

早期行肾切除术。配合放射和化学治疗可提高手术存活率。

（三）肾盂肿瘤

肾盂癌是发生在肾盂或肾盏上皮的一种肿瘤，占所有肾肿瘤的10%左右。

1. 诊断要点

（1）有70%～90%的患者早期最重要的症状为无痛性肉眼血尿，少数患者因肿瘤阻塞肾盂输尿管交界处后可引起腰部不适、隐痛及胀痛，偶尔可因凝血块或肿瘤脱落物引起肾绞痛。

（2）血尿发作时膀胱镜检查可见患侧输尿管口喷血，尿液细胞学检查可见肿瘤细胞。

（3）B型超声、CT检查可见肾盂实质占位性病变。

（4）静脉肾盂造影或逆行肾盂造影可见肾盂或肾盏内有不规则的充盈缺损。

2. 治疗要点

肾盂癌的治疗仍以手术为主，切除病肾及全段输尿管（包括输尿管开口旁）的部分膀胱，以防止残留的输尿管内再发生肿瘤。

二、膀胱肿瘤

膀胱肿瘤是泌尿系统最常见的肿瘤，占泌尿系统肿瘤的首位。多见于50～70岁。

（一）诊断要点

1. 血尿　几乎90%以上患者为间歇性无痛性全程血尿，终末加重，伴有血块。

2. 膀胱刺激症状　略。

3. 排尿困难　略。

4. 辅助检查　膀胱镜检查对本病临床诊断具有决定性意义。

（二）治疗要点

1. 手术治疗　略。

2. 非手术治疗　放射治疗、化学治疗、免疫治疗为辅助治疗。

练习题

一、填空题

1. 肾癌的三大常见症状是_____、_____、_____。

2. 肾癌血尿的性质为_____。

3. 膀胱肿瘤的扩散方式主要为_____。

4. 膀胱癌按其生长方式可分为_____、_____、_____。

5. 膀胱癌术后预防复发的常用治疗方法是_____。

二、单项选择题

1. 泌尿系统肿瘤早期共有的主要症状是____。

A. 血尿 　　　　　　　　　　　B. 排尿异常

C. 肿块 　　　　　　　　　　　D. 疼痛

E. 全身表现

2. 肾癌患者首选的治疗方法是____。

A. 肿瘤切除术 　　　　　　　　B. 肾癌根治术

C. 放射治疗 　　　　　　　　　D. 化学治疗

E. 中药治疗

3. 治疗肾癌的主要方法是____。

A. 单纯性肾切除 　　　　　　　B. 肾肿瘤剜除术

C. 放射治疗 　　　　　　　　　D. 化学治疗

E. 根治性肾切除术

4. 成人肾肿瘤最常见的症状是____。

A. 腰部包块 　　　　　　　　　B. 腹部包块

C. 高血压 　　　　　　　　　　D. 精索静脉曲张

E. 间断无痛性血尿

5. 肾肿瘤常见的三大症状是____。

A. 疼痛、包块、低热 　　　　　B. 血尿、疼痛、包块

C. 血尿、包块、高血压 　　　　D. 消瘦、血尿、低热

E. 血尿、疼痛、乏力

6. 关于成人肾肿瘤的描述,错误的是____。

A. 多发于 40 岁以上男性 　　　B. 发生于肾实质的肾癌多见

C. 早期出现腰部包块 　　　　　D. 反复发生间歇无痛性肉眼血尿

E. X 射线片显示患侧肾影增大,不规则

7. 肾母细胞瘤最多见的临床表现是____。

A. 血尿 　　　　　　　　　　　B. 腰痛

C. 腰腹部包块 　　　　　　　　D. 高血压

E. 发热

8. 关于肾母细胞瘤的描述,正确的是____。

A. 发生于胚胎性肾组织,是上皮源的恶性肿瘤

B. 与正常的肾组织有明显界限

C. 是婴幼儿最常见的腹部肿瘤

D. 常侵入肾盂肾盏内

E. 多在 5 岁以后发病

9. 肾母细胞瘤最常见的经血转移部位是

A. 脑 　　　　　　　　　　　　B. 肝

C. 肺 　　　　　　　　　　　　D. 骨

E. 肠

10. 肾盂癌的常见症状是____。

A.高血压   B.腰部包块

C.肾绞痛并有血尿   D.间歇无痛性血尿

E.精索静脉曲张

11.T_2期膀胱肿瘤浸润的组织是____。

A.原位癌   B.黏膜固有层

C.浅肌层   D.深肌层

E.膀胱邻近组织

12.膀胱肿瘤最常见的临床表现是____。

A.尿频、尿急、尿痛   B.疼痛、血尿

C.镜下血尿   D.排尿困难

E.全程肉眼血尿

13.患者,男,40岁。血尿3 d,膀胱镜见膀胱底部有一1.5 cm×1.0 cm新生物,有蒂,活检为T_1期,首选治疗方法是____。

A.化学治疗   B.膀胱部分切除

C.经尿道膀胱肿瘤电切除术   D.膀胱全切除

E.放射治疗

14.膀胱肿瘤中最常见的是下列哪种____。

A 移行细胞   B 腺癌

C 鳞状细胞癌   D 横纹肌肉瘤

E 嗜铬细胞瘤

15.膀胱癌最重要的检查方法是____。

A.实验室检查   B.X射线尿路造影检查

C.B型超声   D.膀胱镜检查

E.CT

16.下列对阴茎癌的描述,错误的是____。

A.绝大多数发生于包茎的患者

B.HPV是致癌物

C.常浸润尿道海绵体,影响排尿

D.最常见的病理类型是乳头状瘤

E.以手术治疗为主,辅以放射治疗和化学治疗

三、问答题

1.肾癌的临床表现有哪些?

2.肾癌的治疗是什么?

3.简述膀胱癌的诊断和治疗。

参考答案

一、填空题

1. 血尿　疼痛　肿块

2. 间歇无痛肉眼血尿

3. 向深部浸润

4. 原位癌　乳头状癌　浸润性癌

5. 药物膀胱灌注

二、单项选择题

1. A　2. B　3. E　4. E　5. B　6. C　7. C　8. C　9. C　10. D　11. C　12. B　13. C
14. A　15. D　16. C

三、问答题

1. 肾癌的临床表现

(1) 血尿　无痛性、间歇性、全程肉眼血尿。

(2) 肾区肿块　部位在上腹部/腰部;特点是质硬、无压痛。

(3) 肾区疼痛　见内容精要。

(4) 肾外表现　见内容精要。

2. 肾癌的治疗

(1) 手术治疗

1) 根治性肾切除。

2) 肿瘤<3 cm 时,可保留肾组织局部切除。

(2) 放射治疗、化学治疗　效果差。

(3) 激素治疗　黄体酮、睾酮。

(4) 免疫治疗　卡介苗、转移因子、免疫 RNA、干扰素、白介素等。

3. (1) 膀胱癌的诊断　40 岁以上、无痛性血尿,特别是终末血尿者,首先应考虑膀胱肿瘤的可能。膀胱区有无压痛,肛指检查双手合诊有无肿块及活动情况。尿液脱落细胞检查,可查见肿瘤细胞。膀胱镜可直接看到肿瘤生长的部位、大小、数目,并可活检以明确诊断。

(2) 膀胱癌的治疗　以手术切除为主。

1) 电灼或电切法　略。

2) 膀胱部分切除术　略。

3) 膀胱全切术　肿瘤位于三角区。

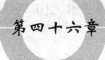

第四十六章

泌尿系统、男性生殖系统其他常见病

内容精要

一、包皮过长与包茎

（一）诊断要点

1.包皮过长　包皮完全覆盖阴茎头和尿道外口,但能自由向上翻转称为包皮过长。若能经常清洗,保持包皮腔干燥清洁,可不必手术处理。若继发感染长期反复发作,则可行包皮环切术。

2.包茎　包皮完全覆盖阴茎头而且不能上翻至阴茎冠状沟,称为包茎。可分为①生理性包茎。②真性包茎。③继发性包茎。

3.嵌顿包茎　包皮口稍紧,用力可将包皮翻转至冠状沟,如未立即使之复位,包皮口卡于冠状沟处,使静脉回流受阻,远端的龟头和包皮水肿,称为嵌顿包茎。

（二）治疗要点

1.包茎　包皮环切术。

2.嵌顿包茎　手法复位(早期)或手术复位。

二、隐睾

胎儿发育过程中,睾丸自腹膜后腰部开始下降,若在睾丸下降的过程中停留于腹膜后,腹股沟管或阴囊上部,则导致隐睾。

（一）诊断要点

患侧阴囊较小,就诊时内无睾丸,除腹内隐睾外,于其停留部位常可触及睾丸。

（二）治疗要点

1.1岁以内隐睾仍有可能自行下降,可密切观察。

2.1岁以后仍未下降时,可先试用绒毛膜促性腺激素治疗。

3.2岁以后仍未下降时,应采用手术治疗,一般采用睾丸固定术。

三、鞘膜积液

鞘膜积液是由于鞘膜囊内液体积聚超过正常量而形成的囊肿。

（一）诊断要点

1. 病因　睾丸、附睾炎症、结核、阴囊内丝虫病、睾丸肿瘤、阴囊手术、创伤均可引起继发性鞘膜积液。

2. 分类

（1）睾丸鞘膜积液。

（2）婴儿型鞘膜积液。

（3）交通性鞘膜积液。

（4）精索鞘膜积液。

3. 主要表现　局部包块、逐渐长大，可能有坠痛、胀痛。积液过多、包块过大者可引起阴茎内缩、影响排尿与性生活，使患者活动不便。

（二）治疗要点

1. 婴儿期各种鞘膜积液均有自愈的可能，所以 2 岁以内不必手术。小的、无症状的成人鞘膜积液也可暂不治疗。

2. 手术治疗　略。

四、精索静脉曲张

精索静脉血回流障碍，致精索静脉蔓状丛伸展、扩张、迂曲时，称为精索静脉曲张。多见于 20～30 岁青壮年，以左侧多见。

（一）诊断要点

1. 临床表现

（1）患者可完全无症状，仅在查体时发现。

（2）患侧阴囊或睾丸有坠胀感或坠痛。

（3）患者可有神经衰弱症状。

（4）精索静脉曲张有时可影响生育。

2. 检查　对继发性精索静脉曲张应注意检查腹部，应进行静脉肾盂造影以排除肾脏肿瘤。

（二）治疗要点

1. 无症状的轻度精索静脉曲张不必治疗。

2. 非手术治疗　轻度精索静脉曲张或伴有神经衰弱者可托阴囊、冷敷等。

3. 手术治疗　较重的精索静脉曲张，且有精子异常，影响生育功能者可行精索内静脉高位结扎术。

练习题

一、名词解释

1. 包茎　2. 隐睾　3. 鞘膜积液　4. 精索静脉曲张

二、填空题

1. 鞘膜积液的临床类型有 _____ 、_____ 、_____ 和 _____ 。

2. 精索静脉曲张好发于 _____ 侧。

三、单项选择题

1. 包皮嵌顿 3 d,阴茎头青紫,包皮明显水肿、瘀血,应紧急处理 ____ 。

    A. 用药物控制感染   B. 试行包皮复位

    C. 包皮嵌顿环切术   D. 包皮水肿部位穿刺抽水

    E. 包皮环切术

2. 隐睾的简便检查方法是 ____ 。

    A. 体查   B. CT

    C. 腹腔镜   D. B 型超声

    E. MRI

3. 2 岁以内的隐睾患者主张 ____ 。

    A. 观察   B. 肌注 HCG

    C. 积极手术   D. 应用雄激素治疗

    E. 应用雌激素治疗

4. 经影像学检查未发现睾丸,最可有的诊断是 ____ 。

    A. 睾丸缺如   B. 高位隐睾

    C. 睾丸萎缩   D. 设备误差

    E. 睾丸坏死

5. 隐睾对人体构成的危险是 ____ 。

    A. 不育   B. 睾丸萎缩

    C. 睾丸恶变   D. 睾丸炎

    E. 睾丸鞘膜积液

6. 单侧隐睾对患者的生育能力有影响,其主要原因为 ____ 。

    A. 患侧睾丸发育不良

    B. 先天性不育

    C. 对侧睾丸发育不良

    D. 患侧睾丸产生"抗睾丸因子"可影响对侧睾丸

    E. 双侧睾丸发育不良

7. 3 岁男孩,右侧阴囊包块,质软,透光试验阳性,平卧后可消失,应考虑哪种疾病 ____ 。

    A. 右侧睾丸鞘膜积液   B. 右侧交通性鞘膜积液

    C. 右侧斜疝   D. 右侧睾丸肿瘤

    E. 右侧精索鞘膜积液

四、问答题

包茎的临床表现及治疗原则是什么?

参考答案

一、名词解释

1. 包茎:包皮完全覆盖阴茎头而且不能上翻至阴茎冠状沟。

2. 隐睾:凡是一侧或双侧睾丸未降入阴囊,而滞留于下降途中任何部位即称为隐睾。

3. 鞘膜积液:是由于鞘膜囊内液体积聚超过正常量而形成的囊肿。

4. 精索静脉曲张:精索蔓状静脉丛扩张、弯曲、延长称为精索静脉曲张。

二、填空题

1. 睾丸鞘膜积液　精索鞘膜积液　睾丸、精索鞘膜积液　交通性鞘膜积液

2. 左

三、单项选择题

1. C　2. A　3. B　4. B　5. C　6. D　7. B

四、问答题

患者有剧痛、排尿困难,严重者包皮、龟头坏死。早期可用手法复位,水肿较重时可针刺放液后复位。不能复位时,可先进行狭窄环背切开,使包皮复位。伤口愈合后再进行包皮环切术。也可同时进行包皮环切术。

第四十九章 骨 折

内容精要

一、概述

(一)骨折的定义、成因、分类及骨折端的移位

1.定义　骨的完整性或连续性中断。

2.病因

(1)直接暴力　骨折发生在暴力直接作用的部位,常伴有不同程度的软组织损伤。

(2)间接暴力　暴力通过传导、杠杆或旋转作用使远处发生骨折。

(3)积累性劳损　长期、反复、轻微的直接或间接伤力可集中在骨骼的某一点上发生骨折,骨折无移位,但愈合慢。好发部位:第2跖骨、第3跖骨和腓骨中下1/3处。

3.分类

(1)根据骨折处皮肤、黏膜的完整性分类

1)闭合性骨折　骨折处皮肤或黏膜完整,骨折端不与外界相通。

2)开放性骨折　骨折处皮肤或黏膜破裂,骨折端与外界相通。如耻骨骨折伴膀胱或尿道破裂、尾骨骨折致直肠破裂均属于开放性骨折。

(2)根据骨折的程度和形态分类

1)不完全骨折　骨的完整性或连续性部分中断,按其形态分为①裂缝骨折:多见于肩胛骨、颅骨;②青枝骨折:见于儿童。

2)完全骨折　骨的完整性或连续性完全中断。按其骨折线方向和形态可分为:横形骨折、斜形骨折、螺旋形骨折、粉碎性骨折、嵌插性骨折、压缩性骨折、凹陷性骨折和骨骺分离。

(3)根据骨折端稳定程度分类

1)稳定性骨折　复位后经适当外固定不易发生再移位者,如青枝骨折、裂缝骨折、嵌插性骨折、横形骨折。

2)不稳定性骨折　复位后易于发生再移位者,如斜形骨折、螺旋形骨折、粉碎性骨折。

(二)骨折的临床表现及X射线检查

骨折的特有体征

1)畸形 骨折段移位所致。

2)反常活动 无关节的部位出现活动。

3)骨擦音或骨擦感 骨折端互相摩擦所造成。

（三）骨折的并发症

1.早期并发症

(1)休克。

(2)脂肪栓塞综合征。

(3)重要内脏器官损伤 ①肝、脾破裂；②肺损伤；③膀胱和尿道损伤；④直肠损伤。

(4)血管、神经损伤。

(5)骨筋膜室综合征 即由骨、骨间膜、肌间隔和深筋膜形成的骨筋膜室内肌肉和神经因急性缺血、缺氧而产生的一系列早期的症状和体征。

2.中、晚期并发症

(1)坠积性肺炎。

(2)褥疮。

(3)下肢深静脉血栓形成。

(4)感染。

(5)损伤性骨化 又称为骨化性肌炎。在关节附近软组织内广泛骨化。

(6)创伤性关节炎关节内骨折。

(7)关节僵硬 这是骨折和关节损伤最为常见的并发症。

(8)急性骨萎缩。

(9)缺血性骨坏死。

(10)缺血性肌挛缩。

（四）骨折愈合过程及影响因素

1.骨折愈合过程 包括三个阶段：

(1)血肿炎症机化期 这一过程约在骨折后2周完成。

(2)原始骨痂形成期 一般需4~8周。

(3)骨板形成塑型期 这一过程需8~12周。

2.影响骨折愈合的因素

(1)全身因素

1)年龄 新生儿骨折时2周左右可达坚固愈合，成人骨折时3个月左右可达坚固愈合。

2)健康状况 略。

(2)局部因素

1)骨折的类型和数量 螺旋形、斜形骨折，断面接触面大，恢复快。

2)骨折部位的血液供应 这是影响骨折愈合的重要因素。

3)软组织损伤程度 略。

4)软组织嵌入 略。

5)感染　略。

（五）骨折的治疗原则

骨折的治疗有三大原则：复位、固定、功能锻炼。

（六）骨折的急救

1.抢救休克

2.包扎伤口　若骨折端已戳出伤口，并已污染，又未压迫重要血管、神经者，不应立即将其复位，以免将污物带到伤口深处。

3.妥善固定

4.迅速转运

（七）骨折临床愈合标准

1.临床愈合标准

（1）局部无压痛及纵向叩击痛。

（2）局部无异常活动。

（3）X 射线片显示骨折处有连续性骨痂，骨折线已模糊。

（4）拆除外固定后，如为上肢，能向前平举 1 kg 重物持续达 1 min。如为下肢时，则不扶拐就能在平地连续步行 3 min，且不少于 30 步。

（5）连续观察 2 周骨折处不变形。

2.骨折不愈合

（1）骨折延迟愈合　骨折经治疗后，已超过同类骨折正常愈合所需的最长期限，骨折端仍未连接愈合的疾病。

（2）骨折不愈合　骨折端在某些条件影响下，骨折愈合功能停止，骨折端已形成假关节，主要表现为肢体活动时骨折部有明显的异常活动，而疼痛不明显的疾病。

（3）骨折畸形愈合　骨折的远近端之间发生重叠、旋转、成角连接而引起肢体功能障碍的异常愈合。

（4）缺血性肌肉挛缩临床表现为"5P"　疼痛转为无痛（painless）、苍白（pallor）、感觉异常（paresthesia）、肌瘫痪（paralysis）、无脉（pulselessness）。

二、上肢骨折

（一）锁骨骨折

1.病因与分类　锁骨骨折好发于青少年，多为间接暴力所引起。

2.临床表现和诊断

（1）锁骨骨折后出现肿胀、瘀斑，肩关节活动时疼痛加重。

（2）患者常用健手托住肘部，头向患侧偏斜，以减轻疼痛。

（3）有局限性压痛，可扪及骨折端，有骨摩擦感。

（4）胸部正位 X 射线片辅助诊断。

3.治疗

儿童的青枝骨折及成人的无移位骨折可不必特殊治疗。仅用三角巾悬吊患肢 3～6

周即可开始活动。

（二）肱骨干骨折

1. 概要　骨干中下 1/3 断后外侧有桡神经沟,此处骨折时易发生桡神经损伤。

2. 病因

（1）直接暴力——粉碎性骨折。

（2）间接暴力——中下段 1/3 骨折,斜形或螺旋形骨折。

3. 治疗　手法复位;切开复位。

（三）肱骨髁上骨折

肱骨髁上骨折多发生于 10 岁以下儿童,肱骨髁上骨折复位时,桡侧或尺侧移位未得到纠正,或骨折线经过骺板造成了骨骺损伤,骨折愈合后,可出现肘内翻、肘外翻畸形。

1. 伸直型肱骨髁上骨折　多为间接暴力所致,患者多有摔倒手着地的外伤史,肘部出现疼痛、肿胀、皮下瘀斑,肘部向后突出并处于半屈曲位。通常是近折端向前下移位,远折端向后上移位,但肘后三角关系正常。一般采用手法复位外固定。

2. 屈曲型肱骨髁上骨折

（四）前臂双骨折

1. 临床表现和诊断

（1）尺骨上 1/3 骨干骨折可合并桡骨小头脱位,称为孟氏（Monteggia）骨折。

（2）桡骨干下 1/3 骨折可合并尺骨小头脱位,称为盖氏（Galeazzi）骨折。

2. 治疗　手法复位。

（五）桡骨下段骨折

桡骨下端骨折是指距桡骨下端关节面 3 cm 以内的骨折。根据受伤的机制不同,可发生伸直型骨折、屈曲型骨折、关节面骨折伴腕关节脱位。

1. 伸直型骨折（Colles 骨折）

（1）临床表现和诊断　即侧面看呈"银叉"畸形,正面看呈"枪刺样"畸形。X 射线拍片可见骨折远端向桡侧、背侧移位,近端向掌侧移位。

（2）治疗　以手法复位外固定治疗为主,很少需要手术治疗。

2. 屈曲型骨折（Smith 骨折）

（1）临床表现及诊断　X 射线拍片可发现典型移位,近折端向背侧移位,远折端向掌侧、桡侧移位,与伸直型骨折移位方向相反,称为反 Colles 骨折或 Smith 骨折。

（2）治疗　主要采用手法复位,用夹板或石膏固定。

3. 桡骨远端关节面骨折伴腕关节脱位（Barton 骨折）

三、下肢骨折及关节损伤

（一）股骨颈骨折

1. 病因与分类

（1）按骨折线部位分类

1)股骨头下骨折　发生股骨头缺血坏死的概率很大。

2)经股骨颈骨折

3)股骨颈基底骨折　骨折部血液供应的干扰较小,骨折容易愈合。

(2)按 X 射线表现分类

1)内收骨折　远端骨折线与两侧髂嵴连线的夹角(Pauwells 角)大于 50°,为内收骨折。

2)外展骨折　远端骨折线与两侧髂嵴连线的夹角(Pauwells 角)小于 30°,为外展骨折。

2.临床表现与诊断　中、老年人有摔倒受伤历史,受伤后感觉髋部疼痛,下肢活动受限,不能站立和行走,有时受伤后并不立即出现活动障碍,仍能行走,但数天后,髋部疼痛加重,逐渐出现活动后疼痛更加重,甚至完全不能行走。检查时可发现患肢出现外旋畸形,一般在 45°~60°。若外旋畸形达到 90°,则应怀疑有转子间骨折。

X 射线检查可明确骨折的部位、类型、移位情况。

3.治疗　无明显移位的骨折,外展型或嵌入型等稳定性骨折,选择非手术方法治疗。下肢皮肤牵引,卧床 6~8 周。

(二)股骨干骨折

1.病史　有明显外伤史(直接暴力或间接暴力),受伤后患肢剧烈疼痛。

2.体征　患肢大腿肿胀、缩短、畸形,髋膝不能活动;完全骨折时可有骨擦音或骨擦感。

3.诊断　X 射线片可证实和明确骨折的部位和类型,以及移位情况,应及早治疗。

(三)膝关节半月板损伤

(四)膝关节韧带损伤

1.临床表现及诊断　膝关节损伤中的 Lachman 试验、抽屉试验、旋转试验和轴移试验(pivot test)。

2.治疗　未完全损伤长腿,用石膏托固定 4~6 周,完全断裂时做韧带修补术。

(五)胫骨腓骨骨折

1.解剖概要　胫骨中上段的横切面是三棱形,至下 1/3 呈四方形,两者移行交接处,骨的形态转变,是容易发生骨折的部位。

胫骨的前内侧位于皮下,又有棱角,故骨折端极易穿破皮肤而形成开放性骨折。胫骨的营养血管从胫骨上、中 1/3 交界处入骨内,在中、下 1/3 处的骨折营养动脉受损伤,供应下 1/3 的血循环明显减少,而且胫骨下 1/3 血供本来就少,因此,胫骨中下 1/3 交接处骨折时,易发生骨折延迟愈合或不愈合。腓总神经于腓骨颈外侧走行,骨折易受损伤。

2.临床表现

(1)胫骨上 1/3 骨折时,由于骨折远端向上移位,使腘动脉分叉处受压,可造成小腿下段的严重缺血或坏死,若不及时处理,可造成严重危害。

(2)胫骨中 1/3 骨折时,如严重挤压伤时,易造成缺血性肌挛缩或坏疽,必要时应尽早切开深筋膜,减除骨筋膜室压力,以挽救患肢。

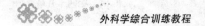

（六）踝部骨折

四、脊柱骨折

胸腰段脊柱处于两个生理弧度的交汇处，是应力集中之处，因此，该处骨折十分常见。

脊髓震荡：脊髓神经细胞遭受强烈刺激而发生超限抑制，脊髓功能处于生理停滞状态，脊髓实质无损伤。

脊髓休克：脊髓与高级中枢的联系中断以后，断面以下的脊髓功能丧失且暂时丧失反射活动，处于无反应状态，称为脊髓休克。

五、骨盆骨折

（一）临床表现与诊断

1. 骨盆分离试验和挤压试验阳性（医生双手交叉撑开两髂嵴，此时两骶髂关节的关节面凑合得更紧贴，而骨折的骨盆前环产生分离，如出现疼痛，即为骨盆分离试验阳性）。

2. 肢体长度不对称。

3. 会阴部的瘀斑是耻骨和坐骨骨折的特有体征。

4. X 射线检查可显示骨折类型及骨折块移位情况，但骶髂关节情况以 CT 检查更为清晰。

（二）常见的并发症

1. 腹膜后血肿。

2. 腹腔内脏器损伤　实质性脏器（如肝肾脾）损伤，表现为腹痛与失血性休克；空腔脏器（如肠道）损伤，表现为急性弥漫性腹膜炎。

3. 尿道或膀胱损伤。

4. 直肠损伤。

5. 神经损伤。

六、骨筋膜室综合征

骨筋膜室综合征（compartment syndrome）：由骨、骨间膜、肌间隔和深筋膜形成的骨筋膜室内的肌和神经因急性缺血而产生的一系列早期症状和体征。最常发生在小腿和前臂掌侧，进一步发展可导致肌和神经的坏死，发生 Volkmann 挛缩。

练习题

一、名词解释

1. 骨折　2. 挤压综合征　3. 骨筋膜室综合征

二、填空题

1. 骨折的特有体征：_____、_____、_____。

2. 骨折急救原则：_____、_____、_____、_____。

3. 骨折治疗三大原则：_____、_____、_____。

4. 脊柱骨折易发生的部位是_____，最常见的并发症是_____。

5. 骨盆骨折的并发症有 _____、_____、_____、_____。

6. 骨折移位方式通常可有_____、_____、_____、_____、_____五种。

7. 桡骨下端骨折伸直型骨折（Colles 骨折）从侧面看呈_____畸形,正面看呈_____畸形。

三、单项选择题

1. 下列哪项不是青枝骨折的特征____。
   A. 发生在儿童 　　　　　　　B. 是一种不完全性骨折
   C. 无局部压痛及纵向叩痛 　　D. 畸形不严重
   E. 无明显功能障碍

2. 在下列哪种情况下,可以排除骨折的可能性____。
   A. 无骨擦音及畸形 　　　　　B. 无骨擦音及反常活动
   C. 无畸形及反常活动 　　　　D. 无骨擦音、畸形及反常活动
   E. 以上都不是

3. 下列类型骨折中,最不稳定的是____。
   A. 嵌入性骨折 　　　　　　　B. 青枝骨折
   C. 斜形骨折 　　　　　　　　D. 横形骨折
   E. 裂纹骨折

4. 下列哪项不是导致骨折延迟愈合或不愈合的因素____。
   A. 反复手法复位 　　　　　　B. 不适当的切开复位
   C. 固定不确切 　　　　　　　D. 清创时丢失骨片
   E. 没有达到解剖复位

5. 关于骨折不愈合的影响因素,下列哪项是错误的____。
   A. 粉碎性骨折 　　　　　　　B. 无应用抗生素
   C. 固定不确切 　　　　　　　D. 年老
   E. 骨折局部感染

6. 影响骨折愈合的主要因素是____。
   A. 骨折端血供不足 　　　　　B. 未应用抗生素
   C. 原有骨关节炎 　　　　　　D. 未行功能锻炼
   E. 未服中药

7. 下列骨折愈合标准中哪一项是错误的____。
   A. 局部无反常活动
   B. 局部无压痛及纵向叩痛
   C. X 射线片显示骨折线模糊,有连续骨痂通过骨折线
   D. 拆除外固定后上肢可平举 1 kg 重物持续 1 min,骨折无变形
   E. 骨折后已满 3 个月

8. 骨筋膜室综合征的主要原因是____。
    A. 主要神经损伤
    B. 肌肉挛缩
    C. 筋膜室内高压
    D. 动脉内血栓形成
    E. 静脉栓塞

9. 儿童锁骨青枝骨折的治疗____。
    A. 手法复位+肩"8"字绷带固定4周
    B. 不予固定治疗
    C. 手术切开复位+内固定
    D. 三角巾悬吊患肢3周
    E. 手法复位+小夹板固定

10. 肱骨干骨折合并桡神经损伤时,最有可能出现的临床症状是____。
    A. 屈腕受限
    B. 掌指关节不能屈曲
    C. 指间关节不能屈曲
    D. 拇指不能屈曲
    E. 以上皆不正确

11. 关于肱骨干轴线与肱骨髁轴线之间的前倾角,下列哪项是正确的____。
    A. 正常为5°~10°
    B. 正常为10°~20°
    C. 正常为30°~50°
    D. 正常为大于50°
    E. 复位时一般无须考虑恢复前倾角

12. 对肱骨髁上骨折,下列哪项是不正确的____。
    A. 可合并肱动脉、肱静脉损伤
    B. 可合并桡神经损伤
    C. 可合并尺神经损伤
    D. 可合并正中神经损伤
    E. 可合并腋神经损伤

13. 关于肱骨外科颈骨折,下列哪项是错误的____。
    A. 多见于中、老年人
    B. 可合并神经、血管损伤
    C. 无移位骨折无须手法复位
    D. 有侧方和成角移位者多需要手术治疗
    E. 粉碎性骨折可合并肱骨头碎裂骨折

14. 肱骨干骨折,骨折平面在三角肌止点下时,典型移位是____。
    A. 近断端向外移位,远断端向上移位
    B. 近断端向内移位,远断端向上移位
    C. 近断端向内移位,远断端向外移位
    D. 近断端向外移位,远断端向下移位
    E. 近断端向内移位,远断端向内移位

15. 关于肱骨干骨折,下列哪项是错误的____。
    A. 可合并桡神经损伤
    B. 横形或短斜形骨折多需要手术治疗
    C. 合并血管、神经者需要手术治疗
    D. 陈旧骨折不愈合时需要手术治疗
    E. 手法复位不要求解剖对位

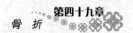

16. 关于 Colles 骨折，下列哪项是错误的____。

    A. 多由直接暴力所致

    B. 骨折发生在桡骨远端距桡骨下关节面 3 cm 以内

    C. 骨折远端向背侧和桡侧移位

    D. 临床表现为抢刺枪和银叉畸形

    E. 治疗以手法复位为主

17. 关于前臂双骨折的治疗，下列哪项是错误的____。

    A. 可进行手法复位外固定

    B. 应纠正重叠和成角移位

    C. 应将前臂固定在旋前位

    D. 复位应达到良好的对线对位

    E. 闭合复位外固定处理不当时可发生骨筋膜室综合征

18. 关于股骨颈骨折的临床表现，下列哪项是错误的____。

    A. 多发生在中、老年人   B. 多数老年患者有跌倒史

    C. 患肢的外展外旋和屈曲畸形   D. 髋部疼痛，不能站立和行走

    E. 嵌插型的股骨颈骨折伤后仍可行走

四、问答题

1. 骨折的并发症有哪些？

2. 骨折分类是什么？

3. 股骨颈骨折的临床表现是什么？

参考答案

一、名词解释

1. 骨折：是骨或骨小梁的完整性或连续性中断。

2. 挤压综合征：通常是指肢体或躯干肌肉丰富的部位，受到外部重物长时间的挤压损伤，造成大量肌肉组织的缺血坏死，出现以肢体严重肿胀、肌红蛋白尿、高血钾为特征的急性肾功能衰竭。

3. 骨筋膜室综合征：由于骨折及肌肉损伤出血或肢体外固定过紧等因素，造成筋膜间隔区内压力上升，阻断了肌肉及神经的血供，造成肌肉缺血坏死、挛缩及神经麻痹。

二、填空题

1. 畸形　异常活动　骨擦音或骨擦感。

2. 抢救休克　包扎伤口　妥善固定　迅速转运

3. 复位　固定　康复治疗

4. 胸腰段　截瘫或脊髓损伤

5. 腹膜后血肿　尿道或膀胱损伤　直肠损伤　神经损伤

6. 成角移位　侧方移位　短缩移位　分离移位　旋转移位

7.餐叉样　枪刺刀样

三、选择题

1.C　2.E　3.C　4.E　5.B　6.A　7.E　8.C　9.D　10.E　11.C　12.E　13.D　14.A　15.B　16.A　17.C　18.C

四、问答题

1.（1）早期　① 休克。② 感染。③ 合并内脏损伤,肺损伤,肝脾破裂,膀胱、尿道损伤,直肠损伤。④ 重要血管损伤。⑤ 神经损伤:脊髓周围神经损伤。⑥ 脂肪栓塞综合征。⑦ 骨筋膜室综合征。

（2）中晚期　① 坠积性肺炎。② 褥疮。③ 下肢深静脉血栓形成。④ 骨化性肌炎。⑤ 创伤性关节炎。⑥ 关节僵硬。⑦ 急性骨萎缩。⑧ 缺血性骨坏死。⑨ 缺血性肌挛缩。

2.答案见内容精要。

3.股骨颈骨折的临床表现:髋部疼痛,下肢活动受限,下肢缩短、外展和外旋畸形。Bryant 三角底边较健肢缩短,大转子高过 Nelaton 线。

第五十章

关节脱位

内容精要

一、概述

关节脱位特有体征:畸形、关节盂空虚、弹性固定。

二、肩关节脱位

前脱位最为常见。

(一)临床表现

(1)弹性固定　上臂轻度外展前屈位。

(2)Dugas 征阳性　患肢肘部贴近胸壁,患手不能触及对侧肩;反之,患手已放到对侧肩,则患肘不能贴近胸壁。

(3)方肩畸形　从前方观察患者,患肩失去正常饱满圆钝的外形,呈"方肩"畸形。

(4)关节盂空虚　除方肩畸形外,触诊发现肩峰下空虚,可在腋窝、喙突或锁骨下触到脱位的肱骨头。

(二)治疗

手法复位和外固定。手法复位多采用 Hippocrates 法(足蹬法)。

三、肘关节脱位

(一)临床表现

1.患者有外伤史,以跌倒后手掌着地最常见。

2.外伤后肘部疼痛、肿胀、活动障碍。

3.前臂半屈位弹性固定,不能被动伸直。

4.肘后空虚,可触到凹陷。

5.肘后三点关系完全破坏。

(二)治疗

手法复位;屈肘固定 2~3 周;功能锻炼。

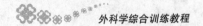

四、桡骨头半脱位

(一)好发年龄及发生机制

多发生在5岁以内,以2~3岁最常见。

(二)临床表现及诊断

1.有腕、手被向上牵拉史。

2.患儿受伤后,因疼痛而哭闹,并且不让触动患部,不肯使用患肢(特别是举起前臂)。

3.检查发现前臂多呈旋前位,略屈曲;桡骨头处可有压痛,但无肿胀和畸形。

4.肘关节活动受限,如能合作,可发现旋后受限明显。

5.X射线检查无阳性发现。

(三)治疗

手法复位。

五、髋关节脱位

(一)分类及临床表现

按股骨头脱位后的方向可分为前脱位、后脱位和中心脱位,以后脱位最为多见。

1.髋关节后脱位的典型表现

(1)有明显外伤史,通常暴力很大。

(2)有明显的疼痛,髋关节不能活动。

(3)患肢缩短,髋关节呈屈曲、内收、内旋畸形。

(4)可以在臀部摸到脱出的股骨头,大粗隆转子上移明显。

(5)部分患者有坐骨神经损伤表现,大都为挫伤,2~3个月后会自行恢复。神经损伤原因为股骨头压迫,持续受压时可使神经出现不可逆病理变化。

2.髋关节前脱位的典型表现   髋关节呈屈曲、外展、外旋畸形。

3.髋关节中心脱位的典型表现   患肢缩短情况由股骨头内陷的程度决定;由于后腹膜间隙内出血甚多,故可以出现失血性休克。

(二)髋关节后脱位的并发症

坐骨神经损伤,大多数为挫伤或股骨头压追所致。表现为膝关节的屈肌、小腿和足部全部肌肉均瘫痪,大腿后侧、小腿后外侧和足部感觉消失。

(三)后脱位治疗

单纯髋关节后脱位多采用手法复位。

1.复位   复位宜早,最初24~48 h是复位的黄金时期。常用Allis法复位,即提拉法。

2.固定   复位后,患肢做皮肤牵引或穿"丁"字鞋2~3周。不必用石膏固定。

3.功能锻炼。

练习题

一、名词解释

1. 关节脱位 2. Dugas 征 3. 弹性固定

二、填空题

关节脱位特殊表现包括：_____、_____、_____。

三、单项选择题

1. 最常见的关节脱位是____。

    A. 肩关节   B. 肘关节

    C. 髋关节   D. 膝关节

    E. 踝关节

2. 肘关节脱位最常见的类型是____。

    A. 前脱位   B. 后脱位

    C. 外侧方脱位   D. 内侧方脱位

    E. 中心性脱位

3. 关于桡骨小头半脱位,下列哪项是错误的____。

    A. 多见于儿童   B. 常有上肢牵拉史

    C. 患肘和手拒绝活动   D. X 射线检查可见桡骨小头半脱位

    E. 治疗手法复位

4. 肩关节脱位的典型畸形表现是____。

    A. 肩关节不能活动   B. 手部感觉障碍

    C. 方肩   D. 桡动脉扪不清

    E. 爪状手

5. 肘关节后脱位的特有体征____。

    A. 关节肿胀   B. 功能障碍

    C. 疼痛   D. 肘后三角关系改变

    E. 异常动度

6. 患者,司机,男,40 岁。高速行车中急刹车膝部猛撞于座前挡板上,后右髋剧痛。检查:右髋轻度屈曲、内旋,右足跟压在左小腿上,较健肢短,运动受限,应诊断为____。

    A. 股骨颈骨折   B. 大转子骨折

    C. 髋关节前脱位   D. 股骨粗隆间骨折

    E. 髋关节后脱位

参考答案

一、名词解释

1.关节脱位:即脱臼,指关节面失去正常的对合关系。

2.Dugus 征:在正常情况下将手搭到对侧肩部,其肘部可以贴近胸壁。肩关节有脱位时,将患侧肘部紧贴胸壁时,手掌搭不到健侧肩部;或手掌搭在健侧肩部时,肘部无法贴近胸壁,称为 Dugas 征阳性。Dugas 征还可用来判断肩脱位复位是否成功。

3.弹性固定:脱位后,关节周围未撕裂的筋肉挛缩,可将脱位后的骨端保持在特殊的位置上,远端肢体被动活动时,虽然可稍微活动,但有弹性阻力,去除外力后,关节又回复到原来的特殊位置。

二、填空题

畸形　弹性固定　关节盂空虚

三、单项选择题

1.A　2.B　3.D　4.C　5.D　6.E

第五十三章

骨与关节感染

内容精要

一、化脓性骨髓炎

（一）急性血源性骨髓炎

1. 病因　溶血性金黄色葡萄球菌是最常见的致病菌。经过血源性播散，先有身体其他部位的感染性病灶，一般位于皮肤或黏膜处，如疖、痈、扁桃体炎和中耳炎。

2. 临床表现　儿童多见，以胫骨上段和股骨下段最多见，其次为肱骨与髂骨，脊柱与其他四肢骨骼都可以发病，肋骨和颅骨少见。起病急骤，有寒战，继而高热至 39 ℃ 以上，有明显的毒血症症状。儿童可有烦躁、不宁、呕吐与惊厥。严重者有昏迷与感染性休克。

早期只有患区剧痛，肢体呈半屈曲状，周围肌痉挛，因疼痛而抗拒做主动与被动运动。局部皮温增高，有局限性压痛，肿胀并不明显。数天后局部出现水肿，压痛更为明显，说明该处已形成骨膜下脓肿。有时可以发生病理性骨折。

3. 临床检查

（1）局部脓肿分层穿刺选用有内芯的穿刺针，在压痛最明显的干骺端刺入，边抽吸边深入。

（2）X 射线检查　起病后 2 周内的 X 射线检查往往无异常发现，用过抗生素的患者出现 X 射线表现的时间可以延迟至 1 个月左右。

4. 治疗　大剂量应用抗生素，若 2 ~ 3 d 后不能缓解，则应手术治疗。

（二）慢性血源性骨髓炎

1. 临床表现　皮肤可以出现经久不愈的溃疡或窦道口，长期不愈合，窦道口肉芽组织突起，流出臭味脓液。窦道口可排出死骨。

长期多次发作时骨骼扭曲畸形，增粗，皮肤色素沉着，因肌挛缩出现邻近关节畸形，窦道口皮肤反复受到脓液的刺激会癌变。

在 X 射线片上死骨表现为完全孤立的骨片，没有骨小梁结构，浓白致密，边缘不规则，周围有空隙。

2. 诊断　根据病史和临床表现，诊断不难。特别是有经窦道排出过死骨，诊断更易。摄 X 射线片可以证实有无死骨，并了解其形状、数量、大小和部位。

3. 治疗　以手术治疗为主,原则是清除死骨、炎性肉芽组织和消灭无效腔,称为病灶清除术。

二、化脓性关节炎

化脓性关节炎为单关节病变,为关节内化脓性感染,多见于儿童,以膝关节、髋关节为多发。金黄色葡萄球菌为最常见的致病菌(占85%)。

练习题

一、名词解释

化脓性骨髓炎

二、填空题

对急性化脓性骨髓炎的早期诊断有重要价值的是＿＿＿＿＿＿。

三、单项选择题

1. 急性化脓性骨髓炎早期诊断的主要依据是＿＿＿＿。

　　A. 寒战,高烧持续不退　　　　　　　　B. 可疑部位穿刺有脓

　　C. 局部剧痛,肢体不敢活动　　　　　　D. 烦躁、谵妄等毒血症症状

　　E. 以上都不是

2. 化脓性关节炎最常发生于＿＿＿＿。

　　A. 髋关节和膝关节　　　　　　　　　　B. 肩关节和肘关节

　　C. 肩关节和踝关节　　　　　　　　　　D. 肘关节和腕关节

　　E. 肘关节和髋关节

3. 急性血源性骨髓炎最常发生的部位是＿＿＿＿。

　　A. 短管骨的骨骺端　　　　　　　　　　B. 扁平骨

　　C. 骨骺骺板　　　　　　　　　　　　　D. 长管骨干骺端

　　E. 长管骨骨干

四、问答题

1. 急性化脓性骨髓炎的病理改变是什么?

2. 局部分层穿刺的方法和意义是什么?

参考答案

一、名词解释

化脓性骨髓炎:由化脓性细菌感染引起的骨组织炎症称为化脓性骨髓炎。

二、填空题

局部分层穿刺

三、单项选择题

1. B 2. A 3. D

四、问答题

1. 急性化脓性骨髓炎的病理改变:①脓肿及骨坏死。②骨膜下新骨形成,骨膜在未被感染破坏时,炎症刺激骨膜下形成新骨,可包绕死骨及其上、下活骨段表面,称为包壳;骨膜被破坏,可发生感染性骨缺损及病理性骨折。

2. 局部分层穿刺的方法和意义

(1)方法 选用有内芯的穿刺针,在压痛最明显处刺入,边抽吸边深入,不要一次穿入骨内,抽出液进行涂片检查、细菌培养加药敏试验。

(2)意义 抽出液检查发现脓细胞或者细菌即可明确诊断,药敏试验可指导应用抗生素。分层穿刺可避免将单纯软组织感染的细菌带入骨内。

第五十四章

骨与关节结核

内容精要

骨与关节结核是一种继发性病变,约90%继发于肺结核,少数继发于消化道结核或淋巴结核。骨与关节结核包括骨结核、滑膜结核和全关节结核。

一、脊柱结核

脊柱结核在全身骨与关节结核中发病率最高,其中椎体结核占绝大多数。在整个脊柱中,腰椎结核发病率最高,胸椎结核其次,胸腰段结核居第三位,颈椎、骶椎结核发病最少。

1. 临床表现

(1)发病缓慢　常有低热、脉快、食欲缺乏、消瘦盗汗、乏力等全身反应。

(2)疼痛　一般是最先出现的症状,可以局限于背部或沿脊神经放射,在劳累后加重,在休息后减轻,在夜间疼痛不明显。

(3)病变部位有压痛及叩痛。

(4)活动受限和畸形　可有拾物试验阳性。

(5)寒性脓肿　是少数患者就医的最早体征,有时可将寒性脓肿误诊为肿瘤。

2. 影像学检查　X射线特征:关节间隙狭窄,椎间隙变窄,X射线片可显示椎旁脓肿。

二、髋关节结核

髋关节结核居全身骨与关节结核发病率的第三位。儿童多见,单侧性患者居多。

1. 临床表现　起病缓慢,有低热、乏力、倦怠、食欲缺乏、消瘦及贫血等全身症状。早期症状为疼痛,在小儿则表现为夜啼。儿童患者常诉膝部疼痛,易被误诊。随着疼痛加剧,可出现跛行。后期可在腹股沟内侧与臀部出现寒性脓肿,其破溃后成为慢性窦道。股骨头坏死时通常会形成病理性后脱位。愈合后最常形成的畸形为髋关节屈曲内收、内旋畸形或髋关节强直及下肢不等长。

2. 诊断

(1)"4"字试验。

(2)髋关节过伸试验。

(3)Thomas 阳性。

练习题

一、名词解释
结核性脓肿

二、填空题
1. _____是最常见的肺外继发性结核,发病率:脊柱结核(50%)____膝关节结核____髋关节结核,原发灶多为_____、_____。
2. 脊柱结核最常受累的椎体是_____。
3. 脊柱结核并发截瘫以_____最多见。

三、单项选择题
1. 骨与关节结核的好发年龄为____。
   A. 新生儿 　　　　　　　B. 婴幼儿
   C. 儿童及青少年　　　　　D. 中年
   E. 老年
2. 骨与关节结核为继发性病变,最常继发于____。
   A. 肠结核　　　　　　　B. 淋巴结核
   C. 肾结核　　　　　　　D. 胸膜结核
   E. 肺结核

参考答案

一、名词解释
结核性脓肿:全关节结核进一步发展,导致病灶部位积聚了大量脓液、结核性肉芽组织、死骨和干酪样坏死组织。由于缺乏红、热等急性炎症反应,故结核性脓肿被称为冷脓肿或寒性脓肿。

二、填空题
1. 骨与关节结核　>　>　肺　消化道
2. 腰椎
3. 胸椎

三、单项选择题
1. C　2. E

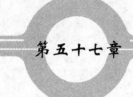

第五十七章

运动系统慢性损伤

内容精要

一、概述

运动系统慢性损伤是临床常见病损,远较急性损伤多见。慢性损伤是可以预防的,应预防其发生和复发,防治结合,以增加疗效。只治不防,症状往往复发,反复发作者,治疗甚为困难。

1. 分类

(1)软组织慢性损伤。

(2)骨的慢性损伤。

(3)软骨的慢性损伤。

(4)周围神经卡压伤。

2. 临床特点　慢性损伤虽然可发生在多种组织及器官,但临床表现却常有以下共性。

(1)躯干或肢体某部位长期疼痛,但无明显外伤史。

(2)特定部位有一压痛点或包块,常伴有某种特殊的体征。

(3)局部炎症不明显。

(4)近期有与疼痛部位相关的过度活动史。

(5)部分患者有可能产生慢性损伤的职业史、工作史。

3. 治疗原则

(1)本病是慢性损伤性炎症所致,所以限制其致伤动作、纠正不良姿势、增强肌力、维持关节的不负重活动和定时改变姿势使应力分散是治疗的关键。

(2)理疗、按摩等方法可改善局部血循环、减少粘连,有助于改善症状。局部涂擦外用非甾体抗炎药或中药制剂后再以电吹风加热,也可收到较好的近期效果。

(3)局部注射肾上腺皮质激素(醋酸泼尼松龙、甲泼尼龙等)有助于抑制损伤性炎症,减少粘连,是临床上最常用的行之有效的方法。

(4)非甾体抗炎药　略。

(5)手术治疗　略。

4. 预防　当慢性损伤症状首次发生后,在积极治疗的同时,应提醒患者重视损伤局部的短期制动,以巩固疗效、减少复发。

二、慢性软组织损伤

(一)狭窄性腱鞘炎

手与腕部狭窄性腱鞘炎是最常见的腱鞘炎。好发于长期、快速、用力使用手指和腕部的中老年妇女、轻工业工人和管弦乐器演奏家等。在手指常发生屈肌腱鞘炎,又称为弹响指或扳机指;在拇指为拇长屈肌腱鞘炎,又称为弹响拇;在腕部为拇长展肌和拇短伸肌腱鞘炎,又称为桡骨茎突狭窄性腱鞘炎。

1.病因　手指长期快速、用力活动。

2.病理　腱鞘的水肿和增生使"骨-纤维隧道"狭窄,进而压迫本已水肿的肌腱,在环状韧带区腱鞘腔特别狭窄而坚韧,故使水肿的肌腱被压成葫芦状,阻碍肌腱的滑动。

3.临床表现

(1)弹响指和弹响拇起病缓慢。

(2)桡骨茎突狭窄性腱鞘炎,腕关节桡侧疼痛,逐渐加重,无力提物。

4.治疗

(1)局部制动和在腱鞘内注射醋酸泼尼松龙或得宝松有很好疗效。

(2)若非手术治疗无效,应可考虑行狭窄的腱鞘切除术:局部麻醉,在痛性结节处做一小切口。

(3)小儿先天性狭窄性腱鞘炎,非手术治疗通常无效,应行手术治疗。

(二)腱鞘囊肿

腱鞘囊肿是关节附近的一种囊性肿块,病因尚不太清楚。慢性损伤使滑膜腔内滑液增多而形成囊性疝突;或结缔组织黏液退行性变可能是发病的重要原因。

1.临床表现

(1)本病以女性和青少年多见。

(2)病变部出现缓慢长大包块,小时无症状,长大到一定程度活动关节时有酸胀感。

2.治疗

腱鞘囊肿有时可被挤压破裂而自愈。临床治疗方法较多,但复发率高。

(1)非手术治疗　原理是使囊内容物排出后,在囊内注入药物或留置可取出的无菌异物(如缝扎粗丝线),并加压包扎,使囊腔粘连而消失。

(2)手术治疗　略。

(三)肱骨外上髁炎

这是一种在肱骨外上髁处,伸肌总腱起点附近的慢性损伤性炎症。因早年发现网球运动员易发生此种损伤,故俗称为"网球肘"。

1.病因及病理

(1)在前臂过度旋前或旋后位,被动牵拉伸肌(握拳、屈腕)和主动收缩伸肌(伸腕)将对肱骨外上髁处的伸肌总腱起点产生较大张力。

(2)肱骨外上髁炎的基本病理变化是慢性损伤性炎症。

2. 临床表现　逐渐出现肘关节外侧痛,在用力握拳、伸腕时加重,以致不能持物。

3. 治疗

(1)限制腕关节的活动。

(2)在压痛点注射醋酸泼尼松龙或得宝松 1 ml 和 2% 利多卡因 1~2 ml 的混合液,只要注射准确,均能取得极佳的近期效果。

(3)对不能间断训练的运动员,应适当减少运动量,并避免反手击球,同时在桡骨头下方伸肌上捆扎弹性保护带,以减少腱起点处的牵张应力。

(4)非手术治疗对绝大多数患者有效,故少有要手术治疗者。

(四)肩关节周围炎

1. 病因

(1)肩部原因　略。

(2)肩外因素　略。

2. 病理　肩关节周围炎的病变主要发生在盂肱关节周围,其中包括:① 肌和肌腱。② 滑囊。③ 关节囊。

3. 临床表现

(1)本病女性患者多于男性患者,左侧发病多于右侧,亦可两侧先后发病。多为中、老年患者。

(2)逐渐出现肩部某一处痛,与动作、姿势有明显关系。随病程延长,疼痛范围扩大,并牵涉到上臂中段,同时伴肩关节活动受限。

(3)体检　三角肌有轻度萎缩,斜方肌痉挛。冈上肌腱、肱二头肌长、短头肌腱及三角肌前后缘均可有明显压痛。肩关节以外展、外旋、后伸受限最明显,少数人内收、内旋亦受限,但前屈受限较少。

(4)年龄较大或病程较长者,X 射线平片可见到肩部骨质疏松或冈上肌腱、肩峰下滑囊钙化征。

4. 治疗

(1)肩周炎有其自然病程,一般在 1 年左右能自愈。但若不配合治疗和功能锻炼,即使自愈,也将遗留不同程度功能障碍。

(2)早期给予理疗、针灸、适度推拿按摩,可改善症状。

(3)痛点局限时,可局部注射醋酸泼尼松龙或倍他米松,能明显缓解疼痛。

(4)疼痛持续、夜间难以入睡时,可短期服用非甾体抗炎药,并适量口服肌松药。

(5)无论病程长、短,症状轻、重,均应每日进行肩关节的主动活动,活动时以不引起剧痛为限。

(6)肩外因素所致肩周炎,除局部治疗外,还应对原发病进行治疗。

练习题

一、名词解释

网球肘

二、填空题

1.腰肌劳损是_____及其_____、_____的慢性损伤性炎症,为腰痛的常见原因之一。

2.桡骨茎突狭窄性腱鞘炎,是指_____和_____腱鞘炎。

3."网球肘"是一种_____处,_____起点附近的慢性损伤性炎症。

4.肩周炎是_____、_____、_____及_____的慢性损伤性炎症。因关节内外粘连,以活动时疼痛、功能受限为特点。

三、选择题

(一)单项选择

1.下列运动系统慢性损伤的病因中,哪一项是错误的____。

　　A.有明显的外伤史

　　B.局部有畸形时,增加了局部应力

　　C.工作姿势不正确

　　D.慢性病或退行性变,降低了对应力的适应能力

　　E.长期伏案工作

2.关于肩周炎,哪一项是错误的____。

　　A.男性患者多于女性,多为中老年患者

　　B.病程长者 X 射线片可见肩部骨质疏松

　　C.肩关节以外展、外旋、后伸受限最明显

　　D.肩部某一部分疼痛,与动作、姿势有明显关系

　　E.体检可有三角肌轻度萎缩,斜方肌痉挛

3.肩周炎的自愈时间,一般是____。

　　A.2 年　　　　　　　　　　　　　B.1 年

　　C.6 个月　　　　　　　　　　　　D.3 个月

　　E.8 ~ 9 个月

4.狭窄性腱鞘炎的病因,下列哪一项是错误的____。

　　A.手指长期快速活动　　　　　　　B.手指长期用力活动

　　C.先天性肌腱异常　　　　　　　　D.类风湿性关节炎

　　E.好发于网球运动员

5.在各个手指中,弹响指的发病频率最多的是____。

　　A.中指、环指　　　　　　　　　　B.拇指、示指

　　C.环指、小指　　　　　　　　　　D.拇指

　　E.示指

(二)多项选择

关于肩周炎,下列哪些正确____。

　　A.女性多于男性　　　　　　　　　B.好发年龄为 30 ~ 40 岁

　　C.可自愈　　　　　　　　　　　　D.可有手的根性痛

E. 以前屈受限为主

四、问答题

1. 何为弹响指？简述其治疗原则。
2. 简述运动系统慢性损伤的分类。
3. 简述肱骨外上髁炎的治疗原则。

参考答案

一、名词解释

网球肘:是一种肱骨外上髁外,伸肌总腱起点附近的慢性炎症。因早年发现网球运动员易发生此种损伤,故称为网球肘。

二、填空题

1. 腰肌　附着点筋膜　骨膜
2. 拇长展肌　拇短伸肌
3. 肱骨外上髁　伸肌总腱
4. 肩周肌　肌腱　滑囊　关节囊

三、选择题

(一)单项选择题

1. A　2. A　3. B　4. E　5. A

(二)多项选择题

AC

四、问答题

1. 答案见内容精要。
2. 软组织慢性损伤、骨的慢性损伤、软骨的慢性损伤、周围神经卡压损伤。
3. 答案见内容精要。

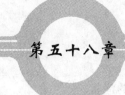

第五十八章

颈肩痛和腰腿痛

内容精要

一、颈椎病

（一）病因

①颈椎间盘退行性变；②损伤；③颈椎先天性椎管狭窄。

（二）临床表现及检查

1.神经根型颈椎病

（1）颈椎病中神经根型发病率最高，占50%～60%。

（2）椎间盘侧后方突出、钩椎关节或关节突关节增生、肥大，刺激或压迫神经根所致。

（3）临床表现为颈肩痛，短期内加重；向上肢放射，根据受压神经根不同而表现在相应皮节；上肢肌力下降、手指动作不灵活；当头部或上肢姿势不当及突然牵撞患肢时即可发生剧烈的闪电样锐痛。

（4）手法检查

1）患侧颈部肌痉挛，头喜偏向患侧，且肩部上耸。

2）病程长者上肢肌可有萎缩。

3）在横突，斜方肌，肱二头肌长、短头腱，肩袖及三角肌等处均有压痛。

4）患肢上举、外展和后伸时有不同程度受限。

5）上肢牵拉试验阳性。

6）压头试验阳性。

（5）影像检查

1）X射线平片　①颈椎生理前凸消失，椎间隙变窄；②椎体前、后缘骨质增生；③钩椎关节、关节突关节增生；④椎间孔狭窄。

2）CT或MRI　①椎间盘突出；②椎管及神经根管狭窄；③脊神经受压情况。

2.脊髓型颈椎病

（1）占颈椎病的10%～15%。

（2）脊髓受压的主要原因是中央后突的髓核、椎体后缘骨赘、增生肥厚的黄韧带及钙化的后纵韧带。

（3）下颈段退行性变发生较早、较重。

（4）脊髓受压易发生在下颈段。

（5）临床表现

1）脊髓受压早期，以侧束、锥体束损害表现突出。

2）此时颈痛不明显，以四肢乏力，行走、持物不稳为最先出现的症状。

3）随病情加重发生自下而上的上运动神经原性瘫痪。

（6）影像检查

1）X 射线平片　①颈椎生理前凸消失，椎间隙变窄；②椎体前、后缘骨质增生；③钩椎关节、关节突关节增生；④椎间孔狭窄。

2）脊髓造影、CT、MRI　可见脊髓受压情况。

3．交感神经型颈椎病

（1）发病机制　尚不太清楚。

（2）临床表现　颈椎各种结构病变的刺激通过脊髓反射或脑–脊髓反射而发生一系列交感神经症状。

1）交感神经兴奋症状　略。

2）交感神经抑制症状　略。

（3）影像检查

1）X 射线平片　①颈椎生理前凸消失，椎间隙变窄；②椎体前、后缘骨质增生；③钩椎关节、关节突关节增生；④椎间孔狭窄。

2）CT 或 MRI　①椎间盘突出；②椎管及神经根管狭窄；③脊神经受压情况。

4．椎动脉型颈椎病

（1）颈椎横突孔增生狭窄、上关节突明显增生肥大可直接刺激或压迫椎动脉。

（2）颈椎退变后稳定性降低，在颈部活动时椎间关节产生过度移动而牵拉椎动脉。

（3）颈交感神经兴奋，反射性地引起椎动脉痉挛。

（4）临床表现　①眩晕；②头痛；③视觉障碍；④猝倒。

（三）诊断要点

1．多为中年以上患者。

2．病史、体检，特别是神经系统检查。

3．影像检查

（1）X 射线摄片（正位、侧位、斜位、过伸及过屈位）。

（2）脊髓造影。

（3）椎动脉造影。

（4）CT。

（5）MRI。

（6）核医学。

（四）治疗

1．非手术治疗　略。

2. 颈托和围领　略。

3. 推拿按摩　略。

4. 理疗　有加速炎性水肿消退和松弛肌肉的作用。

5. 自我保健疗法　略。

6. 药物治疗　略。

7. 手术治疗　具有以下情况,可参考手术治疗。

(1)诊断明确的颈椎病。

(2)非手术治疗无效。

(3)反复发作者。

(4)脊髓型颈椎病症状进行性加重者。

二、腰腿痛

(一)病因

①椎间盘退行性变;②损伤;③遗传因素;④妊娠。

(二)分型

①膨隆型;②突出型;③脱垂游离型;④Schmorl 结节及胫骨突出型。

(三)临床表现

1. 概况

(1)腰椎间盘突出症常见于 20～50 岁患者。

(2)男女发病率之比为(4～6)∶1

(3)患者多有弯腰劳动或长期坐位工作史。

(4)首次发病常是在半弯腰持重物或突然做扭腰动作的过程中。

2. 症状

(1)腰痛是大多数本症患者最先出现的症状,发生率约为 91%。

(2)由于纤维环外层及后纵韧带受到突出髓核刺激,经窦椎神经而产生的下腰部感应痛,有时亦影响到臀部。

(3)坐骨神经痛

腰椎间盘突出的部位和症状关系

突出部位	$L_3 \sim L_4$	$L_4 \sim L_5$	$L_5 \sim S_1$	中央型 $L_4 \sim S_1$
受累部位	L_4	L_5	S_1	马尾神经
疼痛部位	骶髂部和髋部;大小腿前内侧	骶髂部和髋部;大小腿后外侧	骶髂部和髋部;大小腿后侧足跟	腰背部;大小腿后侧
麻木部位	小腿前内侧	小腿外侧和足背,跞趾	小腿后侧和足外侧三趾	大小腿后侧及足跟、会阴

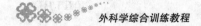

突出部位	$L_3 \sim L_4$	$L_4 \sim L_5$	$L_5 \sim S_1$	中央型 $L_4 \sim S_1$
肌力改变	伸膝无力	足背屈无力	足跖屈无力	膀胱或肛门括约肌无力
反射改变	膝反射	无	踝反射	踝或肛门反射

(4)马尾神经受压

3.体征

(1)腰椎侧突。

(2)腰部活动受限。

(3)压痛及骶棘肌痉挛。

(4)直腿抬高试验及加强试验。

(5)神经系统表现　①感觉异常;②肌力下降;③反射异常。

4.特殊检查

(1)X射线平片

1)单纯 X 射线平片不能直接反映是否存在椎间盘突出。

2)片上所见脊柱侧弯、椎体边缘增生及椎间隙变窄等均提示退行性改变。

3)如发现腰骶椎结构异常,说明相邻椎间盘将会由于应力增加而加快变性,增加突出的概率。

4)X射线平片可发现有无结核、肿瘤等,有重要鉴别诊断意义。

(2)X射线造影　略。

(3)B型超声检查　略。

(4)CT 和 MRI　略。

(5)肌电图、神经传导速度及诱发电位

(四)诊断

1.结合病史、症状、体征。

2.X射线平片上相应神经节段有椎间盘退行性表现。

3.结合 X 射线造影、CT、MRI 等方法多可诊断。

(五)治疗

1.非手术治疗　腰椎间盘突出症中约80%的患者可经非手术疗法缓解或治愈。

2.经皮髓核切吸术　略。

3.手术治疗

(1)指征

1)已确诊的腰椎间盘突出症患者。

2)经严格非手术治疗无效者。

3)马尾神经受压者。

(2)并发症

1)椎间盘感染。

2）血管或神经根损伤。

3）术后粘连症状复发。

（七）预防

减少积累伤非常重要。

练 习 题

一、名词解释

1. Schmorl 结节　　2. 直腿抬高试验

二、填空题

1. 腰椎间盘突出症是因为_____变性，_____破裂，_____突出刺激或压迫神经根，_____所表现的一种综合征。

2. 腰椎间盘突出症中以_____、_____间隙发病率最高。

3. 颈椎病是指_____退行性变及其_____退行性变所致_____、_____、_____损害所表现的相应症状与体征。

三、选择题

（一）单项选择题

1. 腰椎间盘突出症突出的诱因是____。

　　A. 积累性损伤　　　　　　　　B. 腰椎间盘退行性变

　　C. 受凉　　　　　　　　　　　D. 腰椎骨折

　　E. 遗传因素

（2~4 题共用备选答案）

　　A. 神经根型　　　　　　　　　B. 脊髓型

　　C. 交感神经型　　　　　　　　D. 椎动脉型

下列颈椎病最可能的诊断分型是____。

2. 患者，女，50 岁。在转头时突然出现眩晕、头昏、恶心，3 min 后缓解，既往有类似发作。

3. 患者，女，48 岁。颈部不适 1 年，伴双下肢麻木，近 1 周来出现双上肢麻木乏力，行走困难，体检：手肌轻度萎缩，握力减弱，双下肢肌力减弱，肌张力增高，X 射线片示 C_4 ~ C_5 间隙变窄，椎体后缘骨赘。

4. 患者，男，40 岁。颈肩痛向右上肢放射 2 年，体检：右手第 4 指、第 5 指感觉减弱，指力下降，肱三头肌反射迟钝，X 射线片示 C_5 ~ C_7 间隙变窄，椎间孔变小。椎体后缘骨赘。

（二）多项选择题

1. 颈椎病有以下哪几种类型____。

　　A. 神经根型　　　　　　　　　B. 交感神经型

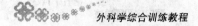

C. 椎动脉型   D. 脊髓型

E. 混合型

2. 腰椎间盘突出症的分型有____。

A. 膨隆型   B. 突出型

C. 脱垂游离型   D. Schmorl 结节及胫骨突出型

E. 神经根型

四、问答题

1. 简述腰椎间盘突出症的神经系统表现。

2. 试述腰椎间盘突出症的治疗方法。

3. 试述颈椎病的鉴别诊断。

参考答案

一、名词解释

1. Schmorl 结节：青壮年急性垂直暴力，可使髓核突破软骨板进入椎体，称为 Schmorl 结节。

2. 直腿抬高试验：仰卧，膝伸直，被动抬高患侧下肢，至出现坐骨肌痛为止，正常时抬高在 $60°\sim70°$ 时才感觉腘窝部不适，而椎间盘突出症患者抬高 $20°\sim40°$ 时已有坐骨肌痛，称为试验阳性。

二、填空题

1. 椎间盘   纤维环   髓核   马尾

2. $L_4\sim L_5$ $L_5\sim S_1$

3. 颈椎间盘   继发性椎间关节   脊髓   神经   血管

三、选择题

（一）单项选择题

1. A   2. D   3. B   4. A

（二）多项选择题

1. ABCD   2. ABCD

四、问答题

1. 答案见内容精要。

2. 答案见内容精要。

3. (1) 神经根型颈椎病的鉴别诊断   肩周炎和腕管综合征、胸廓出口综合征、肌萎缩型侧索硬化症。

(2) 脊髓型颈椎病的鉴别诊断   颈椎骨折、脱位、结核和肿瘤、后纵韧带骨化症。

(3) 椎动脉型和交感神经型颈椎病鉴别诊断   能引起眩晕的疾病：脑源性、耳源性、外伤性眩晕及神经官能性眩晕、冠状动脉供血不足、锁骨下动脉缺血综合征。

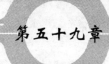

第五十九章

骨肿瘤

内容精要

一、总论

（一）概述

1. 定义　凡发生在骨内或起源于各种骨组织成分的肿瘤,不论是原发性、继发性还是转移性肿瘤,统称为骨肿瘤。

2. 流行病学　发病情况为男性患者比女性稍多。原发性良性肿瘤比恶性多见。良性肿瘤中以骨软骨瘤、软骨瘤多见。恶性肿瘤以骨肉瘤、软骨肉瘤和纤维肉瘤多见。骨肿瘤的发病与患者的年龄有关,如骨肉瘤多发于儿童和青少年,而骨巨细胞瘤主要发生于成年人。

（二）临床表现

1. 疼痛与压痛。

2. 局部肿块和肿胀。

3. 功能障碍和压迫症状。

4. 病理性骨折。

（三）诊断

骨肿瘤的诊断必须临床、影像学和病理学相结合;此外,生化测定也是一项必要的辅助检查手段。

1. 影像学检查

（1）X 射线表现　可提供 4 个方面的信息。

1）骨肿瘤的位置。

2）肿瘤对宿主骨的影响。

3）宿主对肿瘤的反应。

4）肿瘤组织的密度　发生在骨内的肿瘤性破坏有溶骨型、成骨型和二者兼有的混合型。

临床上将肿瘤细胞产生的类骨称为肿瘤骨。

几种肿瘤的 X 射线表现及特点:

肿瘤类型	X 射线表现	特点
骨肉瘤	Codman 三角	三角形骨膜反应阴影
尤因肉瘤	"葱皮"现象	骨膜的掀起呈阶梯性,可形成同心圆或层状排列的骨沉积
恶性肿瘤	"日光射线"形态	生长迅速,超出骨皮质范围,同时血管随之长入,肿瘤骨与反应骨沿放射状血管方向沉积
	溶骨性缺损,骨质被破坏,可见病理性骨折	另有一些生长迅速的恶性肿瘤很少有反应骨

（2）计算机断层摄影（CT）和磁共振成像（MRI）　①可以为骨肿瘤的存在及确定骨肿瘤的性质提供依据；②MRI 可识别肿瘤与主要结构（如血管或脊髓）的关系。

（3）放射性核素骨显像（ECT）　主要用于早期发现可疑的骨转移灶。

（4）数字减影血管造影（DSA）　可以显示肿瘤的血供情况。

（5）其他

2. 病理检查　病理组织学检查是最后确定诊断骨肿瘤的可靠检查,分为切开活检和穿刺活检两种。

3. 生化测定　凡恶性骨肿瘤患者,除全面化验检查外,还应测定血钙、血磷、碱性磷酸酶和酸性磷酸酶。

4. 现代生物技术检测　电子显微镜技术、免疫组织化学技术、流式细胞学、荧光标记细胞核等。

（四）外科分期

肿瘤病理分级反映肿瘤的生物学行为和侵袭性程度。用外科分期来指导骨肿瘤的治疗,已被公认为是一个合理而有效的措施。外科分期是将外科分级（grade，G）、外科区域（territory，T）和区域性或远处转移（metastasis，M）结合起来进行综合评价。

外科分级决定于临床表现、影像学特点、组织学形态和化验检查等变化,可分为 G_0、G_1、G_2 共三级。外科区域 T 是指肿瘤侵袭范围,以肿瘤囊和间室为界,可分为囊内、间室内和间室外肿瘤。T_0：囊内；T_1：间室内；T_2：间室外。间室外生长可作为肿瘤具有侵袭性的标志。M 是转移。M_0：无转移；M_1：转移。

（五）治疗

骨肿瘤的治疗应以外科分期为指导,手术治疗应按外科分期来选择手术界限和方法,尽量达到既切除肿瘤,又可保全肢体。

1. 良性骨肿瘤的外科治疗

（1）刮除植骨术　适用于良性骨肿瘤及瘤样病变。

（2）外生性骨肿瘤的切除　如骨软骨瘤切除术,手术的关键是完整切除肿瘤骨质、软骨帽及软骨外膜,防止复发。

2. 恶性骨肿瘤的外科治疗

（1）保肢治疗　略。

（2）截肢术　略。

3. 化学治疗　略。

4. 放射治疗

（1）尤因肉瘤对放射治疗敏感，能有效地控制局部病灶，可在化学治疗后或与化学治疗同时进行。

（2）骨肉瘤对放射治疗不敏感。

5. 其他治疗　略。

良性、恶性骨肿瘤的区别

	良性骨肿瘤	恶性骨肿瘤（原发性）
症状	先有肿块，生长缓慢，疼痛轻或无，无全身症状	先有疼痛，生长迅速，疼痛重夜间重，发热贫血，晚期有恶病质
局部体征	界限清楚，表面无改变，无压痛，轻压痛，无转移，少复发	不清楚，周围组织有浸润粘连，皮肤发热，静脉扩张，压痛明显，可转移，复发率高
X 射线表现	膨胀性生长，界限清楚，骨皮质完全或变薄，无骨膜反应	浸润性生长，界限不清楚，早期有破坏，骨膜反应明显
细胞形态	分化成熟，近乎正常，排列可紊乱	异型明显，大小不等，排列紊乱，核大深染，有核分裂
化验检验	多无异常	贫血，血沉增快，碱性磷酸酶可增高
预后	好	死亡率高

二、良性骨肿瘤

（一）骨瘤

骨瘤（osteoma）是骨的成骨过程中发生异常，引起组织过度增殖所产生的一种少见的良性肿瘤。大多发生于颅骨和下颌骨，有时长入鼻窦，表现为骨性肿块。

治疗属于 $G_0T_0M_0$。对于肿瘤小而无明显症状者，可以不进行治疗。对有明显症状或严重影响美容者，可行切除术，预后良好。

（二）骨软骨瘤

骨软骨瘤（osteochondroma）是一种常见的良性肿瘤，多发生于青少年，随人体发育而增大，当骨骺线闭合后，其生长也停止。骨软骨瘤可分为单发性与多发性两种，单发性骨软骨瘤也称为外生骨疣；多发性骨软骨瘤也称为骨软骨瘤病，多数有家族遗传史，具有恶变倾向。多见于长骨干骺端，如股骨远端、胫骨近端和肱骨近端。

1. 临床表现　可长期无症状，多因无意中发现骨性包块而就诊。若肿瘤压迫周围组织或其表面的滑囊发生炎症，则可产生疼痛。

2.X 射线表现　单发或多发,在干骺端可见从皮质突向软组织的骨性突起,其皮质和骨松质以窄小或宽广的蒂与正常骨相连,彼此髓腔相通,突起表面为软骨帽,不显影,厚薄不一,有时可呈不规则钙化影。

3.治疗　属于 $G_0T_0M_0$,一般不必治疗。

（三）软骨瘤

软骨瘤(chondroma)是以透明软骨为主要病变的良性肿瘤,好发于手和足的管状骨。位于骨干中心者称为内生软骨瘤,较多见;偏心向外突出者称为骨膜下软骨瘤,较少见。多发性软骨瘤恶变多形成软骨肉瘤。

1.临床表现　症状以无痛性肿胀居多,仅在摄片时偶然被发现。有时也以病理性骨折为最早体征而就诊。

2.X 射线表现　内生软骨瘤显示髓腔内有椭圆形透亮点,呈溶骨性破坏,皮质变薄无膨胀,溶骨区内有间隔或斑点状钙化影。骨膜下软骨瘤在一侧皮质形成凹形缺损,并可有钙化影。

3.治疗　属于 $G_0T_0M_0$,以手术治疗为主。采用刮除或病段切除植骨术,预后好。

三、骨巨细胞瘤

骨巨细胞瘤(giant cell tumor)是一种潜在恶性或介于良恶性之间的溶骨性肿瘤。好发年龄 20～40 岁,女性患者多于男性,好发部位为股骨下端和胫骨上端。

（一）病理

瘤组织以单核基质细胞及多核巨细胞为主要结构很可能源于骨髓结缔组织间充质细胞。根据两种细胞的分化程度及数目,骨巨细胞瘤分为 3 级。

（二）临床表现

主要症状为疼痛和肿胀,与病情发展相关。局部包块压之有乒乓球样感觉和压痛,病变的关节活动受限。

（三）X 射线表现

1.骨骺处有局限的囊性改变,一般呈现溶骨性破坏,也可有"肥皂泡"样改变。

2.其扩展一般为软骨所限,不破入关节,少有骨膜反应,肿瘤范围清楚。

3.初发时病变在骨骺内旁侧,发展后可占骨端的全部,骨皮质膨胀变薄,有时可以穿破,进入软组织。

4.血管造影显示肿瘤血管丰富,且并有动静脉瘘形成。

（四）治疗

1.属于 $G_0T_0M_{0\sim1}$ 者,以手术治疗为主。

2.属于 $G_{1\sim2}T_{1\sim2}M_0$ 者,采用广泛或根治切除。化学治疗无效,对发生于手术困难部位(如脊椎)者可采用放射治疗,但放射治疗后易肉瘤变,应高度重视。

四、原发性恶性骨肿瘤

(一)骨肉瘤

1. 概述　骨肉瘤(osteosarcoma)是一种最常见的恶性骨肿瘤,好发于青少年,好发部位为股骨远端、胫骨近端和肱骨近端的干骺端。

2. 病理　常形成梭形瘤体,可累及骨膜、骨皮质及髓腔,病灶切面呈鱼肉状,棕红或灰白色。

3. 临床表现　主要症状为局部疼痛,多为持续性,逐渐加剧,夜间尤重,并伴有全身恶病质。附近关节活动受限。肿瘤表面皮温增高,静脉怒张。溶骨性骨肉瘤因侵蚀皮质骨而导致病理性骨折。核素骨显像可以确定肿瘤的大小及发现转移病灶。

骨肉瘤三大症状:疼痛、软组织肿块、运动障碍。

X 射线表现可有不同形态,密质骨和髓腔有成骨性、溶骨性或混合性骨质破坏,骨膜反应明显,呈侵袭性发展,可见 Codman 三角或呈"日光射线"形态。

4. 治疗　属于 $G_2T_{1\sim2}M_0$ 者,采取综合治疗。

(二)软骨肉瘤

软骨肉瘤(chondrosarcoma)是由能产生软骨的间充质细胞形成的恶性骨肿瘤。好发年龄为 30 岁以上的成年人;男女患者发病率约为 3:2;好发部位为长骨,其次为髂骨。

1. 临床表现

(1)发病缓慢,开始为隐痛,之后逐渐加重。

(2)肿块增长缓慢,可产生压迫症状。

2. X 射线表现　为一密度减低的阴影,病灶内有散在的钙化斑点或絮状斑片。

3. 治疗　属于 $G_2T_{1\sim2}M_0$,以手术治疗为主,方法与骨肉瘤相同。

4. 预后　较少转移,预后比骨肉瘤好。

(三)尤因肉瘤

尤因肉瘤(Ewing′s sarcoma)是源于骨髓的间充质细胞,以小圆细胞含糖原为特征。好发于儿童;好发部位为股骨、胫骨、腓骨、髂骨和肩胛骨等。

1. 临床表现　主要症状为局部疼痛、肿胀,并呈进行性加重。全身情况迅速恶化,常伴低热、白细胞增多和血沉加快。

2. X 射线表现　骨干发生较广泛的溶骨性浸润性骨破坏,骨皮质呈虫蚀样破坏;骨膜增生,有新骨形成,呈板层状或"葱皮状"现象。

3. 治疗　属于 $G_2T_{1\sim2}M_0$,对放射治疗极为敏感,经小剂量照射后,能使肿瘤迅速缩小,局部疼痛明显减轻。但由于尤因肉瘤易早期转移,单纯放射治疗远期疗效差。化学治疗也很有效,但预后仍差。现采用放射治疗加化学治疗和手术(保肢或截肢)的综合治疗,生存率已提高到 50% 以上。

五、转移性骨肿瘤

（一）概述

转移性骨肿瘤（metastatic tumors involving bone）是指原发于骨外器官或组织的恶性肿瘤，经血行或淋巴转移至骨骼并继续生长，形成子瘤。好发年龄 40～60 岁；儿童患者则多为神经细胞瘤。好发部位为躯干骨，常发生骨转移的肿瘤依次为乳腺癌、前列腺癌、肺癌、肾癌等。

（二）临床表现

主要症状是疼痛、病理性骨折和脊髓压迫，以疼痛最为常见。

（三）X 射线表现

可表现为溶骨性、成骨性（如前列腺癌）和混合性的骨质破坏，以溶骨性为多见，病理骨折多见。

（四）实验室检查

溶骨性骨转移时，血钙升高；成骨性骨转移时，血清碱性磷酸酶升高；前列腺癌骨转移时，酸性磷酸酶升高。

（五）治疗

对转移性骨肿瘤应采取积极态度，以延长寿命、解除症状、改善生活质量为目的。

六、骨的瘤样病损

此处以骨囊肿为例进行说明。

1.临床表现　多数无明显症状，有时局部有隐痛或肢体局部肿胀。绝大多数患者在发生病理性骨折后就诊。

2.X 射线表现　干骺端有圆形或椭圆形界限清楚的透亮区，骨皮质有不同程度的膨胀变薄，以囊肿中心处皮质最薄。

3.治疗　分为非手术治疗和手术治疗。

练习题

一、名词解释

1.骨肿瘤　2.Codman 三角

二、填空题

1.骨膜反应可有_____、_____和_____三种表现。

2.骨巨细胞瘤的好发部位为_____和_____。

3.瘤样病损中"三肿一纤"是指_____、_____、_____和_____。

4.骨肿瘤分为_____、_____、_____三类。

三、选择题

(一)单项选择题

1. 在骨转移肿瘤中,下列原发病灶中哪种最常见____。

    A. 乳腺癌   B. 前列腺癌

    C. 肾癌   D. 膀胱癌

    E. 甲状腺癌

2. 有关肿瘤的临床表现,下列哪项是正确的____。

    A. 骨肿瘤的发现都在损伤之后

    B. 疼痛剧烈而持久时,应考虑肿瘤是恶性

    C. 局部肿胀是另一个症状

    D. 肿瘤近关节活动功能将受限制

    E. 脊柱肿瘤可压迫脊髓而瘫痪

3. 原发性恶性骨肿瘤的主要转移方式是____。

    A. 通过小动脉   B. 通过小静脉

    C. 通过淋巴管   D. 沿神经干传播

    E. 直接局部蔓延

4. 判断骨髓瘤,下列哪项是错误的____。

    A. 尿中本周蛋白阳性,血沉高达 100 mm/h

    B. 骨髓穿刺可确诊

    C. 常呈多发性,偶尔见单发,多出现病理骨折

    D. X 射线摄片示圆形穿凿型溶骨性缺损,周围无反应性新骨

    E. 多见于年轻人

(二)多项选择题

1. X 射线片示股骨下端有骨质破坏,边界不清及骨膜反应。可诊断为____。

    A. 急性骨髓炎   B. 骨恶性肿瘤

    C. 化脓性关节炎影响股骨下端   D. 骨结核

    E. 骨良性肿瘤

2. 骨肉瘤常见的骨膜反应有____。

    A. Codman 三角   B. Sun-Ray 现象

    C. 葱皮样变   D. 骨膜增厚

    E. 骨膜中断

四、问答题

1. 良性骨肿瘤的特点是什么?

2. 简述恶性骨肿瘤的特点。

3. 试述骨肉瘤的临床表现。

参考答案

一、名词解释

1. 骨肿瘤：凡发生在骨内或起源于骨各种组织成分的肿瘤,不论是原发性还是继发性或转移性肿瘤均统称为骨肿瘤。

2. Codman 三角：骨膜被瘤体顶起,在骨膜下产生新骨的骨膜反应。

二、填空题

1. Codman 三角　葱皮样改变　日光射线反应

2. 股骨下端　胫骨上端

3. 骨囊肿　动脉瘤样骨囊肿　骨嗜酸性肉芽肿　骨纤维异常增殖症

4. 良性　恶性　中间性

三、选择题

(一)单项选择题

1. A　2. B　3. B　4. E

(二)多项选择题

1. AB　2. ABD

四、问答题

答案见内容精要。

综合测试一

（考试时间：100 分钟）

学号_____ 姓名_____ 班级_____ 考场号_____

题号	一	二	三	四	总分
题分	25	20	20	35	
得分					

总分合计人（签名）_____　　　　总分复核人（签名）_____

查卷复查总分_____　　　　查卷复查人（签名）_____

得分	评卷人

一、名词解释（每题 5 分，共 25 分）

1. 局部麻醉

2. 高渗性缺水

3. 丹毒

4. 挤压综合征

5. MODS

得分	评卷人

二、填空题（每空 1 分，共 20 分）

1. 血清钾的正常值为_____，血清钾浓度_____时称为低钾血症。

2. 休克的临床表现可分为_____、_____。

3. 急性肾功能衰竭可分为_____、_____。

4. 心肺复苏最常用、效果最好的药物是_____，治疗室性心律失常的有效药物是_____。

5. 手术按病情缓急、范围不同，大致分为 3 类：_____、_____和_____。

6. 外科感染病程在_____以内为急性感染，超过_____者为慢性感染。

7. 破伤风的主要致病外毒素是_____。

8. 手术切口可分为 3 类："Ⅰ"代表_____切口；"Ⅱ"代表_____切口；"Ⅲ"代表_____切口。

9. 创伤后组织修复过程的 3 个阶段：_____、_____、_____。

得分	评卷人

三、单项选择题(每题 1 分,共 20 分)

1. 在进行煮沸灭菌时,水中加入碳酸氢钠不能达到的目的是____。
   A. 温度增高
   B. 灭菌时间缩短
   C. 增强灭菌效果
   D. 可以延长灭菌后物品的有效期
   E. 有除污防锈作用

2. 肿瘤诊断最可靠的指标是____。
   A. X 射线
   B. 钡餐或钡灌肠
   C. 超声波
   D. 病理检查
   E. 以上都不是

3. 细胞内液中最重要的阳离子是____。
   A. Na^+
   B. K^+
   C. Ca^{2+}
   D. Mg^{2+}
   E. 以上都不是

4. 低渗性缺水时,下列说法正确的是
   A. 细胞外液正常,细胞内液减少
   B. 失水多于失钠
   C. 失钠多于失水
   D. 不影响血容量
   E. 细胞外液、细胞内液按比例减少

5. 幽门梗阻所引起的持续呕吐可造成____。
   A. 低氯低钾性酸中毒
   B. 低氯低钾性碱中毒
   C. 低氯高钠性碱中毒
   D. 低氯高钾性碱中毒
   E. 低钾性碱中毒

6. 刘某,女,32 岁,在手术中输血后,发现手术野渗血不止和低血压,最可能的并发症是____。
   A. 过敏性休克
   B. 感染性休克
   C. 出血倾向
   D. 溶血反应
   E. 发热反应

7. 引起休克的原因很多,但有一个共同点是____。
   A. 血压下降
   B. 脉压缩小
   C. 四肢湿冷
   D. 中心静脉压下降
   E. 有效循环血量锐减

8. 反映肾血流灌注情况最有价值的监测指标是____。
   A. 中心静脉压
   B. 动脉血气分析
   C. 心排出量
   D. 尿量
   E. 皮肤的色泽

9. 术后头、面、颈部拆线时间是____。
   A. 6 ~ 7 d
   B. 10 ~ 12 d
   C. 4 ~ 5 d
   D. 7 ~ 9 d

E. 14 d 以后

10. 急性肾衰少尿期的临床表现错误的是____。

    A. 酸中毒   B. 低钾血症

    C. 少尿或无尿   D. 水中毒

    E. 出血倾向和贫血

11. 急性肾功能衰竭少尿期的营养要求为____。

    A. 高热量、高维生素、低蛋白、低电解质

    B. 高热量、低维生素、低蛋白、低电解质

    C. 低热量、高维生素、低蛋白、低电解质

    D. 高热量、高维生素、高蛋白、低电解质

    E. 低热量、高维生素、高蛋白、低电解质

12. 局部麻醉药毒性反应的早期表现是____。

    A. 嗜睡、眩晕、多语   B. 神志丧失

    C. 呼吸困难   D. 抽搐和惊厥

    E. 面部和肢端肌肉震颤

13. 术前常规禁食、禁饮的时间分别为____ h。

    A. 12、4   B. 12、8

    C. 24、12   D. 12、6

    E. 8、4

14. 阑尾切除术,伤口愈合优良应记为____。

    A. Ⅱ/乙   B. Ⅱ/甲

    C. Ⅰ/甲   D. Ⅰ/乙

    E. Ⅲ/甲

15. 补充营养的主要途径为____。

    A. 胃肠外营养   B. 胃肠内营养

    C. 口服   D. 静脉注射

    E. 肌注

16. 深部脓肿的临床表现是____。

    A. 局部红肿明显   B. 可触到波动

    C. 患处无活动障碍   D. 全身症状不明显

    E. 局部水肿,压痛明显,穿刺有脓

17. 外科感染中,与细菌侵入有同样重要性的是____。

    A. 机体抵抗力   B. 过敏体质

    C. 局部组织的特异性   D. 年龄

    E. 性别

18. 下面的疾病中,不属于非特异性感染的是____。

    A. 疖   B. 痈

    C. 气性坏疽   D. 急性阑尾炎

E. 急性乳腺炎

19. 影响创伤修复最常见的因素是____。

A. 局部血液循环障碍 　　　　B. 全身因素

C. 感染 　　　　D. 异物存留或血肿

E. 局部制动不够

20. 患者,男,29 岁。右上肢Ⅱ°烧伤,双足Ⅲ°烧伤。其烧伤面积为____。

A. 16% 　　　　B. 34%

C. 27% 　　　　D. 18%

E. 25%

得分	评卷人

四、问答题(共 35 分)

1. 简述外科感染的特点。(5 分)

2. 简述休克的一般监测项目及意义。(5 分)

3. 输血的适应证有哪些?(5 分)

4. 试述清创术的目的及清创术的注意事项。(10 分)

5. 体重 60 kg,Ⅲ°烧伤面积 30% 的成年男性患者,第 1 个 24 h 补液总量应为多少? 其中晶体液和胶体液各为多少? 第 1 个 8 h 应该补多少? (请显示具体计算过程)(10 分)

综合测试一 参考答案

一、名词解释(每题 5 分,共 25 分)

1.局部麻醉:用局部麻醉药暂时阻断某些周围神经冲动的传导,使受这些神经支配的相应区域产生麻醉作用,称为局部麻醉。

2.高渗性缺水:在水、电解质失调中,失水多于失盐,失水发生后,细胞外液处于高渗状态。

3.丹毒:是皮肤网状淋巴管的急性炎症,致病菌为溶血性链球菌,好发于下肢及面部,蔓延迅速,很少有组织坏死或化脓。

4.挤压综合征:四肢或躯干肌肉丰富的部位受到压砸或长时间重力压迫后,可造成肌肉组织缺血坏死,出现以伤处严重肿胀、肌红蛋白尿、高钾血症和急性肾功能衰竭为特征的病理过程。

5.MODS:在急性疾病过程中,同时或相继并发两个或两个以上器官和(或)系统的机型功能障碍,称为多器官功能障碍综合征。

二、填空题(每空 1 分,共 20 分)

1.3.5 ~ 5.5 mmol/L   小于 3.5 mmol/L

2.休克代偿期   休克期

3.少尿型   非少尿型

4.肾上腺素   利多卡因

5.择期手术   限期手术   急症手术

6.3 周以内   2 个月以上

7.痉挛毒素

8.清洁(无菌)   可能污染   污染

9.纤维蛋白充填(局部炎症反应阶段)   细胞增生(细胞增殖分化和肉芽组织生成阶段)   组织塑形阶段

三、单项选择题(每题 1 分,共 20 分)

1.D 2.D 3.B 4.C 5.B 6.D 7.E 8.D 9.C 10.B 11.A 12.A 13.A
14.B 15.B 16.E 17.A 18.C 19.C 20.A

四、问答题(共 35 分)

1.外科感染的特点:(5 分)

(1)多属于几种需氧菌与厌氧菌的混合感染。(1 分)

(2)以内源性(自身)感染为主,病原菌多来自人体的正常菌群。(1 分)

(3)多数有明显的局部症状和体征,病变常导致组织结构破坏、修复、愈合并形成瘢痕。(2 分)

(4)常要手术治疗。(1 分)

2. 休克的一般监测项目及意义:(每项1分)

(1) 意识状态　可反映脑组织循环情况。

(2) 皮肤和肢体表现　可反映微循环及末梢循环。

(3) 脉搏和血压　休克存在脉率增快,多出现在血压下降之前,是休克的早期诊断指标。

(4) 呼吸　呼吸深快表示有代谢性酸中毒。

(5) 尿量　尿量是反映肾血流灌注情况很有价值的指标,也能反映生命器官血流灌注情况。

3. 输血的适应证:①大出血(1分)。②慢性贫血或低蛋白血症(2分)。③严重感染(1分)。④凝血异常(1分)。

4. (1) 清创术的目的　是用外科手术的方法,清除开放伤口内的异物,切除坏死、失活或严重污染的组织,缝合伤口,使之尽量减少污染,甚至变成清洁伤口,达到一期愈合,有利于受伤部位功能和形态的恢复。(3分)

(2) 清创术的注意事项

1) 尽早施行,越早手术,效果越好。(1分)

2) 尽量清除血凝块和异物;尽可能保留重要的血管神经和肌腱;较大骨折片应清洗后放回原位。(2分)

3) 伤口彻底止血,防止血肿形成。(2分)

4) 缝合时注意组织层对合勿留无效腔,皮肤缺损时可用植皮法。(1分)

5) 严格执行无菌操作规程,认真清洗和消毒。(1分)

5. 第1个24 h补液量为:60×30×1.5 ml+2 000 ml=4 700 ml(3分)

晶体液为(60×30×1.5)/2 ml=1 350 ml(3分)

胶体液为(60×30×1.5)/2 ml=1 350 ml(2分)

第1个8 h补液量为4 700/2 ml=2 350 ml(2分)

综合测试二

(考试时间:100 分钟)

学号_____姓名_____班级_____考场号_____

题号	一	二	三	四	五	六	总分
题分	15	15	25	10	15	15	
得分							

总分合计人(签名)_____   总分复核人(签名)_____

查卷复查总分_____   查卷复查人(签名)_____

得分	评卷人

一、名词解释(每题 4 分,共 20 分)

1. 中间清醒期

2. 骨折

3. 门静脉高压症

4. 早期胃癌

5. 反常呼吸

得分	评卷人

二、填空题(每空 1 分,共 20 分)

1. 颅内压增高的"三主征"包括:_____、_____和_____。

2. 气胸一般分为_____、_____和_____三类。

3. 食管癌的扩散转移方式有:_____、_____和_____。

4. 肠梗阻的共同症状是_____、_____、_____和_____。

5. 治疗门静脉高压症的手术一般分为_____和_____两类。

6. 当胆管结石合并急性胆管炎时,患者可出现_____、_____和_____,称为 Charcot 三联征。

7. 上尿路结石的主要临床表现为_____和_____。

得分	评卷人

三、单项选择题(每题 1 分,共 20 分)

1. 一头部外伤患者,X 射线拍片示枕骨骨折,CT 检查后窝有血肿量约 20 ml。在术前准备过程中,突然呼吸停止,昏迷,临床上称此表现为____。
   A. 小脑幕切迹疝   B. 大脑镰下疝
   C. 枕大孔疝   D. 颞叶钩回疝

2. 骨折的特有体征是____。
   A. 疼痛   B. 反常活动
   C. 功能障碍   D. 肿胀

3. 关于甲状腺功能亢进的手术适应证,不正确的是____。
   A. 高功能腺瘤   B. 腺体较大,有压迫症状
   C. 继发性甲状腺功能亢进   D. 年龄较小的青少年患者

4. 下列哪种骨折最不容易愈合____。
   A. 桡骨远端骨折   B. 肱骨干骨折
   C. 股骨转子间骨折   D. 胫骨中下 1/3 骨折

5. 碘剂用于甲状腺功能亢进的术前准备,主要在于____。
   A. 改善心脏功能   B. 使甲状腺减少充血,缩小变硬
   C. 使甲状腺血流增加   D. 抑制促甲状腺素分泌

6. 腹股沟直疝和斜疝的共同点是____。
   A. 都通过手术才能治愈   B. 都不易嵌顿
   C. 疝环都位于腹壁下动脉的内侧   D. 疝囊均通过腹股沟管

7. 上消化道大出血休克时,首选的治疗方法是____。
   A. 积极补充血容量   B. 静脉注入制酸药
   C. 紧急经纤维内窥镜止血   D. 放置胃管,注入止血药

8. 早期诊断肝癌最有价值的实验室检查为____。
   A. 糖链抗原(CA19-9)   B. 癌胚抗原(CEA)
   C. 血清甲胎蛋白(AFP)   D. 血清碱性磷酸酶(ALP)

9. 引起急性胆囊炎的常见病因是____。
   A. 胆囊结石堵塞胆囊管   B. 胆囊息肉继发感染
   C. 胆管蛔虫进入胆囊   D. 胰腺炎致胰液反流

10. 对急性胰腺炎最具诊断价值的实验室检查是____。
    A. 血清转氨酶增高   B. 血清淀粉酶增高
    C. 血白细胞增高   D. 血清胆红素增高

11. 属于骨折早期并发症的是____。
    A. 骨筋膜室综合征   B. 缺血性骨坏死
    C. 关节僵硬   D. 创伤性关节炎

12. 中心型肺癌最常见的早期症状是____。
    A. 呼吸困难   B. 胸痛

C. 声音嘶哑　　　　　　　　　　　D. 刺激性咳嗽

13. 混合痔指____。
　　A. 内痔、外痔在不同位置同时存在
　　B. 瘘与肛门旁脓肿同时存在
　　C. 直肠上、静脉丛吻合处形成的内外痔
　　D. 痔与肛瘘同时存在

14. 腹部损伤后,行腹腔穿刺,抽出不凝固的血液,应考虑为____。
　　A. 实质脏器破裂　　　　　　　　　B. 空腔脏器破裂
　　C. 前腹壁血肿　　　　　　　　　　D. 腹膜后血肿

15. 胃、十二指肠溃疡疾病手术治疗的绝对适应证是____。
　　A. 瘢痕性幽门梗阻　　　　　　　　B. 胃、十二指肠溃疡出血
　　C. 胃、十二指肠急性穿孔　　　　　D. 新发生的胃、十二指肠溃疡

16. 小儿急性肠套叠典型症状中不包括____。
　　A. 腹痛　　　　　　　　　　　　　B. 寒战、高热
　　C. 果酱样大便　　　　　　　　　　D. 腹部肿块

17. 临床上壶腹癌最重要的症状是____。
　　A. 黄疸　　　　　　　　　　　　　B. 上腹痛及腰背痛
　　C. 寒战、发热　　　　　　　　　　D. 乏力、消瘦

18. 原发性肝癌最常见的转移途径是____。
　　A. 沿神经末梢扩散　　　　　　　　B. 腹腔种植
　　C. 经淋巴系统转移　　　　　　　　D. 血行转移

19. 关于泌尿系统损伤,下列哪项说法是正确的____。
　　A. 肾损伤时,出现轻微血尿,说明伤情不严重
　　B. 膀胱充盈时富有弹性,不易受损伤
　　C. 骑跨伤可引起后尿道损伤
　　D. 输尿管损伤多为医源性

20. 原发性腹膜炎与继发性腹膜炎的主要区别是____。
　　A. 患者发病年龄不同　　　　　　　B. 导致腹膜炎的病因不同
　　C. 腹腔有无原发病灶　　　　　　　D. 有无腹膜刺激征

得分	评卷人

四、B 型选择题(每题 2 分,共 10 分)

(1~3 题共用备选答案)
　　A. 对晚期直肠癌,已不能行根治性手术又要解除患者排便困难或肠梗阻时
　　B. 适用于直肠癌下缘距肛门 10 cm 以上的患者
　　C. 适用于直肠癌下缘距肛门为 7~10 cm 的患者
　　D. 适用于年老体弱、不能行一期切除吻合的患者
　　E. 适用于距肛门 7 cm 以内的直肠癌患者

1. Miles 手术____。

2. Dixon 手术____。

3. Hartmann 手术____。

(4~5 题共用备选答案)

    A. 肾母细胞癌   B. 肾癌

    C. 膀胱癌   D. 肾盂肿瘤

    E. 肾囊肿

4. 多于 5 岁以前发病,腹部有巨大包块是本病的特点,常有发热和高血压,血中肾素活性和红细胞生成素可高于正常____。

5. 多见于老年人,间歇性无痛肉眼血尿,腹部肿块,腰部钝痛或隐痛____。

得分	评卷人

五、简答题(每题 5 分,共 15 分)

1. 骨折临床愈合的标准有哪些?

2. 甲状腺大部切除术术后并发症有哪些?

3. 急性化脓性阑尾炎的典型症状和主要体征有哪些?

得分	评卷人

六、病例分析题(每题 5 分,共 15 分)

患者,男,27 岁。10 min 前左上胸部被汽车撞伤,既往体健,无特殊病史。

查体:血压 9.3/6.6 kPa(70/50 mmHg),脉率 148 次/min,呼吸 40 次/min。神清合作,有痛苦状,呼吸急促,吸氧后呼吸紧迫反而加重,伴口唇青紫,颈静脉怒张不明显。气管移向右侧。左胸廓饱满,呼吸运动较右胸弱。左胸壁有骨擦音(第 4 肋、第 5 肋、第 6 肋),局部压痛明显。有皮下气肿。上自颈部、胸部,直至上腹部均可触及皮下气肿。左胸叩诊呈鼓音,呼吸音消失,未闻及啰音,右肺呼吸音较粗,未闻及啰音。左心界叩诊不清,心律整齐,心率148 次/min,心音较弱,未闻及杂音。腹部平软,无压痛及肌紧张,肠鸣音正常,未触及肝脾,下肢无浮肿,四肢活动正常,未引出病理反射。

根据该病例,请回答以下问题:

1. 该患者的完整诊断是什么?

2. 诊断依据有哪些?

3. 该患者的处理原则有哪些?

综合测试二 参考答案

一、名词解释(每题 4 分,共 20 分)

1. 中间清醒期:指伤后立即昏迷,然后清醒或意识好转一段时间再出现昏迷,中间清醒期长短取决于原发性脑损伤的轻重和出血速度。

2. 骨折:骨或骨小梁的完整性和连续性中断称为骨折。

3. 门静脉高压症:门静脉血回流受阻导致门静脉压力增高所引起的病症,临床表现为脾大、脾功能亢进、腹水、食管胃底静脉曲张破裂出血。

4. 早期胃癌:指病变仅限于黏膜或黏膜下层的胃癌。不考虑有无转移。

5. 反常呼吸:多根多处肋骨骨折后,局部胸壁失去支撑而软化,出现吸气时软化胸壁内陷;呼气时软化胸壁向外凸出的现象,称为反常呼吸。

二、填空题(每空 1 分,共 20 分)

1. 头痛 呕吐 视乳头水肿
2. 闭合性气胸 开放性气胸 张力性气胸
3. 直接浸润(直接扩散) 淋巴转移 血行转移
4. 腹痛 呕吐 腹胀和肛门停止排便 排气
5. 分流术 断流术
6. 腹痛 寒战发热 黄疸
7. 疼痛 血尿

三、单项选择题(每题 1 分,共 20 分)

1. C 2. B 3. D 4. D 5. B 6. A 7. A 8. C 9. A 10. B 11. A 12. D 13. C

14. A 15. A 16. B 17. A 18. D 19. D 20. C

四、B 型选择题(每题 2 分,共 10 分)

1. E 2. B 3. D 4. A 5. B

五、简答题(每题 5 分,共 15 分)

1. (1)局部无压痛及轴向叩击痛。(1 分)

(2)局部无反常活动。(1 分)

(3)X 射线片显示骨折线模糊,有连续性骨痂通过骨折线。(1 分)

(4)外固定解除后伤肢能满足以下要求:上肢能向前平举 1 kg 重量达 1 min;下肢能不扶拐在平地连续步行 3 min,且不少于 30 步。(1 分)

(5)连续观察 2 周,骨折处不变形。(1 分)

2. 甲状腺大部切除术后的并发症主要有:①呼吸困难。②甲状腺危象。③喉上神经损伤。④喉返神经损伤。⑤甲状旁腺损伤。(每项 1 分)

3. (1)症状 转移性右下腹痛,阵发性加重,伴恶心、呕吐等胃肠道症状和畏寒发热等全身反应。(3 分)

(2)体征 右下腹麦氏点处压痛,并有反跳痛、肌紧张等腹膜刺激征。(2 分)

六、病例分析(每题 5 分,共 15 分)

1. 诊断

(1)张力性气胸(2 分)

(2)休克(2 分)

(3)多根肋骨骨折(1 分)

2. 诊断依据

(1)外伤性休克 胸外病史,血压 10/6 kPa(80/50 mmHg)。(2 分)

(2)多根肋骨骨折 左胸肋有骨擦音,局限性压痛明显。(1 分)

(3)张力性气胸 外伤性肋骨骨折,休克,呼吸困难,青紫,主要是广泛性皮下气肿,气管右移,左胸叩鼓,呼吸音消失。(2 分)

3. 治疗原则

(1)纠正休克,输血输液,保证呼吸道通畅,吸氧。(2 分)

(2)胸腔穿刺、闭式引流,必要时开胸探查。(2 分)

(3)用抗生素防治感染,对症治疗:镇痛、固定胸廓。(1 分)